編著 宮脇郁子
　　 簱持知恵子

❋ 看護実践のための根拠がわかる

Evidence-Based Practice

成人看護技術

慢性看護

第3版

❋メヂカルフレンド社

序

　看護専門職として，より良い看護実践を行うためには，対象理解のための知識と技術，そして看護専門職としての態度が求められます。根拠に基づいた看護実践は，その裏づけとなる看護師の知識と技術，態度が相互に重なり合って初めて，最善の方法で展開することができます。

　慢性疾患患者は，慢性の病気による決して単一ではない機能障害により，日々の生活に大きな影響を受けます。そして，看護師は，慢性的状況において，患者が症状を緩和し良好な状態を維持するために，継続的な治療や療養行動のバランスをとりながら，患者の生活の質を維持できるように支援することが求められます。そのためには症状緩和や心身の苦痛の軽減，合併症や急性増悪の予防などの，看護師による直接ケアの技術と慢性疾患患者とその家族が行うセルフマネジメントにかかわる技術が重要となります。

　本書の目的は，慢性看護で用いられる支援技術を具体的にわかりやすく示し，読者である看護学生や新人看護師の皆さんが，看護の大前提である患者の安全と安楽を守り，患者の自立と自律を促す，適切な技術を実践できることを目指すものです。そこで本書では，慢性看護の看護支援の技術を解き明かしながら，個々の看護技術を具体的な手順に沿ってその方法と根拠を示しています。これらによって，看護技術の科学的側面，ケアとしての側面について学習効果を高めることをねらいとしています。現在，治療法の進歩も著しく，それに応じたcureやcareのあり方も求められています。その指針となるガイドラインなどを踏まえた看護ケアも重要となります。そのような状況を踏まえ，第3版では，最新の治療ガイドラインとそれらに基づく看護技術を中心に改訂しています。

　第Ⅰ章では，慢性看護の特徴について，慢性の病いの理解を中心に慢性看護の目標と対象理解について解説しました。また，第Ⅱ章では，慢性看護の主要な支援技術として，セルフマネジメントのための教育的支援，意思決定支援，症状マネジメント，ナラティヴアプローチについて紹介しています。ここでは，第Ⅲ章の慢性的な機能障害のある人への支援技術に共通する技術として，主要なものを概説しています。各機能障害別の支援技術を学習する際の根拠となる基本知識として，適宜，確認しながら学習を進めてください。

　第Ⅲ章は，慢性的な機能障害のある人への支援技術について，代表的な慢性疾患の病態と症状，治療，セルフマネジメントについて重要な用語も含めて解説したうえで，看護技術の実際を紹介しています。基本的な看護技術の実際では，カラーの写真などを用いて，支援技術の展開をわかりやすく紹介しています。この章は，慢性看護分野のスペシャリストとして，実践・教育・研究で活躍されている方々に，執筆いただいていますので，看護学生や新人看護師のみならず，臨床現場での現任教育にも活用いただけると思います。

　根拠に基づいた看護実践は，きっと皆さんの看護への取り組む姿勢に変化をもたらすことでしょう。本書をご活用いただき，感想やご意見をぜひお寄せください。読者の皆さんと共に，より良い慢性看護の支援技術を蓄積して参りたいと考えています。

2024年11月

宮脇郁子・籏持知恵子

本書の特長と使い方 ― よりよい学習のために ―

「学習目標」
各節の冒頭に，学習目標を提示しています。何を学ぶのか確認しましょう。

技術習得に不可欠な知識！
具体的な看護技術を見る前に，技術習得のために必要な知識を解説しています。技術を用いる際の基盤となるので，しっかり理解しましょう。

代謝機能障害のある患者への支援技術

学習目標
- 代謝疾患（糖尿病）の症状，合併症，検査，治療の概要について理解する。
- 糖尿病患者に必要な支援技術を習得する。
- 糖尿病患者のセルフケア支援について理解する。

糖尿病の病態と症状

代謝とは摂取した栄養素を消化・吸収し，体成分に合成し，あるいはエネルギー源としてたくわえ（同化作用），必要に応じて分解・利用し（異化作用），不要な終末産物を排泄することをいう[1]。この代謝のプロセスの一部に異常が生じたものが代謝疾患である。

1 糖尿病の病態

代謝とは摂取糖尿病，脂質異常症，アミノ酸代謝異常症，高尿酸血症や痛風などがある。
本項では糖尿病を取り上げる。
糖尿病はインスリンの作用不足に基づく慢性の高血糖を主徴とする代謝疾患群である[2]。慢性的に続く高血糖や代謝異常は，様々な合併症を引き起こし，患者の生活の質（QOL）を低下させる。糖尿病の症状を軽減し，合併症の発現と進行を防ぎ，QOLを低下させないためのマネジメントなどの糖尿病管理が重要となる。

高血糖に伴う身体症状として，口渇，多飲，多尿，体重減少，易疲労，創傷治癒遅延などがあげられるが，自覚症状に乏しく，患者は病識をもたない。特に2型糖尿病の初期では，症状に乏しく，治療や自己管理の中断につ

2）糖尿病の成因分類
糖尿病と糖代謝異常は成因により以下のように分類される。
（1）1型糖尿病
膵臓のランゲルハンス島β細胞が破壊され，通常はインスリンの絶対的欠乏に至り，発症する。自己免疫性，特発性がある。通常，インスリン療法が不可欠である。
（2）2型糖尿病
インスリン分泌低下やインスリン抵抗性をきたす複数の遺伝因子に，加齢，過食，運動不足，肥満などの環境因子が加わって発症する。日本の糖尿病の大半は2型糖尿病である。

個別性を考えた看護技術を
実際に患者に対して技術を実施する場合には，本書で示している基本形をベースに，患者それぞれの個別性を考えて応用することが必要です。
応用できるようになるには，"なぜそうするのか？"といった根拠や留意点までをきちんと学び，基本形を確実に理解・習得することが第一歩です。

「看護技術の実際」

各節で習得してほしい看護技術の実際を，順を追って提示しています。正確な技術の習得には，本書で示している基本形を繰り返し練習し，頭とからだで覚えるよう意識してください。

看護技術の実際

- 目　　的：〜関連した患者教育
- 適　　応：食管理における行う課題を見いだし改善する
- 使用物品：〜換表，フード…

方　法	留意点と根拠

技術活用の「目的」
何を目指してこの技術を用いるのかを簡潔に示しています。

技術の「適応」
この技術が，どんな状態の患者に用いられるのかを示しています。

「方法」に対する「留意点と根拠」が見やすい！
表形式で，左欄には順を追った技術の実施方法を，右欄にはそれに対応する留意点と根拠を明示しています。表形式だから左右の欄を見比べやすく，また対応する箇所には番号（❶など）をふっているので，方法に対する根拠がすぐにわかるようになっています。

10　空打ち（試し打ち）をする
　1）単位ダイヤルを2単位に合わせる（図7-16a）
　2）針を上向きにして，気泡を上に集める（図7-16b）
　3）注入ボタンをしっかりと押し込む（➡❼）
　4）インスリンが出ることを確認する（図7-16c）

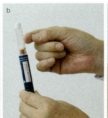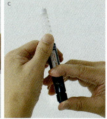

単位ダイヤルを合わせる　　気泡を上に集める　　インスリンが出ることを確認する
図7-16　空打ち

11　単位ダイヤルを指示単位量に合わ…

わかりやすい写真がたくさん！
写真を中心に，イラストや表などがもりだくさんで，イメージしやすくなっています。

文献

1）吉岡成人・他：内分泌・代謝〈系統看護学講座 専門分野Ⅱ成人看護学⑥〉，医学書院，2023，p.243.
2）日本糖尿病学会編著：糖尿病治療ガイド2022-2023，文光堂，2022，p.14.
3）前掲書2），p.104.
4）前掲書2），p.82.

「文献」
引用・参考文献を提示しています。必要に応じてこれらの文献にもあたり，さらに学習を深めましょう。

■ 編　集

宮脇　郁子　神戸大学大学院保健学研究科
簑持知恵子　大阪公立大学大学院看護学研究科

■ 執筆者（執筆順）

宮脇　郁子　神戸大学大学院保健学研究科
簑持知恵子　大阪公立大学大学院看護学研究科
森　　菊子　兵庫県立大学看護学部
齊藤　奈緒　宮城大学人間・健康学系看護学群
正垣　淳子　神戸大学大学院保健学研究科
長谷川智子　北海道大学病院看護部
藪下　八重　佛教大学保健医療技術学部
高橋　奈美　札幌市立大学看護学部
中村　雅美　大阪公立大学大学院看護学研究科
田中　順也　堺市立総合医療センター看護部
元木　絵美　橋本整形外科リウマチクリニック
中尾　友美　千里金蘭大学看護学部
南村二美代　大阪公立大学大学院看護学研究科
島田　　恵　東京都立大学大学院人間健康科学研究科

■ 撮影協力

地方独立行政法人大阪府立病院機構 大阪府立急性期・総合医療センター看護部
健康保険組合連合会 大阪中央病院薬剤部
吉田　雅志（故人）
中城　雄一　北祐会神経内科病院リハビリテーション部
田附興風会医学研究所北野病院看護部
聖マリア病院糖尿病センター

目　次　contents

第Ⅰ章　慢性看護の特徴　　1

1 慢性看護とは　（宮脇郁子）　2

1 急性疾患と慢性疾患の違い　2
2 慢性の病い（chronic illness，クロニックイルネス）と看護　3
3 慢性看護の目標　4
1）「病みの軌跡」モデルからみた慢性看護の目標　4
2）慢性疾患患者のセルフマネジメントの課題からみた慢性看護の目標　6

2 慢性看護の対象理解　（宮脇郁子）　8

1 慢性疾患の患者における疾病の受容過程　8
1）健康から病気への移行期　8
2）病気の受容期　9
3）回復期　10
2 慢性の病いをもつ患者における適応　10
1）背景要因　11
2）認識（評価）と適応課題　11
3）対処能力　12

第Ⅱ章　慢性看護の支援技術　　13

1 セルフマネジメントのための教育的支援　14

1 教育的支援のプロセス　（宮脇郁子）　14
1）教育的支援のためのアセスメント　15
2）アセスメント実施上の留意点　20
3）教育的支援の計画立案　20
2 教育的支援の内容　（籏持知恵子）　21
3 教育的支援に必要な考え方，理論（籏持知恵子）　23
1）成人学習理論　23
2）自己効力理論　23
3）患者をエンパワーするアプローチ　25
4）認知行動療法　31

2 意思決定にかかわる支援技術　（籏持知恵子）　35

1 慢性疾患と意思決定支援　35
2 意思決定支援モデル　35
3 意思決定支援のプロセスと必要な技術　37

❸ 症状マネジメントとセルフモニタリングにかかわる支援技術 （宮脇郁子）── 40

❶ 慢性疾患患者と症状 ･･････････････ 40
❷ 慢性疾患患者へのセルフモニタリング支援 ･･ 41
❸ 症状マネジメントへの支援 ･･････ 41
　　1）症状の定義づけ ･･････････････ 41
　　2）症状のメカニズムと出現形態の理解 ････ 42

　　3）患者の体験（認知，評価，反応）の理解 ･･･ 42
　　4）症状マネジメントの方略 ･････････ 44
　　5）症状の結果と評価 ･･･････････ 44
　　6）「便秘」に対する症状マネジメントの実際 ･･ 45

❹ ナラティヴ・アプローチ （簱持知恵子）──────── 48

❶ ナラティヴとは ･･･････････････ 48
　　1）ナラティヴの意味 ･･･････････ 48
　　2）ナラティヴの考え方の前提 ･････ 48
❷ 病いのナラティヴ ･･･････････････ 49
　　1）「病い」と「疾患」 ･････････････ 49

　　2）医療者と患者の「説明モデル」の違い ･･ 49
❸ 患者の病いの物語と医療者の支援 ･････････ 51
　　1）説明モデルと3つのステップ ･･････････ 51
　　2）ライフヒストリーの振り返り ･････････ 51

第 Ⅲ 章　慢性的な機能障害のある人への支援技術　53

❶ 呼吸機能障害のある患者への支援技術 （森　菊子）────── 54

❶ 慢性呼吸器疾患の病態と症状 ･･･････ 54
　　1）慢性閉塞性肺疾患 ･･･････････ 54
　　2）気管支喘息 ･･････････････ 54
❷ 慢性呼吸器疾患の治療 ･･･････････ 55
　　1）COPD ･･･････････････････ 55
　　2）喘　息 ･････････････････ 57
❸ セルフマネジメント ･･･････････ 58
　　1）疾患の理解 ･･････････････ 58
　　2）服薬管理 ･･･････････････ 58
　　3）在宅酸素療法の管理 ･･･････････ 58
　　4）在宅人工呼吸療法の管理 ･･･････ 59
　　5）増悪の予防 ･･･････････････ 59
　　6）健康を維持・増進するための活動 ･･････ 59
　　7）呼吸困難を軽減するための日常生活の調
　　　整 ･･････････････････････ 59

　　8）栄養状態の維持・改善 ･･･････････ 60
🌱 **看護技術の実際** 60
　　Ⓐ 吸入療法 ･････････････････ 60
　　　1）加圧噴霧式定量吸入器 ･･･････････ 60
　　　2）ドライパウダー吸入器 ･････････ 62
　　Ⓑ 在宅酸素療法 ･･････････････ 63
　　Ⓒ 非侵襲的陽圧換気療法（NPPV） ･･････ 65
　　Ⓓ ピークフローモニタリング ･･･････ 67
　　Ⓔ 呼　吸　法 ･･･････････････ 68
　　　1）口すぼめ呼吸 ･･････････････ 69
　　　2）横隔膜呼吸（腹式呼吸） ･･････････ 69
　　Ⓕ 呼吸困難を軽減するための日常生活の調整 ･･･ 69
　　Ⓖ 栄養指導 ･･･････････････ 73

❷ 循環機能障害のある患者への支援技術 （齊藤奈緒・正垣淳子）—— 76

❶循環器疾患の病態と症状 ················· 76
　1）心不全 ······························· 76
　2）不整脈 ······························· 79
❷循環機能障害のある患者の治療 ········· 80
　1）心不全 ······························· 80
　2）不整脈 ······························· 83
❸セルフマネジメント ····················· 86
　1）服薬管理 ···························· 86
　2）セルフモニタリング ················ 86
　3）食事療法 ···························· 86

　4）禁　　煙 ···························· 87
　5）感染予防 ···························· 87
　6）休息と運動 ························· 87
　7）入　　浴 ···························· 88
　8）排　　泄 ···························· 88
　9）性生活 ····························· 88
🌱**看護技術の実際** ························· 89
　Ａ心臓リハビリテーション ··········· 89
　Ｂ心臓電気デバイス植込み患者への教育支援 ···· 90

❸ 消化機能障害のある患者への支援技術 （長谷川智子・藪下八重）—— 96

❶消化器疾患の病態と症状 ················· 96
　1）Ｂ型肝炎 ···························· 96
　2）Ｃ型肝炎 ···························· 97
　3）脂肪性肝疾患（SLD） ··············· 97
　4）クローン病 ························· 97
　5）潰瘍性大腸炎 ······················· 99
❷消化器疾患の治療 ······················ 100
　1）Ｂ型肝炎 ··························· 100
　2）Ｃ型肝炎 ··························· 100
　3）脂肪性肝疾患（SLD） ·············· 101
　4）クローン病 ························ 101
　5）潰瘍性大腸炎 ······················ 105
❸セルフマネジメント ···················· 107
　1）Ｂ型肝炎患者のセルフマネジメント ···· 107
　2）Ｃ型肝炎患者のセルフマネジメント ···· 108

　3）脂肪性肝疾患（SLD）患者のセルフマネ
　　　ジメント ························· 109
　4）クローン病患者のセルフマネジメント ·· 110
　5）潰瘍性大腸炎患者のセルフマネジメント ·· 113
🌱**看護技術の実際** ························ 115
　Ａ Ｃ型肝炎患者の内服療法時の支援 ··· 115
　Ｂ腹腔穿刺 ··························· 117
　Ｃ経腸栄養（成分栄養剤） ··········· 119
　1）経腸栄養法の導入 ················ 119
　2）経口法による自己管理 ··········· 121
　3）経鼻栄養チューブを用いた経管法による自己管
　　　理 ····························· 122
　Ｄ消化器ストーマサイトマーキング ··· 127
　Ｅ消化器ストーマの管理 ············· 130

❹ 脳神経機能障害のある患者への支援技術 （高橋奈美）—— 134

**❶筋萎縮性側索硬化症の病態と症状・治療・セ
ルフマネジメント** ······················ 134
　1）症　　状 ··························· 136
　2）治　　療 ··························· 143
　3）セルフマネジメント ··············· 145
**❷パーキンソン病の病態と症状・治療・セルフ
マネジメント** ·························· 145
　1）症　　状 ··························· 148

　2）治　　療 ··························· 148
　3）セルフマネジメント ··············· 152
🌱**看護技術の実際** ························ 158
　Ａ気管切開下人工換気（TIV）中の患者の口腔ケア ··· 158
　Ｂ誤嚥スクリーニング検査（反復唾液嚥下テス
　　　ト） ··························· 163
　Ｃコミュニケーション支援（透明文字盤の使用によ
　　　る） ··························· 165

vii

D すくみ足がある場合の支援 ·············· 166
E 椅子から立ち上がるとき，座るときの支援 ···· 168
1）椅子から立ち上がるときの支援 ·············· 168
2）椅子に座るときの支援 ··············· 169

⑤ 腎機能障害のある患者への支援技術 （中村雅美・田中順也）———— 171

① 慢性腎臓病の病態と治療 ··············· 171
1）慢性腎臓病とは ·············· 171
2）慢性腎臓病の病期と治療 ··············· 171
② 慢性腎臓病患者の身体的・心理的特徴，日常生活への影響 ··············· 177
③ セルフマネジメント ··············· 177
1）身体状況の理解 ·············· 177
2）食事管理 ··············· 177

3）薬物管理 ··············· 178
4）生活習慣 ··············· 179
5）セルフモニタリング ··············· 180
🌱 看護技術の実際 180
A 血液透析患者へのシャント管理 ··············· 180
B 血液透析時の支援 ··············· 182
C 腹膜透析患者への透析液バッグ交換 ··············· 186
D 腹膜透析患者のセルフマネジメント支援 ····· 189

⑥ 免疫機能障害のある患者への支援技術 （元木絵美）———— 192

① 関節リウマチと全身性エリテマトーデスの病態と症状 ··············· 192
1）関節リウマチの病態と症状 ··············· 192
2）全身性エリテマトーデスの病態と症状 ·· 195
② 関節リウマチと全身性エリテマトーデスの治療 ··············· 197
1）関節リウマチの治療 ··············· 197
2）全身性エリテマトーデスの治療 ··············· 202
③ セルフマネジメント ··············· 205
1）疾患の特徴を知り，治療に参加できる ··· 205
2）関節痛などの苦痛な症状をマネジメントできる ··············· 205

3）薬物療法を安全に継続できる ··············· 206
4）感染症の徴候を理解し，対処や予防ができる ··············· 207
🌱 看護技術の実際 207
A 薬物管理（メトトレキサート：MTX） ··············· 207
B 薬物管理（生物学的製剤の皮下投与と自己注射指導） ··············· 209
C 関節機能と生活機能のための関節のアセスメント ··············· 211
D 基礎療法としての関節保護 ··············· 213
E 関節リウマチ患者へのフットケア ··············· 214

⑦ 代謝機能障害のある患者への支援技術 （中尾友美・南村二美代）———— 218

① 糖尿病の病態と症状 ··············· 218
1）糖尿病の症状 ··············· 218
2）糖尿病の成因分類 ··············· 218
3）糖尿病の主な検査 ··············· 219
4）糖尿病の合併症 ··············· 219
② 糖尿病の治療 ··············· 220
1）食事療法 ··············· 221
2）運動療法 ··············· 221
3）薬物療法 ··············· 222

③ セルフマネジメント ··············· 226
1）薬物管理 ··············· 226
2）食事管理 ··············· 226
3）身体活動 ··············· 228
4）日常生活管理：シックデイ，感染予防，旅行時の注意点，セクシュアリティ，ストレスマネジメント ··············· 230
5）セルフモニタリング：血糖自己測定，血糖パターンマネジメント ··············· 231

6）フットケア ………………………… 234

🌱 看護技術の実際　　　　　　　　　　234

　Ａ食事療法に関連した患者教育 …………… 234

　Ｂ血糖自己測定 ……………………………… 235

　Ｃインスリン自己注射 ……………………… 238

　Ｄフットケア ………………………………… 242

　1）足の状態の観察と血流障害の検査 ………… 242

　2）足の神経障害の検査 ……………………… 244

　3）足のスキンケアとネイルケア ……………… 246

8 感染防御機能障害のある患者への支援技術 （島田恵）──────── 252

❶HIV感染症，AIDSの病態 …………… 252

　1）CD４陽性Ｔリンパ球の数 ……………… 252

　2）HIVの数 ………………………………… 252

❷HIV感染症の治療 …………………… 254

❸セルフマネジメント ………………… 254

　1）内服の意思決定 ………………………… 254

　2）内服率の維持 …………………………… 257

　3）副作用への対応 ………………………… 257

　4）医療費の対策 …………………………… 257

　5）HIV陽性者のセルフマネジメントを支援
　　し，"熟練の患者"への成長を支援する外
　　来看護 ……………………………………… 258

🌱 看護技術の実際　　　　　　　　　　259

　Ａトリアージと問診 ………………………… 259

　Ｂ服薬オリエンテーションとアセスメント …… 260

　Ｃセクシュアルヘルス支援 ………………… 262

索　引 ……………………………………… 264

第 I 章

慢性看護の特徴

1 慢性看護とは

学習目標
- 急性疾患と慢性疾患の違いを理解する。
- 慢性の病い（クロニックイルネス）と看護について理解する。
- 慢性看護の目標について理解する。

1 急性疾患と慢性疾患の違い

急性疾患は通常，発症初期は急速な経過をたどり，疾患の特徴により様々な徴候や症状を伴う。その経過は短期間であり，薬物療法や手術療法などの治療により，疾患は一般的に治癒し，患者は発症前の生活活動を維持することができる。あるいは，生命の危機状態を脱することができずに死の転帰をとる。急性疾患における健康問題は，突然の発症という点では患者にとって非常に危機的ではあるが，その経過は医療者にとっても患者にとっても不確かであることは少なく，今後どのように経過するのかについての見通しをつけることが比較的容易である。

一方，慢性疾患は，長期にわたる多くの要因により引き起こされるため，不明瞭な状態が続く。疾患の経過も，急激に発症したり，症状を伴わずに疾患が進行していたり，いったん軽快した症状が急に増強したり，また，長期間にわたり症状がなくなったり，新たな治療の導入により寛解期を維持することが可能になるなど，慢性疾患の特異性や治療の状況，患者の年齢（特に加齢に伴う影響）や合併症，併存疾患などの状況から，多様な様相を呈する。

2型糖尿病などの生活習慣病では，学童期や青年期からの食事，運動不足，ストレス，喫煙などの長期間の生活習慣の要因が集積された形で発症することが多い。このような場合，患者にとっての糖尿病は栄養代謝機能障害のある慢性疾患というだけではなく，長年にわたり生活習慣が悪く，それにより糖尿病になってしまった個人としてとらえられる（患者自身が自分に対してレッテルを貼る）など，発症後のコントロールが良好であっても病気が個人のアイデンティティの一部となることがある[1]。

また，急性心筋梗塞のように，急速な経過をたどりながらも，広範囲の心筋壊死による心機能低下をきたした患者では，その後の長期的な見通しが立ちにくい場合がある。慢性疾患の発症後の経過は，疾患の特異性とともに，患者のセルフマネジメントが大きく影響するため，医療者においても今後の予測をすることは難しい。

さらに慢性疾患では，回復が見込まれる急性疾患と異なり，何らかの機能障害により，発症前の生活でできていた生活行動ができなくなることがある。慢性疾患では，一次的な

緩和を得るのにも比較的多大な努力を必要とすることが多く[2]，患者はそのなかで無力感や見通しがつかないことによる不確かさと向き合いながら，普段の日常生活（家事，仕事，人とのつきあいなど）を継続していかなければならない。慢性的状況において，症状を緩和し良好な状態を維持するためには，治療や療養行動のバランスをとりながら，患者の生活の質を維持し，普通の生活ができることが求められる[1]。

2 慢性の病い（chronic illness，クロニックイルネス）と看護

　慢性疾患は，1950年代に米国の慢性疾患委員会において，正常からのあらゆる損傷あるいは逸脱であり，次の状態のうち一つ以上を含むものと定義されている[3]。それらは，永続性，機能障害と残存，不可逆的病理変化，リハビリテーションの必要性，および長期にわたる管理と観察，ケアを必要とするものである。慢性疾患は，長期にわたる多様な要因と関連しており，それらが時の流れと共に積み重なって，様々な症状が出現する。

　また，慢性疾患は決して完全に治るものではなく，予防が完全にできるものではない。さらに，慢性疾患による機能低下の程度は，たとえ同じ重症度の患者であっても，患者の年齢や職業，日頃の生活パターンなどによっても大きく異なることがある。特に，病気についての患者の認識は，それまでの患者がどのように人生を生きてきたのか，また今後どのように生きようとしているのか（人生観や健康観を含む）などの生活史により，その重みは様々である。

　このような特徴から，慢性看護を考えるために，ラブキンら[4]が示した，「疾患（disease）」と「慢性の病い（chronic illness クロニックイルネス）」の2つの視点をもとに整理してみたい。「疾患」は，生物学的異常を指し，人体の構造と機能の変化のような生物医学的モデルを基盤とした視点であり，特定の疾患の経過に焦点が当てられ，医療（治療）者の視点でとらえた事柄にかかわる。一方「慢性の病い」は，疾患に基づく心理社会的側面を含めた生活全体の不調を指し，慢性の病気と共に生活を続けている生活者に焦点が当てられる。すなわち，「慢性の病い」は，疾患の症状や苦しみに伴う人間の体験であり，個人と家族が疾患をどのように感じているのか，それとともにどのように生きているのか，そしてその生活をどのように受け止められているのかにかかわる[5]のである。慢性疾患は，生物学的異常（病態生理学的な視点としての慢性疾患）として定義（診断）されるが，患者はそれを「病気」として体験する。「慢性の病い」による「生活史（biography）」は，人生の行路であり，個人の様々な特性からつくり上げられる」[6]といわれており，「慢性の病い」は，その人の人生経験と重なる。すなわち，患者は病気と共に自らの人生を生きるのである。

　コービン（Corbin J）とストラウス（Strauss AL）は，慢性におけるケアの焦点はキュア（治癒）にあるのではなく，「病いと共に生きる方策を発見すること」にあると指摘している。また，Curtin ら[7]は，「クロニックイルネスは，戻ることのない現存（presence）であり，疾患や障害の潜在あるいは集積である。それは，支持的ケアやセルフケア，身体機能の維持，さらなる障害の予防などのために個人に必要な環境を包摂するものである」と述べている。このような視点から，慢性看護とは「慢性の病いと共に生きることへの支援」であるといえよう。具体的には，看護師は，患者が慢性の病いと共に普通（患者が望む）の生活を継続す

第Ⅰ章 慢性看護の特徴

ることができるように，個々の患者の慢性疾患とその進展について理解するとともに，患者の自己管理（セルフマネジメント）や生活調整のための支援を展開する。

3 慢性看護の目標

1）「病みの軌跡」モデルからみた慢性看護の目標

「病みの軌跡」モデルはコービンとストラウスによって提唱された概念であり，慢性看護を展開するための重要なモデルである。わが国では，このモデルを紹介した黒江[8]~[10]を中心に，多く研究や実践で活用されている。

このモデルでは，慢性の病気は一つの行路をもつとされている。その行路は，適切な管理によって方向づけや調整ができ，病気に随伴する症状をコントロールすることにより行路を延ばすことや，安定を保つことが可能である。また，病みの行路を方向づけるためには，患者と家族と保健医療職者が共に努力し，病みの行路の方向づけには，患者を中心にかかわるすべての人々が起こりうる結果を予測し，あらゆる症状を管理しながら，随伴する障害に対応することが必要であるとされている。表1-1に示した「病みの軌跡」の諸局面の特性と主な目標は，それぞれの局面における看護の目標（方針）を考える際に大変参考になる。特に，表1-1の目標のなかにあるキーワードが，「病気のコントロール」「生活史」「毎日の生活活動」であることに着目してほしい。病みの行路における慢性看護の目標は，患者の病気をコントロールし，生活史への影響を考慮しながら，毎日の生活活動を調整することであるといえる（病みの軌跡モデルや支援の詳細は，黒江の文献や成書を参照のこと）。

以下に「病みの軌跡」モデルの概要と慢性看護の目標を考えるための視点を示す。

（1）軌跡の諸局面と局面移行

軌跡の局面移行（trajectory phasing）は，慢性の病気がその行路を経るときの様々な変化を表す。下位局面への移行は，病気の行路のなかでは毎日の絶えざる変化があること，それは続いて起こる可能性があることを示している。局面全体は，上に向かうとき（立ち直り期）と下に向かうとき（下降期あるいは臨死期），そして同じ状態を保つとき（安定期）がある（表1-1，図1-1）。

（2）軌跡の予想

軌跡の予想は，病気の行路に関する見通しを意味し，これには病気の意味，症状，生活史，および時間が含まれる。人々は，「これから何が起こるのか」「どのくらいそれが続くのか」「自分はどうなるのか」「どのくらいの費用が必要なのか」「自分と自分の家族にとっての意味は何か」と疑問を抱くことがある。これらが含まれるのが，軌跡の予想であるとされている。

ただし，医療職者が描いている予想と，患者や家族が描いている予想は必ずしも同一ではないとされ，医療職者のなかでもそれぞれが異なる予想をしているといわれている。このことは，個々の患者の諸局面における看護目標を考える際には，患者と共に，患者を中心とした多職種が予想する軌跡を把握し，相互理解のなかで患者にとって望ましい目標の検討が重要であることを意味している。

4

表1-1 病みの軌跡の諸局面の特性と主な目標

局面 (phase)	特性	目標
前軌跡期 (pretrajectory)	病みの行路が始まる前。予防的段階。徴候や症状がみられない状況	慢性の病気の発症を予防する
軌跡発現期 (trajectory onset)	徴候や症状がみられる。診断の期間が含まれる	適切な軌跡の予想に基づき，全体的な計画をつくり出す
急性期 (acute)	病気や合併症の活動期。その管理のために入院が必要となる状況	病気をコントロールのもとにおくことで，今までの生活史と毎日の生活活動を再び開始する
安定期 (stable)	病みの行路と症状がコントロールされている状況	安定した病状，生活史への影響，毎日の生活活動を維持する
不安定期 (unstable)	病みの行路と症状がコントロールされていない状況	安定した病気のコントロール，毎日の生活活動に戻る
下降期 (downward)	身体状態や心理的状態は進行性に悪化し，症状の増大がみられる状況	病気をコントロールのもとにおき，機能障害の増加に対応する
立ち直り期* (comeback)	障害や病気の制限の範囲内で受け止められる生活のありように，徐々に戻る状況。身体面の回復，リハビリテーションによる機能障害の軽減，心理的側面での折り合い，毎日の生活活動を調整しながら生活史を再び築くこと（編みなおし）などがみられる	行動を開始し，軌跡の予想および全体的な計画を進める その人の制限の範囲内で，以前のような生産的で満足できる生活が送れるようになる
臨死期 (dying)	数週間・数日・数時間で死に至る状況。生活史のある人としての統合がなされる	人としての統合，平和な終結，解き放ち

＊立ち直り期：1992年にストラウスが立ち直り期（comeback phase）を提示したときは下位局面の1つであったが，2001年にコービンが局面に追加した

黒江ゆり子：V 慢性期：健康生活の継続への支援，黒江ゆり子編，成人看護学①成人看護学概論／成人保健〈新体系看護学全書〉，第7版，メヂカルフレンド社，2021，p.279．より転載

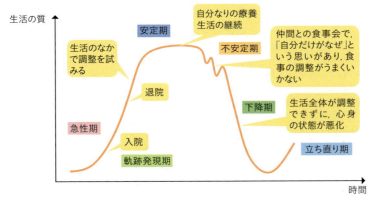

図1-1 病みの軌跡における局面移行

黒江ゆり子：V 慢性期：健康生活の継続への支援，黒江ゆり子編，成人看護学①成人看護学概論／成人保健〈新体系看護学全書〉，第7版，メヂカルフレンド社，2021，p.280．より転載

（3）病気の管理に影響する条件

　軌跡の管理がどのようにどの程度遂行されるかということは，数多くの条件によって異なる。影響する条件は種類も様々で，管理を促進したり，妨害したり，またそれによって管理が複雑になることさえある。影響を与える状況の一つは「資源」であり，これには人的

資源，社会的支援，知識や情報，時間，経済力が含まれる。それ以外の条件には，医学的状態とその管理に伴う過去の経験，必要なことを実施する動機づけ，ケア環境とその適切性（家庭あるいは医療施設が特定の局面にある患者や家族のニーズを充足できるかなど），ライフスタイルと信念，軌跡の管理に携わっている人々の相互作用や相互関係（協力的か衝突的かなど），および保健医療にかかわる法的・経済的環境などがある（表1-2参照）。

　軌跡を管理するために目標を立てるときは，これらの条件を考慮に入れながら，行うべき課題の性質を調べ，必要となる資源を準備し，その状況のなかで誰がどのような課題を遂行するかを調整し，どのような帰結が期待できるかを明確にしなければならないとされている。たとえば，立ち直り期の目標は，病気をもった人が自分の制限の範囲内で，以前のような生産的で満足できる生活が送れるようになることであり，生理学的な安定や回復のみならず，「編みなおし」[9]とよばれる個人の生活史上の課題が含まれる。

2）慢性疾患患者のセルフマネジメントの課題からみた慢性看護の目標

　慢性疾患による様々な症状や機能低下に伴い，患者は，発症前と同様の生活を行うことは難しく，新たに生活を再構築することが求められる。そして，そのために，患者は様々なセルフマネジメントの技術を習得し，日常生活のなかに組み入れることが求められる。慢性疾患患者のセルフマネジメントにおける3つの課題を表1-3に示す。

　これらの3つの課題から，慢性疾患の患者は，病気をコントロールするための服薬や活動，食事などのセルフマネジメントだけでなく，患者が自分の普段の生活を継続するためにも多くのスキル（技術）を必要としていることに気づくだろう。患者は慢性疾患になっても，これまでの家庭での仕事や，継続していく友人関係や，行わなければならない仕事や，家族のなかでの役割を果たす必要がある。発症前は当たり前だった普通の生活での役割が，

表1-2　病気の管理に影響する条件

①資源：人的資源，社会的支援，知識と情報，時間，経済力など
②医学的状態とその管理に伴う過去の経験
③必要なことを実施する動機づけ（モチベーション）
④ケア環境とその適切性：家庭あるいは医療施設が，特定の局面にある個人・家族のニーズ充足に適切かどうか
⑤ライフスタイルや信念
⑥軌跡の管理に携わっている人々の相互作用や相互関係：協力的か衝突的か
⑦病気のタイプと生理学的状態の程度や症状の性質
⑧保健医療にかかわる法的・経済的環境　など

黒江ゆり子：Ⅴ　慢性期：健康生活の継続の支援，黒江ゆり子編：成人看護学①成人看護学概論／成人保健〈新体系看護学全書〉，第7版，メヂカルフレンド社，2021，p.281．より転載

表1-3　自己管理（セルフマネジメント）の課題

1. 自分の慢性病の面倒をみる
　　服薬をする，運動をする，受診する，自分の症状を正確に伝える，食事を変更するなど
2. 普通の生活を送る
　　家事をする，仕事につく，人とのつきあいなど
3. 自分の気持ちを管理する
　　病気がもたらした変化，たとえば怒り，将来に対する不安，変えられた期待や目標，時には落ち込んだり，家族や友人との関係性の変化に対する気持ちと向き合うなど

Lorig K, Holman H, Sobel D, 他著，近藤房恵訳：慢性疾患自己管理ガイダンス―患者のポジティブライフを援助する，日本看護協会出版会，2001，p.10．より転載，一部改変

慢性疾患の発症に伴う様々な症状や機能低下などにより，とても複雑になることがある。病気と共に患者自身の日常生活を維持し，人生を楽しむためにも，患者には普通の生活を継続するために新たなスキル（技術）の習得が必要となるのである。そして，慢性疾患と診断されたその日から，患者は病気がもたらす変化に向き合うための感情の変化に対処しなければならない。慢性疾患患者が新たな生活を再構築するための支援を行うためには，これらのセルフマネジメントの3つの課題に対して，患者が必要なスキルを習得し，うまく対処できるように支援することが必要である。これは慢性看護の目標でもある。

文　献

1) Larsen PD：Lubkin's Chronic Illness: Impact and Intervention, 9th ed, Jones & Bartlett Learning, 2014, p.5.
2) Straus AL著，南裕子訳：慢性疾患を生きる－ケアとクオリティ・ライフの接点，医学書院，1987, p.15.
3) Mayo L：Guides to action on chronic illness. Commission on Chronic Illness, National Health Council, 1956.
4) Lubkin IM, Larsen PD著，黒江ゆり子監訳：クロニックイルネス－人と病いの新たなかかわり，医学書院，2007, p.3-8.
5) 前掲書4），p.3.
6) Woog P 編，黒江ゆり子・市橋恵子・寶田穂訳：慢性疾患の病みの軌跡－コービンとストラウスによる看護モデル，医学書院，1995, p.16.
7) Curtin M, Lubkin I：Chronic illness：Impact and interventions, 3rd ed, Jones and Bartlett, 1995, p.6-7.
8) 前掲書6）.
9) 黒江ゆり子・藤澤まこと・普照早苗：病いの慢性性（Chronicity）における「軌跡」について－人は軌跡をどのように予想し，編みなおすのか，岐阜県立看護大学紀要，4 (1)：154-160, 2004.
10) 黒江ゆり子・藤澤まこと・普照早苗・他：クロニックイルネスにおける「二人して語ること」－病みの軌跡が成されるために，岐阜県立看護大学紀要，5 (1)：125-131, 2005.
11) Lorig K, Holman H, Sobel D, 他著，近藤房恵訳：慢性疾患自己管理ガイダンス－患者のポジティブライフを援助する，日本看護協会出版会，2001, p.10.

2 慢性看護の対象理解

学習目標
- ● 慢性疾患の患者の疾病の受容過程を理解する。
- ● 慢性疾患の患者の病いへの適応について理解する。
- ● 慢性看護の対象の特徴を理解する。

ここでは，慢性疾患の患者の「疾病の受容過程」および「適応」に焦点を当てて紹介する。

1 慢性疾患の患者における疾病の受容過程

慢性疾患の患者は，何らかの身体的な変化とともに，その過程で，ある慢性疾患という診断を受け，自分自身でその病気の存在を認め，その病気と向き合わなければならない。病名がつくこと，診断されることは，患者にとって病気と向き合っていくための第一段階であり，患者は自分が慢性の病気であることを"認める"という試練に立ち向かわなければならない。この段階で，患者は診断されたことにショックを受け，苦しんだり，嘆き悲しんだりすることもある。一方，症状がありながらも診断がつかない状態が長く続いた患者では，病名がつくことにより，「○○病という自分が戦う相手が明らかになった」と安堵感を抱くこともある。

このように，病気を認める段階においても，患者のそれまでの疾病の経過や生活史により，様々な反応がみられる。そして，初期の段階では，何らかの治療により病状がいったん軽快した時期において，患者は再び，自分の慢性疾患は治癒しない病気であることと，今後も長期にわたりこの病気と共に生きていくために様々なセルフマネジメントや生活調整が必要となることを「認め」向き合わなければならない。

リーデラー（Lederer HD）[1]は，病気には健康から疾病への移行期（transition），疾病の受容期（acceptance），回復期（convalescence）の段階があるとし，ハリー（Harry WM）ら[2]はそれを図示して説明している（図2-1）。病気の受容は，身体的（physical）変化に心理社会的（socio-psychological）な変化が追従する形で現れる。両者が一致しているとき人は安定した状態であり，不一致のときには，葛藤が生じるといわれている[3]。リーデラーらの「疾病の心理的な諸段階」を用いて，慢性疾患患者の疾病の受容過程を以下に示す。

1）健康から病気への移行期

特有の症状がない状態もあり，この時期は，病気の存在を認めることが課題であるが，人によっては病気を否定し，普段のように活動してしまい，その結果，病状を悪化させてしまうこともある。また，胸痛や呼吸困難などの身体的苦痛を伴う症状が出現している患

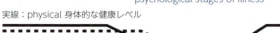
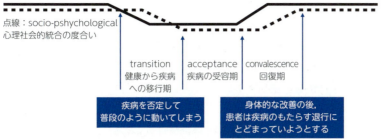

図2-1 疾病の心理的な諸段階

・Lederer HD：How the sick view their world. *J Social Issuses*, 8(4)：4-15, 1952.
・Harry WM 著，外口玉子編：患者の理解－看護婦－患者関係の展開のなかで
〈看護学翻訳論文集2〉，増補改訂第三版，現代社，1981, p.1-20. を参考に作成

者では，その症状により情緒的にも病気である事実を認めるようになる。また，身体的変化による不安から，診断された事実が受け入れられずに，「私は病気ではない」「私は病気になんかになっていられない」「私に限ってそんなことはない」「誤診ではないか」などの発言がみられ，現実を否定した反応がみられることもある。この移行期は，自分の身体像の変化を通じて，病気を認め，病気を理解するための重要な時期である。患者の心理的反応に十分配慮しながらも，患者の訴え，特に患者の症状体験に耳を傾け，患者なりに現在の状況を受け入れられるように支援する。

2）病気の受容期

受容期は，身体変化もいったん安定し，疾病に伴う症状や障害，必要な療養方法を認め，疾病の改善に向けた療養に専念することが求められる。発症に伴う症状や身体変化，それまでに行われた治療などにより，患者の自己の病態への関心が高くなる時期である。ただし，症状が出現した事実をまず受け入れ，そのうえで疾病を受容しようとしている最中であり，身体的な変化による心理社会的な統合（病気を受け入れ，今後の療養生活について考えるなど）には至っていないことが多い。特に，受容期から次の回復期に向かう時期には，一見，身体的状態が改善し，回復したように見えても，患者はまだ病気になった事実を受け入れるための努力をしている最中である[4]ことがある。

セルフマネジメントに向けた教育的支援においては，患者の準備状態などの学習ニーズを把握したうえで，患者の関心に沿った支援が重要である。また，今後の生活調整への関心がない患者においては，回復していく自分の身体像の把握を促すために，この時期の看護師による身体状況の観察とそのデータのフィードバック，ならびに日常生活援助におけるかかわりが大切である。

3）回復期

　身体的な改善はみられるが，患者は疾患のもたらす退行にとどまろうとする時期である。これらの退行を経て，患者は疾病の軽快を実感し，今後は長期にわたりこの病気と共に生きていくために，様々なセルフマネジメントや生活調整が必要となることを「認める」ための努力をする。心理社会的な再統合は，通常，身体的な疾患の解消の多少後に来るが，この遅れを認めることが大切であるといわれている[5]。

　患者は，身体的な軽快を実感するための時間を経て，病いと共に新たな生活に適応するためのプロセスに移行する。そして，病気を受け入れ，それに伴う自己の生活と役割の変化や限界を受容し，可能な範囲内での生活調整を行うことを考え始める。ただし，病気による生活の変化に対して抵抗がある患者では，必要なセルフマネジメントの実施にかなりの時間を要することがある（たとえば，これまでの食生活の変更をしたくないため，必要な食事療法でなく，効果的だと称されるサプリメントの服用を優先する糖尿病患者など）。

　また，セルフマネジメントそのものに関心を抱かない，あるいは依存的な態度をとる人もいる。身体的に軽快しても，その事実を受け入れ認めるために長期間を要する患者もいる。この時期は，慢性疾患の進行や非効果的なセルフマネジメントに伴う増悪などにより，患者は何度もこのプロセスを繰り返し体験することがある。回復期における患者の病気の認知は，それまでの患者の症状体験やセルフマネジメントの効果の実感など，患者の療養経験に大きく影響を受ける。

2　慢性の病いをもつ患者における適応

　病気の診断を受けた後，多くの人は自分の身体の異常を突きつけられて脅威に感じる。これまでの生活のなかで培ってきた大切なものが崩れるのではないかと不安に襲われる。医学的な知識を得て，自らの状態を客観的には知ることができたとしても，何を優先してどう行動すべきか，迷いなく適切な判断を下せる人は少ない。慢性疾患に治療の終わりはなく，病気をコントロールするためのセルフマネジメントや生活調整は，通常，生涯において継続しなければならず，患者は，自己の病気を受け入れて，生活を病気に合わせて調整（病気を悪化させないように）する。このような状況にあることを患者が認識できて初めて，治療に必要なセルフマネジメントを組み入れた新たな生活の再構築という，目指すべき方向性が明らかになる。

　慣れ親しんだ生活行動を変更することは容易ではなく，患者は様々な課題に直面し，試行錯誤を繰り返しながら，対処能力を養っていくのである。患者が慢性疾患と折り合いをつけ，自分なりに納得できる新たな生活を形成していくことが，患者にとって身体的，精神的，社会的に最良の結果を手に入れることにつながる。このプロセスは，慢性病の患者の適応（adaptation）といわれている[6]。これらの適応のプロセスをうまく経ることができるように支援することが，慢性看護における看護師の重要な役割である。

　図2-2に，MoosとHolahanの適応の概念モデルを示す。それぞれ固有の“背景要因”をもった個人が，自らの状況を“認識”し，“適応課題”を自覚し，それに対する“対処能力”を発揮して妥当な“結果”を得て適応するという構造を示している。糖尿病患者を例に次に示す[7]。

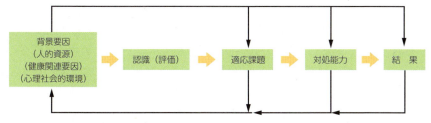

図2-2 慢性の病いをもつ患者における適応の構造

Larsen PD, Hummel FI : Chronic illness : Impact and intervention, 8th ed, Jones & Bartlett Learning, 2013, p.82, Figure 4-1 ; Concept model of the determinants of health-related outcomes of chronic illness and disability. を参考に筆者作成
多留ちえみ・宮脇郁子：看護師が行なう2型糖尿病患者の療養支援，すぴか書房，2015, p.122. より転載

1）背景要因

背景要因である，個人の人的資源，健康関連要因，心理社会的環境について以下に述べるが，具体的には患者個人によって様々で，また，それらは複雑に関係し合っている。

（1）人的資源

個人がもつ様々な能力や，社会生活のなかで培ってきた能力や生き方，価値観などが含まれる。たとえば，糖尿病患者で，食べ歩きを楽しみにしていた人，仕事上の接待の席で一緒に食事をして商談をまとめることが重要と考える人などは，食事療法の実践は大きな問題である。

（2）健康関連要因

病気の発症に影響した経験，あるいは病気自体がもたらした身体的な変化など，健康状態に関係する事項である。たとえば，食べ過ぎであると思いながらも行動修正ができなかった，何度もダイエットを試みても成功しなかったなど失敗体験を重ねてきた人と，普通体重が維持できており健康に気をつけてきたにもかかわらず糖尿病と診断された人とでは，診断の受け入れ方が異なるだろう。また，網膜症に加えて血糖値が高いことを指摘された患者と，健康診断で血糖値が高いことを指摘された患者とでも病気の受け止め方は異なる。治療中の血糖コントロール状況やセルフマネジメントの自己評価もこれに含まれる。

（3）心理社会的環境

家族や地域，職場での立場や人間関係にかかわる事項である。医療者との人間関係もこれにあたる。病気になり健康人と違うというつらさを，患者は人間関係の変化によって感じることが多い。夫婦で食べ歩きをするのが楽しみであった女性が患者になり，夫から「もう，君とは食べ歩きができないね」と言われ，夫は食べ歩きをする相手を新たにつくってしまったケースがある。このことは，彼女の糖尿病への適応を困難にしている要因と考えられた。糖尿病の場合は"生活習慣病"とされているので，「あなたの生活が悪い」と言われてつらい思いをしたと多くの患者が語っている。こうした経験は，個人の価値観や自己の尊厳に影響を及ぼし，次に述べる"認識"にかかわる。

2）認識（評価）と適応課題

これらの背景要因を背負った患者は，病態の変化に応じて糖尿病と診断されることで自分の病気として認識するが，適応という観点でとらえたときに重要となるのは，医学的な

病態（disease）よりも，病気に伴う経験（illness）についてである。背景要因は様々であり，患者の受け止め方も様々である。診断を下されて病気であると認めることはつらい経験である。その患者が，適応に向かうために目を向けるべきは，つらさの感情ではなく，そのもとになっている課題のほうである。自分はどのような具体的な事実に対してつらいと思うのか？　それらを内省し，自己評価することで，この場合の適応課題を見いだすことができる（詳細は，第Ⅱ章1の具象的アプローチ representation approach，p.18-19を参照）。

　ある糖尿病の女性は，「私はこれまで糖尿病とは食べ過ぎの病気と思っていた。自分は食事にも気をつけていたから大丈夫と思っていたのに，糖尿病になった。私の場合，食生活が悪かったせいで糖尿病になったのではないということを認めてほしかった。そういう私を理解してほしかった。理解してくれない医療者と話をするのが嫌だったのだ」と，自分の否定的な感情の原因を自分で見いだし，そのように認識できたことで患者自身の"適応課題"を確認することができた。適応課題が明確になって初めて，患者はそれの対処方法を考えていくことができる。

3）対処能力

　患者は適応課題が明確になると，自らの背景要因との関係を振り返ることが可能となる。それによって，自分に合った効率のよい対処方法を考えることも可能になる。たとえば，今まで家族や友人などには頼れないと思っていた人は，彼らの力を借りるとうまくいくのではと発想を変えることで，ソーシャルサポートをうまく活用できるようになるだろう。こうした経験によって対処能力が養われ，やがては患者が自らの適応のプロセスを進めるようになる。患者は，様々な課題と向き合い対処するなかで，自分でできること，できないことをわきまえるようになる。そして，病状の程度や，周囲の人の助けはどの程度期待できるのかなどを冷静に評価し，その条件のなかで最もよいと考えられる生活を想起し，最善をめざす。現実的な努力目標を自分で考え，自己決定し，それを自分の言葉で表現できる。それが慢性病と共に生きる患者の適応した姿である。

文　献

1）Lederer HD：How the sick view their world，*J Social Issues*，8（4）：4-15，1952.
2）Harry WM著，外口玉子編：患者の理解－看護婦-患者関係の展開のなかで〈看護学翻訳論文集2〉，増補改訂第三版，現代社，1981，p.1-20.
3）前掲書1）.
4）宮脇郁子・川村佐和子・数間恵子：心臓リハビリテーション－患者の療養生活上の『関心』とその心理社会的関連因子についての検討，心臓リハビリテーション，3（1）：110-115，1998.
5）前掲書2）.
6）Larsen PD，Hummel FI：Chronic illness：Impact and interventions，8th ed，Jones and Bartlett，2013，p.75-95.
7）多留ちえみ・宮脇郁子：看護師が行なう2型糖尿病患者の療養支援，すぴか書房，2015，p.121-124.

第 II 章

慢性看護の支援技術

1 セルフマネジメントのための教育的支援

学習目標
● 慢性看護に必要なセルフマネジメントの教育的支援のプロセスを理解する。
● 慢性看護におけるセルフマネジメントの考え方に基づく教育の内容を理解する。
● 慢性疾患患者のセルフマネジメントを促進するために活用できる諸理論やアプローチ法を学び，具体的支援方法や支援技術を習得する。

1 教育的支援のプロセス

　患者教育の本質について，レッドマン（Redman BK）[1]は，それは単に知識を伝えることや病気に対する対処を教えることではなく，看護の焦点は，患者が病気をどのように受け止めているのか，また，その病気によって生活に生じている不都合やつらい感情体験をどのように経験しているのかというとことにあるとしている。そして，看護師が行う教育的支援（患者教育）は，患者自身がそれらに気づき，今，何をすることが自分にとって最も重要であるのかを知り，自らの意思を明確にすることを支援するプロセスでなければならないと述べている。

　教育的支援のプロセスは，アセスメント，計画，実施，評価というように看護過程と同様のステップを踏む。特に，アセスメントの段階は，最も重要であり，アセスメントの際に看護師が行う情報収集を含めたかかわり（情報収集も重要な教育的支援である）が，その後のプロセスに影響する。教育支援のプロセスに影響するアセスメントを系統的かつ適切に行うことが，患者の学習ニーズや学習目標の設定，実施可能な計画立案の基礎となる。

　教育的支援のスタートラインは，看護師が患者の主観的な体験に近づこうとし，その人が何をどのように受け止めているのか，その人の関心事は何なのかをわかろうとすることから始まるといえるだろう。すなわち，慢性疾患患者の教育的支援において看護師が働きかけるものは，患者のこれまでの療養経験や生活史に基づいて形成された認識である。したがって，看護師が，様々な思いを抱いて生活している慢性疾患患者「その人自身」に深い関心を寄せることから教育的支援（患者教育）は始まる。患者の抱く関心（悩んでいること，困っていること，期待や希望していること）に焦点を当てることを通じて，患者の学習に関する動機づけを促すことを可能にする。

　たとえば，患者の関心が，入院治療により中断した仕事であった場合，看護師は，これらの内容が直接，患者の療養生活に関係ないために，この患者の動機づけが低いと判断してしまうことがある。また，このような場合に行われる一般的な知識提供は，患者にとって

「知りたい」内容ではなく，効果的でないことが多い。看護師のかかわりにより，患者が自分の気がかり（関心）を語ることは，一見，療養生活に関係がない仕事の内容であったとしても，これらの内容を解決するためには，患者自身が目をそらしていた自己の健康課題（今後修正すべき生活行動などを含む）の存在に向き合う必要があることに気づく機会となるのである。すなわち，患者の療養経験を把握することは，患者の学習の動機づけを高める機会となると同時に，より具体的な情報収集を行うことにつながり，患者とその家族の療養生活に必要なセルフマネジメントを患者の日常生活に効果的に組み込むことを可能にする。

また，セルフマネジメント支援の目標は，療養行動に関する知識や技術を提供し，自己管理の障害となるものを明らかにし，効果的な自己管理ができるように支援することである[2]。すなわち，どのようなことが患者の療養行動の実施や継続の障害になっているのかをアセスメントすることが重要である。そして，セルフマネジメント支援のプロセスにおいて重要となるのが，「患者−看護師の関係」である。療養の主体は，患者およびその家族であるにもかかわらず，教育的支援を行う看護師が考える学習ニーズと，患者側の学習ニーズにズレが生じることも少なくない。したがって，看護師は患者が抱く思いや反応に敏感に対応する必要がある。

患者は疾病の受け入れ状況や様々な体験により，現状に対する苦悩と防衛的反応（否認，葛藤など）を示すことが多く，看護師はこれらに気づき，患者のありのままの状況を受け入れることが重要である。そして，看護師は，患者のこれらの防衛的反応や学習状況などにより，無意識のうちに「よい患者」「悪い患者」などの烙印（スティグマ）を付していることがあり，これらがアセスメントに影響していることを意識することも大切である。

1）教育的支援のためのアセスメント

教育的支援のためのアセスメント項目，および具体的な情報については，表1-1に示す。

（1）学習ニーズのアセスメント

患者の療養状況などから，患者およびその家族が実施すべき療養行動を明確にし，患者の準備状態のアセスメントを通じて，患者が学習しなければならないことを明らかにする。

また，複雑で多様な健康課題を抱え，広範囲の教育的支援が必要な場合は，患者の学習ニーズを明らかにすることが難しいことがある。その場合は，マズローの階層理論をもとに学習ニーズをアセスメントすることで，患者への教育的支援の優先順位を検討することができる。図1-1は，慢性閉塞性肺疾患患者の学習ニーズを，マズローの階層の観点から示したものである。教育的支援においても，通常，生理的ニーズ（安楽な呼吸など）に始まって，順次，上位のニーズに関する内容について支援を展開する。

（2）学習に対する準備状態のアセスメント

準備状態（readiness）とは，ある特定の事柄を習得するのに適切であるような個人の状態を意味し，これは現状および今後の発展の可能性を含んでいる。レッドマン（Redman BK）[3]は，健康教育に対する準備状態を2つの側面からとらえている。一つは，情緒的準備状態であり，もう一つは経験的準備状態である。

①情緒的準備状態のアセスメント

情緒的準備状態とは，動機づけの状態を意味し，その人が学習のために必要な努力を進

第Ⅱ章 慢性看護の支援技術

表1-1 教育的支援のためのアセスメント

アセスメントの項目	具体的な情報
1．患者の療養状況（身体的側面） ・主要な慢性疾患のコントロール状態と今後予測される経過 ・合併症の有無と程度 ・併発症の有無と程度 ・発病からの期間とその間のコントロール状態 ・患者およびその家族に必要な療養行動 　　安静または行動制限 　　薬物療法 　　食事療法 　　リハビリテーション（身体活動の維持・向上を含む） 　　疾病に特異な処置や予防行動 　　ストレスマネジメント 　　適切な受診行動（早期対処のためのリスク管理を含む） ・セルフマネジメントを行うための患者および家族の体力	症状，観察測定結果，検査データ，現病歴，既往歴，治療方針と治療内容，予後の見通し（今後可能な生活機能など）
2．学習するための準備状態 **1）情緒的準備状態** 　　療養やセルフマネジメントに対する意志や学習意欲 　　学習意欲を阻害している要因 　　学習意欲を高めている要因	患者が抱く療養上の関心（心配，不安，期待など），疾病の受容状態，疾病の受容に関する心理的要因（自己受容，疾病に対する知識，他者への依存，役割変化，経済的保障など），その他の患者の関心（対人関係，仕事，家族など，療養に関連しないため患者が発言しようとしない内容を含む），面談時の視線や表情，病床周囲の状況など
2）経験的準備状態 　　既習の知識・技術 　　修正が必要な知識・技術 　　実施している療養行動 　　新たに学習が必要な知識・技術 　　療養行動を行ううえで，調整が必要な日常生活習慣や行動パターン 　　学習能力	患者が述べる病歴や療養体験，すでに受けた教育，すでに行っている療養行動（患者本人だけでなく，家族の経験も含める），日常生活習慣，1日の生活行動パターン，年齢・性別，職業・社会的役割，理解力（読む・書く・計算する），視力・聴力，四肢機能（手先の機能を含む）
3．家族（または家族外の協力者）の状況 　　患者の療養にかかわるメンバー 　　家族の学習の準備状態 　　協力の状況 　　支援能力	家族構成，家族が述べる療養体験，家族が受けた教育，家族関係，変化した役割の受容と遂行状態，理解力，支援するための体力と時間的余裕，その他（必要に応じて患者と同様の情報を収集する）

溝口満子：生涯にわたり疾病コントロールを必要とする人の看護，看護学大系12　成人の看護，日本看護協会出版会，1993. を参考に作成

んでするかどうかということである。これらは，患者が抱いている療養上の関心（心配，不安，期待など）であり，これらの関心は，疾病の受容の状態や疾病の受容にかかわる心理的要因が大きく関連している。

　たとえば，突然の胸痛を伴う心発作で緊急入院した患者では，死への不安が強くなるが，一方では「再びこのような思いはしたくない」ということから「自分の病気を知って，再発を予防したい」という，学習へ動機づけが高まることがある。その反面，「まさか自分がこの病気になるはずがない」と病気の存在を否認している場合は，疾病をコントロールするための学習を行う気持ちにはなれないだろう。また，仕事や家族が心配で「入院している場合ではない」などの反応がみられる場合は，疾病の受容や療養に関する学習意欲を阻害している要因が，病気以外の事項であり，療養に影響のない範囲で患者の心配を軽減するための支

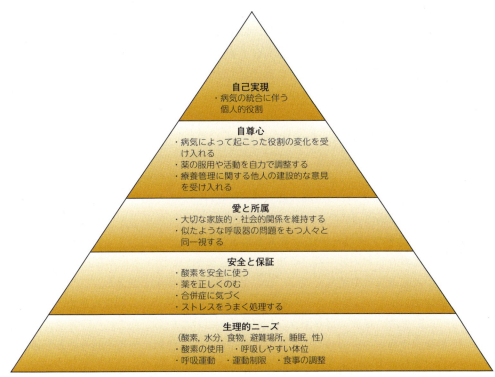

*慢性閉塞性肺疾患患者の学習ニーズの例を図示した

図1-1 学習ニーズとマズローの階層理論

McVan B : How to teach Patients, Springhouse, 1989, p.77. による
McVan B編, 武山満智子訳：患者教育のポイント―アセスメントから評価まで, 医学書院, 1990, p.100. より改変し転載

援（関係者との時間の確保など）を通じて，疾病の受容が促され，療養への学習意欲が高まることが多い。

効果的な教育支援を行うためには，患者の学習意欲を阻害している要因を明らかにすることが重要であり，患者の表情や視線，また病床周囲（患者の気がかりな事柄は，病床周囲に置かれているものに反映されていることが多い）の観察も大切である。

②経験的準備状態のアセスメント

経験的準備状態とは，その人が，目指している学習に必要な背景をもっているかということである。診療録に記述されている病歴は，患者の準備状態に関する情報を含んでいる。患者にとって必要な教育的支援を効果的に行うためには，診療録にある情報に加えて，患者が述べる病歴や療養体験を通じて，患者の療養経験を把握することはきわめて重要である。患者がすでに体験している療養経験（病気やその治療や検査に伴う苦痛や症状のコントロールを含む）を把握することを通じて，今回，新たに必要な知識や技術をアセスメントすることが可能となる。

慢性疾患患者の多くは，医療機関で食事療法などの専門的な指導を受ける前に，何らかの生活行動の修正を自主的に行っていることがある。療養行動としては不十分であっても，患者がすでに行っている療養行動をアセスメントし，これらの経験を活かして支援内容を検討することは，患者にとって実行可能で具体的な行動目標の設定に役立ち，結果として，

適切な療養行動の継続につながるのである。

また，個別の具体的な教育支援内容を検討するためには，提供される知識や技術が，患者の日常生活習慣のなかに組み入れやすく，実行に伴う負担が少ないことが望まれる。そのためには，患者の日常生活における1日の生活行動パターンや，習慣化されている行動を詳細に情報収集することが大変重要である。たとえば，摂取エネルギーの制限が必要な患者であれば，いつ，何を，どれくらい，どこで，どのように食べるのかという情報収集により，1日のエネルギー摂取量だけでなく，過食を招く習慣が生活のなかにどのように存在するのか，また，エネルギー制限が難しい要因は何なのかを具体的に検討することが可能になる。そのほか，その患者に合った学習方法や教材の内容，および必要な情報量と質を検討するために，学習への理解力や，療養行動に直接影響する四肢機能や視力・聴力の状態などについてのアセスメントが必要である。

（3）具象的アプローチによるアセスメント

患者教育において，自己認知（identity）や病いに関する様々な具象（representation）について患者自身の語りを促し，そのなかで患者が状況を意識し，気づきを得て，自ら意思決定できるようになることが重要である[4]といわれている。慢性疾患患者の教育的支援において，患者の経験に寄り添うことが重要視されているが，これらの背景には，患者が自己の症状や病いの経験について振り返りながら，具体的に表現を行うことを通じて，患者の自己調整能力の向上を図ることができるという，レーヴェンサール（Leventhal H）[5],[6]のCommon Sense Model（CSM）の考え方が基盤となっている。

これらのCSMの考え方を基盤として開発された患者教育の方法に，ドノヴァン（Donovan HS）ら[7],[8]の具象的アプローチ（representation approach）がある。「具象的」と名づけられているのは，患者の経験を抽象的に概念化せずに具象的にとらえることを重視しているからである。病いをもって治療を継続していく患者が認知する経験を患者自らの言葉で表現すること，すなわち具象化を促すことを基盤とした方法で，段階的に7つの要素から成る（表1-2）。

表1-2のStep 1の具象的アセスメントである，①アイデンティティ，②原因，③経時性，④重大性，⑤治療およびコントロール状況についてアセスメントすることは，患者が自己の問題をどのように理解しているのかを知り，患者像の把握を明確にするのに役立つ。また，誤解や見解の相違，および混乱があれば，看護師はそのことを確認することで患者の理解を把握すると同時に，不正確な知識や認識を明らかにすることができる。

表1-3に，糖尿病患者の経験を語ってもらうための一例を示した。

（4）家族の学習ニーズのアセスメント

患者のセルフマネジメントの継続を支える家族の学習ニーズのアセスメントも重要である。特に，以下の内容に焦点を当ててアセスメントすることが大切である。

①患者の疾患，現在の状態が，家族にとってどのような影響を及ぼすのか

②家族関係の援助の必要性，支援者の支援能力および教育の必要性はあるか

③家族の支援能力，特に患者の介護が必要な場合は，家族関係，支援者となる家族の判断力，理解力，体力，時間的余裕はどうか

④（家族内だけでは対処できないようなとき）家族外で家族に影響を及ぼすことのできる

表1-2 患者教育における具象的アプローチ

Step	要素	具体的な情報
1	具象的アセスメント（状況を具体的に表現する）	患者は，症状や病いの経験について振り返りながら，以下の5つの要素について，具体的に表現するように促される ①アイデンティティ（identity）：健康問題をどのように感じているのか ②原因（cause）：健康問題の原因は何だと思っているのか ③経時性（timeline）：健康問題の経時的な変化について ④重大性（consequences）：患者が理解している短期的・長期的な問題の重大性 ⑤治療およびコントロール状況（cure/control）：解決可能な問題と解決できない問題をどのように評価しているのか 看護師は，患者が問題をどのように理解しているかを知り，患者像を明確にする。誤解や見解の相違や混乱があれば，そのことを確認する
2	誤解や見解の相違や混乱の究明（事実を確認し原因を追求する）	患者は，どんな経験が誤解や混乱を招くことになったのかについて考え，話すように促される。自ら話すことをとおして，誤解や混乱がどのように生じたのか，そして，それらの信念や考え方にどのようにとらわれてしまったのかを理解する
3	発想の転換（気づきを促す）	患者が現在の考え方の限界を確認することを支持する。たとえば，その考え方が見解の相違や混乱を引き起こしているのかもしれないということに気づく。そのような気づきは，患者が経験を振り返って内省するとき，しばしば自発的に生じるものである。自発的な気づきが得られないときには，患者に確認できる今起きていることと，対処方法と，その帰結とが直接的に関係していることを示すことで気づきを促すことができる
4	情報の提供	知識のずれ，混乱の原因，誤解を修復するために，信用できる確かな情報を提供する
5	要約	新しい知識に基づいて実行することで得られる利益について一緒に話し合う
6	目標の設定（戦略を考える）	健康問題を改善するための目標を設定し，その目標を達成するための戦略を患者と一緒に考える
7	フォローアップ（目標と戦略を見直す）	患者を不安にさせる新たな問題が起きていないか，戦略はうまく実行できているか，目標は達成されているかどうか，患者が立てた戦略が実行可能であるかどうかを話し合う 同じ戦略で継続していくか，戦略の修正が必要かを話し合う。健康問題にうまく対処するために，同じパターンで患者が実行，評価，戦略の修正を継続していけるように励ます

Donovan HS, Ward SE, et al: An update on the representational approach to patient education, *Journal of Nursing Scholarship*, 39（3）：262, 2007. の表を筆者が翻訳および一部改変，追記して作成（多留ちえみ・宮脇郁子：看護師が行なう2型糖尿病患者の療養支援，すぴか書房，2015, p.51. より改変し転載）

表1-3 糖尿病患者の療養経験を語ってもらうための一例

①あなたは，糖尿病という病気についてどのように思っていらっしゃいますか？ 教えてください
②糖尿病はあなたの人生にどのような不都合がありますか？ もしくは影響を与えていますか？
③治療方法や周囲の人からの情報などで，どうしたらよいのか迷っているようなことはありませんか？ もしよかったら，教えてください
④糖尿病の治療に対してどのようなことに関心がありますか？
　・推奨された行動がとれないことによる心配事はありますか？
　・もし，推奨されている行動を取ることができたとしたら，あなたの心配事はどうですか？
⑤これまで糖尿病の治療に対してどのような経験をされていますか？
　・糖尿病の治療について，うまくいったことやうまくいかなかったことを教えてください。そのときはどのように感じられましたか？
⑥あなたが糖尿病の治療を行うにあたって影響がある人は誰ですか？
　・サポートが得られる人は誰ですか？
　・あなたの治療をむずかしくしているのは誰ですか？ あるいはどのような状況ですか？
⑦その状況はどの程度頻繁にありますか？
⑧治療内容や医療者について何か感じていることがあれば教えてください。私が答えられないことは，相談しておきます
⑨私たちは，あなたの生活上，ご苦労されていることや頑張っていらっしゃることについて話すことができてよかったと思います。そのなかで，何か感じられたことがありましたか？ 何か，新たな発見はありましたか？

多留ちえみ・宮脇郁子：看護師が行なう2型糖尿病患者の療養支援，すぴか書房，2015, p.49-50. より転載

存在はいるか

などである。以上の検討から，誰にどのような教育が必要であるのかを決定していく。

2）アセスメント実施上の留意点

　教育的支援のアセスメントにおいて，看護師が傾聴と患者の語りを促す質問のなかで，患者は何が心配なのか，または何を知りたいと思っているのかを言語化することを助けるために，留意すべき事項がある。表1-4に，傾聴の態度，非言語的傾聴，傾聴のための質問の技術について示した。

3）教育的支援の計画立案
（1）学習目標とは

　学習目標とは，教育した結果，患者に期待される認識や行動を記述したものであり，教育をした側（医療者）の評価基準でもある。学習目標において，明確にしなければならないことは，①教えるべきことを明確にする，②学ぶべきことを明確にする，③評価事項と評価方法を明確にする，④記録すべきことを明確にすることである。たとえば，降圧薬の飲み忘れが多い患者が，内服を継続するための患者の学習目標は，「内服薬を飲み忘れる原因がわかり，飲み忘れを防止するために実行可能な具体的な工夫を日常生活に組み入れることができる」ことである。

（2）学習目標の設定

　学習目標は，教育した結果として，患者に期待される認識や行動を記述する。患者の学習ニーズ，および学習への準備状態（動機づけ，関心の程度），支援者の有無と期待可能な支援などを考慮して設定する。患者は，学習の結果，自分は何ができるようになるのかを明確に理解していて，そのことを受け入れていることが必要であり，具体的な学習目標ならびに計画は，患者や家族および介護者と共同で立案することが望ましい。

　なお，目標には，大目標と小目標を設定し，目標設定期間，および時間的配列の設定を通常の看護計画と同様に行う。以下に高血圧患者の自己血圧測定の例を記載する。

表1-4　アセスメント実施上の留意点

傾聴の態度
①自分から相手にギアを切り替える
②相手の立場で相手の話を聴き，相手の価値観・人生観を大切にする
③自分の評価や判断は差し控える
④身体で語る言語に注意を注ぐ

非言語的傾聴
①目：アイ・コンタクト，すなわち相手の目を見つめる
②姿勢：力を抜いた楽な姿勢で
③表情：気持ちを表情に表して
④聴き手が主導権を握らない

傾聴のための質問の技術
①「はい」「いいえ」で答えられるような質問をしない
②「なぜ」で始まる質問は避ける
③質問は最小限にとどめる

表1-5 臨床健康学習支援における認知領域・情意領域・精神運動領域

領 域	学習の進み方	例
認知領域	**知識**：情報を想起する **理解**：知識を理解する **応用・分析・統合**：すでにもっている知識を新しい状況に応用する。全体を部分に分けたり，新たな全体を生成するために，各部分を1つにまとめたりする **評価**：特定の目的にとっての価値を判断する	・標準体重や食品交換の用語を知る ・適正体重と健康な食との関連がわかる ・自分の生活で食べ過ぎることの多い状況を把握し，対応策を考える ・自分の考えた対応策が食べ過ぎの予防に，どの程度効果があったかを判断する
情意領域	**受けとめ**：特定の刺激に注目し，それを持続する **反応**：自分の意思で刺激に反応する **価値づけ**：特定の行動の価値を認めて，実行に移す **組織化**：価値判断に基づいて行動の枠組みを組み立てる **個性化**：人生に対する見かたを示すような感情を表現する	・食品の単位表に目を向け，手に取ってみる ・食事療法に関する本を購入する。あるいは健康な食について質問する ・自分にとっての食事療法の重要性を感じ，試みる ・自分から進んで適正エネルギーの食事の献立を考える ・自分の健康管理における食事療法の重要性を表現する
精神運動領域	**模倣**：指導のもとで目に見える行動を行う **操作**：特定の行動を繰り返し行う **正確さ・円滑さ**：特定の行動が正確にできるようになる。特定の行動が円滑にできるようになる **自然らしさ（創意工夫）**：新しい動作を生み出す	・説明されたとおりにご飯を計量し，100gのご飯とする ・ご飯の計量を毎日繰り返し行う ・適切なごはん量の準備を手際よくできるようになる ・容器が変わっても適量のごはん量を的確に見きわめる自分なりの方法を工夫する

黒江ゆり子：Ⅴ 慢性期：健康生活の継続への支援，黒江ゆり子編，成人看護学①成人看護学概論／成人保健〈新体系看護学全書〉，第7版，メヂカルフレンド社，2021, p.278. より転載

〈学習目標の設定の例〉　高血圧患者の自己血圧測定
1．大目標と小目標
　　大目標：「一人で血圧計を用いて正確に自分の血圧を測定できるようになる」
　　小目標：（具体的な達成レベルが理解できるような目標：7つの〜ができる）
2．目標達成期間，時間的配列の設定：いつまでに「〜できる」

（3）教育・学習内容および方法の選択・決定

　教育・学習内容および方法の選択・決定とは，「いつ，何をどのように教育するのか」である。一般的に教育的支援は，患者に準備状態ができたとき，患者が何かを知りたいと感じたときに最も効果をあげる[9]といわれている。現実的には，患者の関心のある内容から指導し，すでに患者が知っている事柄に新しい内容を関連させながら指導すると，患者のなかで系統立てて理解しやすい。

　なお，慢性期における臨床健康学習支援においては，学習の3領域である①認知領域，②情意領域，③精神運動領域の側面から，統合的に考えることができる。ブルーム（Bloom B）ら[10]は，教育目標を段階的，階層的に分類しており，**表1-5**に，これらの考え方を用いた学習の進み方を示した。セルフマネジメント教育の学習内容や方法の選択においては，この表に示した学習の3つの領域のバランスも考慮し，患者自身が考え，試み，納得し，工夫することを繰り返し行えるように支援を展開する。

② 教育的支援の内容

　慢性疾患は生涯にわたって慢性的に経過する病気である。その経過は不確かであり，人

第Ⅱ章　慢性看護の支援技術

間関係，社会生活，自己概念などにも影響する。慢性疾患患者にとって日々の生活上の課題となっているのは，①症状を管理し，処方された食事や運動，薬物療法などの療養法を実行すること，②様々な社会資源を活用したりしながら仕事や家族内での役割をマネジメントすること，③病気をもって生活するうえで生じる不安や怒り，抑うつなどの感情やストレスを管理することである[11]。そのため慢性疾患患者やその家族は「病気と上手に付き合うためのスキル」「普段の生活を続けるためのスキル」「感情と上手に付き合うスキル」を習得する必要があり[12]，そのための教育的支援が看護師に求められる。具体的な教育内容や技術

表1-6　慢性疾患患者のセルフマネジメント支援のために必要な教育内容

セルフマネジメントの領域	教育項目	教育内容	技術の例，留意点
病気とうまく付き合う	病態，治療	病気のメカニズム，症状，治療法	・治療の意思決定支援に関する技術 ・血液透析，腹膜透析時の管理 ・ペースメーカー，ICD挿入時の管理 ・在宅酸素療法時の管理
		病状把握のための検査方法とその基準値	・自己血糖測定法
	薬物療法	作用・副作用 服用方法・保管方法 服用時の留意点（制限される飲食物など） 副作用の観察方法と出現したときの対処法	・化学療法・ホルモン療法治療時の管理 ・インスリン自己注射 ・生物学的製剤治療時の管理 ・吸入法
	食事療法	食事療法の目的 病状に応じた栄養摂取量，摂取方法，摂取時の留意点	・アンドラゴジーなどの成人の教育技術を使う ・カーボカウント ・経腸栄養法
	運動療法	運動療法の目的 運動処方（運動の種類と時間），運動の禁忌 運動時の留意点（運動に適切な時間帯や携帯品，適切な衣服など）	・アンドラゴジーなどの成人の教育技術を使う
	症状管理	痛み，倦怠感，息切れ，瘙痒感，浮腫，下痢，便秘などの症状に関する観察方法，評価基準，対処法（症状悪化時の対処も含めて）	・呼吸法，セルフモニタリング法
	受診の必要性	定期受診の必要性 症状悪化時の受診の目安，医療者への相談連絡方法	・相談窓口や連絡先など具体的に伝える
	日常生活上の留意点	病状悪化予防のための留意点，治療法に伴う留意点	・フットケア，関節保護法
	災害時の備え	自分の病気や治療の説明に必要な記録・メモの携帯 薬の予備，お薬手帳，保険証（マイナンバーカード）などの携帯 災害時の対処法についての主治医との確認の必要性	・酸素療法や透析療法などが必要な場合は，主治医や酸素ボンベ業者などとも連携する
普段の生活を続ける	生活を楽しむための方法	セルフヘルプグループなどの紹介	・対象の個別の状況を知り，必要な情報提供や助言を行う
	仕事と療養管理の両立支援	両立支援コーディネーターに関する情報 職場での病気や療養に関する開示の有無や対処法	
	社会資源	医療制度，福祉制度の窓口や手続き説明，紹介	
感情とうまく付き合う	ストレスコントロールの方法	ストレスの病気への影響，自己チェック法，対処法	・リラクセーション法（呼吸法，筋弛緩法など）

の例，留意点を表1-6に示す。

　病気とうまく付き合うことに関する教育内容としては，疾患に関連した解剖生理に関する知識，病態，症状，治療法，病状把握のための検査法やその基準値などが必要となる。現在では透析をはじめとする侵襲的な治療が行われることも多いので，治療法に関連したセルフマネジメント技術の教育も必要である。

　また慢性疾患患者は一般的に，病状に応じた薬物療法，食事療法，運動療法を行うことが多いが，これらの療法については，基本的な内容のみでなく，患者自身が生活のなかに取り入れることができるよう，患者の問題意識につなげる個別的な教育内容とする。さらに患者の症状管理のためには，その観察方法や評価基準のみでなく，状況により医療者に相談すること，その際の連絡方法など，悪化の徴候を早期に発見し，対処するための具体的な方法を説明することも必要である。

　そのほか，必要に応じて，「普段の生活を続ける」ために利用できる制度やセルフヘルプグループなどの社会資源，仕事と療養管理の両立のための情報提供，「感情とうまく付き合う」ためのリラクセーション法などのストレスコントロールのスキルについての教育も行う。

3 教育的支援に必要な考え方，理論

　ここでは，慢性疾患患者のセルフマネジメントに必要な知識や技術を教育するために活用できる理論やアプローチ法を取り上げて解説する。

1）成人学習理論

　ノウルズ（Knowles M）は成人の教育をアンドラゴジー（andragogy）として，子どもの教育であるペダゴジー（pedagogy）とは異なるものであることを示し，「成人の学習を支援する技術（art）と科学（science）」として成人学習理論を体系づけた[13), 14)]。アンドラゴジーには学ぶ必要性の理解，学習者の自己概念，学習者の経験の役割，学習の準備状態，学習への方向づけ，動機づけなどに関する前提がある。それらの前提とその教育への適応について表1-7に示す。患者の教育に際しては，成人の学習者としての前提を理解し，自己主導型（self-directedness）の学習とし，患者自身が生活上の課題や問題と考えていることを取り上げ，そのための解決法などを患者とともに考えること，個々の能力やこれまでの経験を教育方法や内容に反映させることなどが求められる。

2）自己効力理論

　バンデューラ（Bandura A）は，人間の学習における認知的機能の重要性を述べ，社会的学習理論を体系化，発展させた。バンデューラは，人は刺激に単に反応しているのではなく，刺激と反応を媒介するものとして個人の認知的要因（予期機能）を取り上げ，行動変容へ果たす機能を明らかにした[15), 16)]。

　人間の行動を媒介する予期機能には結果予期（outcome expectancy）と効力予期（efficacy expectancy）がある。「結果予期」とはある行動がどのような結果を生み出すかという予期であり，「効力予期」とは行動をどの程度うまくできるかという予期，自信のことであり，これ

表1-7 アンドラゴジーの前提と教育の実際

	前提	教育への適用
学習者の自己概念	大人は，自分自身で物事を決める責任があるという自己概念をもつ	・学習の前に，学ぶ必要性が理解できるように情報提供が必要である ・学ぶ内容や学ぶ方法などに関して，学習者自身が主導できるように自己主導型学習とする ・受容され，尊敬され，支持されている雰囲気づくりが重要である ・教育者と学習者は共同探究者としての相互性（matuality）がある
学習者の経験の役割	大人の学習する行動に関する経験の量や質は個々に異なっており，学習のための貴重な資源となる	・学習者個々のこれまでの経験に合わせた教育目標の設定，学習方法などを用いる（グループ討議法，事例法，シミュレーション，ロールプレイングなど参加型で経験開発的な技法を用いる）
学習の準備状態	大人の学びの準備状態は，社会的発達課題や社会的役割を遂行しようとするところから生じる	・学習者の発達課題に応じた学習内容を設定し，タイミングを考慮して学習計画を立案する ・学習者のこれまでの知識や経験を踏まえ，学ぶことの準備状態を判断して，準備段階に応じた計画を立案する
学習への方向づけ	生活のなかで直面している具体的課題や問題が中心とした学習編成とすることが望ましい	※新しく学ぶ知識や技術，価値や態度などの学習内容は，実際の生活の文脈のなかで取り上げられたとき，最も効果的である ・学習内容は一般的ではなく，患者自身が生活のなかで困っていることを課題とする ・患者自身の生活と学習内容が乖離しないような，実際に生活のなかに組み入れられるような内容と方法とする
動機づけ	大人の学習に最も影響力のある動機づけは，報酬やほめられるといった外的動機づけではなく，仕事上の満足や，自尊心，生活の質などのような内的な動機づけである	※内的動機づけが阻害される要因は，否定的な自己概念，様々な資源が活用できないこと，時間的拘束，大人の特徴に反したプログラムなどである ・学習時の自己概念を確認し，維持できるようなかかわりが重要である ・学習資源へのアクセスを容易にし，時間的拘束感を回避できるような教育計画を立案する

マルカム・ノールズ著，堀薫夫・三輪建二監訳：成人教育の現代的実践，鳳書房，2002, p.33-67, 553-554. を参考に筆者が作成

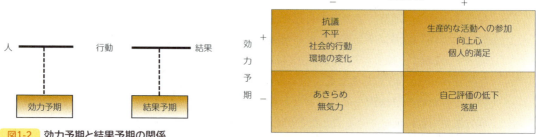

図1-2 効力予期と結果予期の関係
Bandura A: Self-Efficacy: The exercise of control, Freeman and Company, 1997, p.22. より抜粋翻訳して転載

図1-3 効力予期と結果予期と行動，情緒の状態
Bandura A: Self-Efficacy: The exercise of control, Freeman and Company, 1997, p.20. より翻訳して転載

を「自己効力感」という（図1-2）。人の行動や情緒は，効力予期と結果予期により影響を受けるといわれており（図1-3），効力予期や結果予期を高めることが，行動を促進する支援として重要になる。

　自己効力感は生活のなかで，4つの情報源により高められたり，低下したりする。4つの情報源と具体的支援方法の例について表1-8に示す。看護師はこれらの4つの情報源を活用し，必要な療養行動への自信が高められるように支援する。

表1-8 4つの情報源の内容と具体的方法の例

情報源	内容	具体的方法の例
成功体験	過去に同じ，または似たような行動を行い，成功体験があり，達成感をもつこと	ステップバイステップ法*
代理的体験	類似性が高い他者のできる行動を観察することで，自分の遂行可能性を予測すること	自分とよく似た他者が実際に行っているのを見る 他者の成功談を聴く
言語的説得	行動を客観的に判断できる人から，「できる」ことを認められ，評価されること	専門家からの評価や励まし 自己強化
生理的−情動的状態	行動により，生理的状態を知覚し，快の感覚や感動を得ること	リラクセーション，リフレーミング**

＊ステップバイステップ法：認知行動療法の一つで，最初から高い目標を設定するのではなく，達成可能な目標を一つひとつ積み重ねて，失敗体験を回避し，最終目標に至る方法
＊＊リフレーミング：認知行動療法の一つで，ものの見方や解釈を修正すること。例：「仕事を終えた後のたばこは何ともいえずにおいしい。やめるなんてできない」→「たばこをやめないと再発作が起こり，仕事どころではなくなる」

3）患者をエンパワーするアプローチ

エンパワーメントとは「権利や権限を与える」ことであり，人が奪われた力を取り戻していくプロセスとされ，社会運動や政治的な文脈のなかで用いられていた用語である[17]。慢性疾患患者のケアにおいても，健康を促進するプロセスとして，対象が健康を維持し，QOLや自尊心を取り戻す点において重要であるといわれるようになってきた[18), 19)]。ここでは患者をエンパワーするアプローチとして，エンパワーメントアプローチとヘルスコーチングを取り上げる。

（1）エンパワーメントアプローチ

エンパワーメントアプローチは糖尿病のセルフマネジメントの教育において用いられるようになってきたが，セルフマネジメントに関する無力感を生じやすいほかの慢性疾患患者の教育的支援においても活用されるようになってきている。

エンパワーメントにかかわる考え方は伝統的な医療における考え方と異なっており，患者は療養管理の主導者であり，意思決定者や病気の管理の責任者は患者であるとされている。医療者のアプローチは協働的であり，医療者はサポーターである（表1-9）。このアプローチの目的は患者自身が決定することを援助し，自分自身の治療，療養における責任感を強化することである。したがって患者をエンパワーメントするプログラムは，協働，患者中心のアプローチを反映したものであり，以下の10の方略を使用する。

①慢性疾患の人は毎日の自己管理に対して責任をもち，管理する必要があることを確認する。

②アドヒアランス，コンプライアンスよりは情報に基づく自己決定ができるように患者を教育する。

③患者が自分の選択で変更できるような行動目標を設定することを学べるように支援する。

④患者は自分自身が学習する必要があること（セルフマネジメント）に対して専門家であることを確認する。

⑤慢性疾患の自己管理における臨床的，心理・社会的，行動的側面を統合する。

⑥患者には自分のための効果的な自己管理の取り組み方を決定する能力があることを確認

第Ⅱ章　慢性看護の支援技術

	伝統的なモデル	エンパワーメントモデル
病気のとらえ方	身体的疾患である	生物的・心理的・社会的疾患である
医療者と患者の関係	医療者の専門的見解に基づく権威主義的関係	両者の専門的見解を分かち合うことに基づく民主主義的な関係
問題と学習ニーズ	通常医療者により特定される	通常患者により特定される
問題解決の主体と責任	問題解決と治療の主体は医療者であり，診断とその成果の責任をもつ	問題解決の主体は患者であり，医療者はその手助けをする。両者は治療とその成果の責任を分かち合う
目　標	行動の変化，コンプライアンスを高めること	情報に基づく患者の選択を可能にすること
動機づけ	行動変化は外から動機づけされる	行動変化は内から動機づけされる
医療者と患者の力	患者は無力で医療者に権力がある	患者，医療者ともに権力がある

表1-9　患者教育における伝統的なモデルとエンパワーメントモデルの前提の比較

Funnell MM, et al: Empowerment: an idea whose time has come in diabetes education, *Diabetes Educator*, 17(1):37-41, 1991.
（矢田眞美子訳：表 4-11　エンパワーメントモデルと伝統的モデルの比較，黒江ゆり子編：成人看護学①成人看護学概論／成人保健〈新体系看護学全書〉，第 7 版，メヂカルフレンド社，2021，p.222. を参考に作成）

する。

⑦対象や対象集団に対して文化的，民族的，宗教的な信念について敬意を示す。

⑧患者には自分自身の問題を明らかにし，解決法を学習する内的な力があることを確認する。

⑨プログラムのなかで社会的支援を得る機会をつくる。

⑩最初のプログラム終了後に，継続中の自己管理を支援する。

　また，患者の行動変容は，①問題を特定する，②感情を明らかにする，③目標を設定する，④計画を立てる（行為について決意する），⑤結果を評価するの 5 つのステップで生じる（**表1-10**）。支援する看護師は，信頼関係を基盤にして，各ステップにおける問いかけによって，患者の行動変容を促すことが必要である。

　ここでは，事例を提示して，行動変容ステップにおける具体的なエンパワーメントアプローチについて述べる。

　Aさん，男性，58歳，4年前に胸痛が時々あり，受診した。冠動脈造影の結果，狭心症を指摘され，内服治療を継続している。2か月前，胸痛の頻度が増え，再度の冠動脈造影を行ったところ，右冠動脈近位部（#1）：50%，左回旋枝遠位部（#13）：25%，左前下行枝近位部（#6）：50%の狭窄という結果であった。外来看護師はAさんの症状管理のセルフマネジメント支援のためにエンパワーメントアプローチを用いてかかわった。

　Aさんと外来看護師の具体的な会話を**表1-11**に示す。

　看護師は**ステップ1**では，これまでの状況から症状管理における問題は仕事上の負荷であることをAさんがどのように考えているか聴いて特定し，**ステップ2**では，仕事の負荷

表1-10 行動変容のためのプロトコール

段階	質問の例
ステップ1：過去の問題を特定する 「何が問題ですか？」	・○○の病気をもって生きるとはどのような感じですか ・いちばん心配なことは何ですか ・治療するうえで，何が最も難しいと感じていますか ・最も苦痛なこと，不快なことは何ですか ・何が問題をそんなに難しくさせていると思いますか
ステップ2：現在の患者の感情を明らかにする 「どのように感じていますか？」	・○○などの問題（状況）についてどう感じていますか ・○○などの問題（状況）についてどのように考えますか ・もし，今の状況が変わらないとしたらどんな気持ちですか
ステップ3：今後の行動目標を設定する 「どんなことがしたいですか？」	・どうしたいですか ・気分が良くなるためには，その状況がどう変われadるとよいと思いますか ・変化することによってどんな良いことがありますか。何を諦めなければなりませんか ・変化するだけの価値はありますか ・望むことを達成するために，どんなことが必要ですか ・何をする必要がありますか ・今のままの状況や気持ちの状態ならば，何ができますか
ステップ4：今後の計画を立てる 「何をしようと思いますか？」	・効果がありそうな具体的方法について良い考えはありますか ・過去にどんなことを試しましたか ・それがうまくいった，あるいはうまくいかなかったのはなぜだと思いますか ・望んでいる状態により近づくために，あなたが使える方法にはどんなものがありますか ・いざ開始するために，何をする必要がありますか ・ここを出ていく前に，あなた自身のために，状況が改善するように何かできることはありませんか
ステップ5：結果を評価する 「効果がありましたか？」	・この目標の設定の結果として，何を学びましたか ・この目標を達成しようと試みたことで何を学びましたか ・次回違ったやり方にしようと思うのはどんなことですか，同じようにしようと思うのはどんなことですか ・どんな障害にぶつかりましたか，その障害を克服する方法としてどんな考えがありますか ・達成したことについてどう感じましたか ・自分でできると思った以上にできましたか，それとも思ったほどできませんでしたか，できないとしたらそれはなぜですか，長期的な目標や方策が必要な問題について考えていますか，これをまだまだ続けていこうと思いますか ・この経験から自分自身について学んだことは何ですか ・あなたがもっていた，ほしかった，必要であった支援のタイプについて学びましたか ・この問題や変化の範囲についてどのように感じ，何か学びましたか ・このことはあなたにとっていかに重要で，いかに価値があるかについて何か学びましたか

ボブ・アンダーソン，マーサ・フンネル著，石井均監訳：糖尿病エンパワーメント，第2版，医歯薬出版，2008，p.124-134，より作成

により症状が出現するAさんの不安や心配な気持ちを引き出し，共有している。次にその問題状況やAさんの感情を踏まえて，本人の気持ちや考え方を確認しながら，**ステップ3**としてAさん自身が状況を整理し，取り組むべき課題やゴールを確認できるように，会話

第Ⅱ章 慢性看護の支援技術

表1-11 Aさんへのエンパワーメントアプローチの実際

外来でのかかわり

ステップ		会話
ステップ1： 問題を特定する	看護師	最近，調子はどうですか。今，心配なことはありますか。
	Aさん	少し，胸の違和感があるので，検査してもらったら，治療するまでではないけど，心臓の血管のつまりが以前よりひどくなっているって言われたことです。
	看護師	狭心症をもちながらの暮らしで何が最も難しいですか。
	Aさん	力仕事なので，重いものを持ったりしなければならないし，心臓に負担をかけないようにと言われてもどうしても無理してしまうんです。
	看護師	何がこの問題を難しくさせていますか。
	Aさん	だって仕事だから，やらざるを得ないし，できないなんて言えない。我慢するしかないんです。それでなくても病院に来なくちゃならないから休みももらってるしね。
ステップ2： 感情を明らかにする	看護師	今の状況が変わらないとしたらどんな気持ちですか。
	Aさん	このまま無理をしていたら，心筋梗塞になってしまうかもしれない。不安です。
	看護師	それは心配ですね。
	Aさん	そうですよ。だって，まだ高校生の子供もいるし，これから大学に行かせなきゃならないから，仕事は続けなきゃならない。心筋梗塞になって死んじゃうなんてことになったら困ります。
ステップ3： 今後の行動目標を 設定する	看護師	どうすればよいでしょうね。何ができますかね。
	Aさん	仕事だから無理ですよね。
	看護師	でも，心臓に負荷がかかって，胸痛があったり，病気が進行して仕事を続けられないことも不安なんですねよね。
	Aさん	何とか負荷をかけないようにしよう，重いものをなるべく持たないようにしないといけないとは思うんですけどね。
	看護師	そうですね。仕事で，心臓に負荷をかけない状況をつくることは大事ですね。
ステップ4： 今後の計画を立てる	看護師	何かいい方法を思いつきますか。
	Aさん	無理ですよね。仕事だから。
	看護師	これまでに心臓への負荷を避ける方法を試みたことはありますか。
	Aさん	退院してしばらくは，積み荷が重い運送の仕事をはずしてくれたけど。
	看護師	職場で配慮してもらえたんですね。それ以後は自分の病状について話していないんですね。
	Aさん	入院したときは話さざるをえないからね。でも今は人手不足だからわがままも言えないよね。
	看護師	人手不足にならないように，Aさんも休まず元気でいないとまずいんですね。
	Aさん	そうですね。そうすると，思い荷物を運ばずに済むような仕事に変えてもらうように言ってもいいですかね。考えてみます。
	看護師	それがいいかもしれませんね。

2か月後の受診時のかかわり

ステップ		会話
ステップ5： 結果を評価する	看護師	この間の仕事の負荷のことはどうなりましたか。
	Aさん	しばらくは言えなかったけど，また胸がモヤモヤすることがあったから，やっぱりダメだと思って，状況を少し上司に言ってみたんです。
	看護師	その結果どうでしたか，うまくいきましたか。
	Aさん	最初は難しいかもしれないと言われたんですが，何とか荷物の積み下ろしは同僚も協力してくれるようになって…。忙しいときは無理なこともあるんですけど…。
	看護師	思った以上の結果でしたか。
	Aさん	今まで，からだのことであまりわがまま言ってはいけないと思ってたけど，言えば周囲は結構理解してくれて，いろいろやってくれるんだと思いました。
	看護師	それじゃ，心臓に負荷になることは避けられそうですか。
	Aさん	難しいこともあるかもしれないけど，とりあえず体調は大事なので，病気の状況が変わったときとか，必要なときは職場にも言わないといけないということがわかりました。
	看護師	そうですね。またその後の経過を聞かせてくださいね。本院には両立支援コーディネーターという資格をもった看護師も配置できるようになったので，必要だったらまたご相談くださいね。

を進めている。Aさんは「無理ですよね，仕事だから」と仕事上の負荷は自分ではコントロールできないと無力感を抱いている状況であるが，**ステップ4**として本人が自らできそうなことを考えられるように情報を共有し，自らやってみようとすることに関して看護師の判断を伝え，背中を押し，面談は終了している。

そして次の受診の場面では**ステップ5**として，計画した行動の効果をAさん自身がどのように評価し，経験として意味づけているか確認し，承認している。加えて，今後も支援が必要なときにはそのサポート体制があることを伝え，面談を終了している。

看護師は，Aさんの行動変容の一連のステップにおいてエンパワーメントアプローチを行い，症状管理についてパワーレスネスを感じているAさんが自ら考え，行動できるよう，自分自身が決定することを援助している。「体調は大事なので，病気の状況が変わったときとか，必要なときは職場にも言わないといけないということがわかりました」という言葉にみられるように，療養におけるAさん自身の責任感を強化することにつながったと考える。

（2）コーチング

コーチングはスポーツの世界ではなじみの言葉であるが，米国においては1990年代にビジネスの世界で広まった。コーチングとは，目標を達成するためにコミュニケーション技術を用いて相手の自発的な行動を促すことであるといわれている[20]。医療においては，まず生活習慣病に対するライフスタイルの変容に活用され，難病，がんなどにもその活用が広がり，効果が期待されている。

ヘルスコーチングは目標とすることを患者が主体的に決める患者中心のケアの実践であり，教育，共同での意思決定，健康ニーズを管理する患者をエンパワーする方法として注目されている。コーチングの基本的考え方は，コーチの指示，命令によって行動を促すの

第**Ⅱ**章 | 慢性看護の支援技術

表1-12 コーチングの流れと使用される主なスキル

コーチングの流れ	目的	具体的な方法/引き出し方の例	主なスキル	留意点
ステップ0	〈プレコーチング〉ラポールの形成	・「お待ちしていました」など、受け入れているというメッセージを発する	傾聴，承認 / タイプ分け* / ペーシング**	・自己紹介，あいさつは適切に。清潔感のある外見，聴き方 ・話の内容や状況に合わせて場所と時間を考慮する ・お互いの座る位置（90度），距離（70〜150cm）など話しやすい環境を設定する ・対象のタイプを把握する
ステップ1	〈現状の明確化〉クライエントの主観的な現状認識を言語化する	・「今はどんな状態ですか？」 ・「職場では今，どんな役割を果たしていますか？」	傾聴，承認，質問（オープンクエスチョン，クローズドクエスチョンを組み合わせる）	・病気のみでなく，生活の全般に関して語りを引き出すことは後のステップにもかかわり重要である
ステップ2	〈望ましい状態の明確化〉望ましい状態に関するクライエントの物語を引き出す	・「あなたのゴールは何ですか？」 ・「病気とどのように付き合いたいですか？」 ・「あなたにとって最高の状態はどんな状態ですか？」		・病気に関して，ゴールのみでなく，望む生活全般について話すことを促す ・具体的に話してもらう「ダイエットする」→「3か月で3kg減量して50kgになる」
ステップ3	〈ギャップの発見〉現状と望ましい状況とのギャップを生みだしている理由と背景についてクライエントの解釈を引き出す	・「今のゴールとの差はどのくらいですか？」 ・「ゴールを達成する障害になっているのは何ですか？すべてあげてください」	傾聴，承認，質問	・患者に現在の状況に直面するためのエネルギーがない場合は，このステップは省く ・解決可能な具体的な問題を複数引き出す
ステップ4	〈行動計画の立案〉ステップ3で引き出された問題から具体的なゴールと具体的行動のための方法を引き出し，促す	・「どのようにして手に入れますか？」 ・「どうやってそのことを行う時間をつくりますか？」 ・「他にどんな方法がありますか？」 ・「何から取り組みますか？」 ・「いつから取り組みますか？」	傾聴，承認，質問，提案	・達成可能で歓びが感じられるようなゴールを引き出す ・容易に達成できるようなゴールを設定し，達成することを積み重ねる
ステップ5	〈フォローと振り返り〉達成された体験を振り返る	・「目標は○○ですが，今，どこまで達成していますか？」 ・「何が一番大変でしたか？」 ・「行動してみて気がついたことは何ですか？」 ・「この目標のままでよいですか？」 ・「この方法で続けられますか？」	傾聴，承認，質問，伝達	・達成されたことを十分に承認する ・達成されなかった場合にはその障害についてのクライエントの解釈を引き出す ・フィードバックや要望があれば次のゴールを設定する

安藤潔編著：がん患者を支えるコーチングサポートの実際，真興交易医書出版部，2005. p.38-57. および柳澤厚生編著：ナースのためのコーチング活用術，医学書院，2003. p.22-66. を参考に筆者が作成
＊タイプ分け：表1-13 参照
＊＊ペーシング：相手の話す速度や声の調子を合わせたりすることで相手に安心感を与え，お互いの信頼関係をつくりだすこと

30

表1-13 コーチングの対象となる患者のタイプと主な支援方法

タイプ	特　徴	支援方法
コントローラータイプ（支配型）	行動的。過程より，結果や成果を重視する リスクを恐れず，目標達成に邁進する 他人から指示されることを嫌う 「大部屋の主」タイプ	・コントロールしない ・迅速な対応 ・要領のよい説明 ・攻撃的な態度に権限を与える
アナライザータイプ（分析型）	行動前に多くの情報を集め，分析，計画を立案する 客観的。完全主義。感情をあまり表出しない 慎重で，ミスを嫌う。粘り強い。変化や混乱に弱い 「几帳面な患者」「冷静な患者」「粘り強い患者」タイプ	・具体的で十分な説明 ・考える十分な検討時間をとる ・プライバシーを確保する ・感情表出を求める
プロモータータイプ（促進型）	オリジナルなアイデアを大切にする 自発的でエネルギッシュ，好奇心が強い 達成したり，持続するのが苦手 「楽しい患者」タイプ	・自主性の尊重 ・アイデアの尊重 ・焦点を絞るタイムマネジメント ・賞賛する
サポータータイプ（支援型）	協力関係を大事にする。気配りができる 自分の感情は抑えがち 人から認めてもらいたい欲求が強い 「模範的患者」	・要求を聞き出す ・周りに惑わされないようにする ・ノーと言っていいことを伝える ・非言語的表出に留意する

安藤潔編著：がん患者を支えるコーチングサポートの実際，真興交易医書出版部，2005，p.38-57．および柳澤厚生編著：ナースのためのコーチング活用術，医学書院，2003，p.67-102．を参考に筆者が作成

ではなく，コーチが相手の考えや能力を引き出し，自発的行動を促すというものである。コーチングにはステップ0の「プレコーチング」からステップ5の「フォローと振り返り」までの流れがあり，各ステップの目的に応じた行動を対象者に促す。各ステップの目的と具体的方法，使用される主なスキルを**表1-12**に示す。

　また，一般的にコーチングの対象は自己主張と感情表出の観点からコントローラータイプ（支配型），アナライザータイプ（分析型），プロモータータイプ（促進型），サポータータイプ（支援型）の4つのタイプに分類され，その対象の特徴に応じた支援方法が必要になる。コーチングの対象となる患者のタイプと支援方法について**表1-13**に示す。

　またコーチングの際に必要なコミュニケーションスキルとして傾聴，承認，提案の3つがあり，その実際と留意点は**表1-14**に示した。慢性疾患患者のセルフマネジメントに関するコーチングは患者のタイプやステップに応じて様々なスキルを組み合わせて効果的に進めることが必要である。

4）認知行動療法

　行動療法とは行動科学を人の不適切な習慣や行動の修正に応用するための方法の総称であり，人の行動の原理に沿った問題解決を目指している。1950年代にアイゼンク（Eysenck HJ）により体系化された。その後，行動療法は認知行動療法へと発展し，医療においても活用されるようになっている[21]。認知行動療法とは，「個人の行動と認知の問題に焦点を当て，そこに含まれる行動上の問題，認知の問題，感情や情緒の問題，その動機づけの問題を合理的に解決するために計画された治療法であり，自己理解に基づく問題解決とセルフコントロールに向けた教授−学習プロセス」であると定義されている[22]。対象とするのは行動（行為）だけでなく，感情や思考，認知なども含まれる。認知行動療法には，①行動の結

第Ⅱ章 慢性看護の支援技術

表1-14 主なコーチングスキル

	主なコーチングスキル	留意点
傾聴	相手の話したいこと，心の声を，気持ちを込めて聴く	1）話をさえぎらずに最後まで聴く 　沈黙も大切にし，相手が話すの待つ 2）うなずく・相づちを打つ 3）相手の感覚，感情を大切にし，あるがままいったん受け入れる。判断しない，評価しない，批判しない 4）話のキーワードを繰り返す 5）相手の話を要約する 6）感情を共有し，理解していることを伝える
承認	相手を肯定的に受け止め，相手に伝える（ほめる／気持ちを伝える／事実を伝える・存在に気がついていることを伝える／任せる）	1）まずは看護師自身が自分自身を認める 　（自分を承認できると相手も承認できる） 2）味方でいるというスタンスでよく観察する 3）「I」「You」「We」で伝える 　「私はあなたが頑張っているのを見てとても励みになった」 　「あなたはとてもよくやった」 　「私たちはあなたを見て，やる気になった」 4）承認の気持ちは必ず言語化する 5）行動や目標，これまでの経過を含めて，正しい・正しくないという評価や解釈はしない 6）不適切な取り組みなどがみられた際には無視せず，その旨を伝える 7）言葉のみでなく，感情や決意も承認する
質問	クライエント自身の気づきや思考を促すために質問する	1）オープンクエスチョンとクローズドクエスチョンを使い分ける 　・オープンクエスチョン「どのような痛みですか？」What，Howのような質問の形態（考えや思いが聴ける） 　・クローズドクエスチョン「痛みはありますか？」Yes，Noで答える質問の形態（相手を誘導する場合がある） 2）過去の質問と未来の質問を使い分ける 　肯定的に未来を考え，前向きに行動できるようにする 　・過去の質問「その頃はどんな子どもでしたか？」 　・未来の質問「5年後どうなっていたいですか？」 3）肯定的質問に置き換えて前向きに行動を促す 　・否定的質問「できなかった原因は何ですか？」 　・肯定的質問「すぐにできそうなことはありますか？」
提案	相手の能力を引き出すに当たり，相手に必要な知識を伝え，正しい方向を指し示すために行う。クライエントが進もうとするプロセスやゴールをはっきりさせ，行動を起こせるようにする	1）提案の前に相手の話を十分に聴く 2）許可を得てから提案する「一つ提案してもよいですか？」 3）具体的に明確に提案する 4）Yes，Noを自由に選択してもらう 5）提案は1回に1つにする

柳澤厚生編著：ナースのためのコーチング活用術，医学書院，2003，p.40-66. の内容を参考に筆者が作成

果に基づきほめるなどの正の強化，罰などの負の強化を適切に用いる方法，②行動しやすいように環境を整える方法，③手本を示して練習する方法，④新しい行動を少しずつ形成する方法などがあり，その適応の範囲も広い。慢性疾患患者の生活習慣の変容に活用できる具体的な認知行動療法を**表1-15**に示す。

　生活習慣変容のための認知行動療法へのアプローチは，①問題（行動）を具体的にとらえ，②その行動と状況（刺激）との関係を調べ，その仮説にもとづいて，③効果があり，できそうな方法を試して，④結果を確認しながら続けるという過程からなっている[23]。アプロー

表1-15 生活習慣の変容に活用できる認知行動療法の例

行動技法	内　容	コツ/具体例
目標設定 (goal-setting)	できそうな目標を具体的に取り決める	・一度に多くしない ・努力して7〜8割できそうな内容を選択する
セルフモニタリング (self-monitoring)	自分の行動を観察して記録する	・様式はこだわらない ・すぐに記録する ・自分で，医療者と共に行動を評価する
習慣拮抗法 (response prevention)	行動を引き起こす強い刺激にさらされながら，その行動をしないで済ます方法	・両立しない方法で行動を置き換える 　例：食べたくなったら外に出て散歩をする
刺激統制法 (stimulus control)	行動のきっかけや引き金となっている刺激を探し，それを利用して行動が生じやすいようにしたり，生じにくくしたりする	・例：歩数を増やすために，歩きやすい靴を履く ・例：お菓子は見えないところにしまう
オペラント強化 (operant reinforcement)	望ましい行動の後に正の強化因子を与え，負強化因子を取り除く，望ましくない行動の際には負の強化因子を与え正の強化因子を取り除く	・物的強化因子（食物など），社会的強化因子（他者からの愛情，承認，賞賛など），心理的強化因子（達成感や満足）などがある
モデリング (modeling)	手本を見る，適切な行動を観察することで新しい行動を習得する	・デモンストレーション，ロールプレイなど直接体験すると効果が高まる ・共通点が多い人の行動がモデリングされやすい
シェイピング (shaping)	新しい行動を少しずつ形作る。目標行動をいくつかのスモールステップに分け，達成が可能なものから順にクリアしていく方法	・モデリングなどと一緒に行う場合が多い。最初に医療者がやってみせて，次に自分が行う，フィードバックする，手伝いながら行うなど，段階的な学習がポイントとなる
社会技術訓練 (social skill traning)	対人関係を構築し，それを維持するために必要な行動，コミュニケーションを習得するためのトレーニング	・教示（スキルの特定と意義の説明），モデリング（望ましいモデルの提示），行動リハーサル（スキルの練習），フィードバック（適切な行動の強化，修正），日常生活場面への般化（習得したスキルが現実場面で実践できるかどうか）などで構成される ・食べ物を勧められて上手に断る方法のロールプレイなどを行う
認知再構成法 (cognitive restructuring)	考え方や受け止め方も学習された習慣であり，実生活上で不都合になっている場合，修正すること 「全か無か」の思考パターンや非現実的な期待などが修正の対象となる	・「考えの罠」に気づかせ，置き換えることで，別の考え方を紙に書いたり，声に出したりする ・過食や禁酒，禁煙などに用いられている
ストレス対処法 (stress management)	ストレスの状況を分析し，ストレス因子を見極め，具体的な対処法を計画し，実施する	・ストレスをセルフモニタリングし，具体的な対処法として社会技術訓練や認知再構成法，習慣拮抗法などを取り入れる

足立淑子編：ライフスタイル療法Ⅰ　生活習慣改善のための認知行動療法，第5版，医歯薬出版，2021，p.10-13．を引用，改変，追記して筆者が作成

第Ⅱ章 | 慢性看護の支援技術

表1-16 習慣を変えるアプローチのステップ

段 階	内 容	具体的働きかけ
問題行動の特定	患者が問題としている行動を具体的に記述する	どのような行動をどのように改善したいのか確認する
行動のアセスメント	問題の行動の頻度や生じる状況や環境（刺激）との関係を分析する	行動はどのようなときに，何をきっかけに，どのような頻度や強さで生じるのか，行動をどのように改善したいのか確認する
技法の選択と適用	患者と共に行動技法を選択し，試みる	「何をしたら効果が得られそうか」「何ならできそうか」確認する
結果を確認しながら続ける	結果を確認しながら効果が継続できるように支援する	望ましい結果に対して自信をつけられるように，効果をフィードバックし，強化する

足立淑子編：ライフスタイル療法Ⅰ 生活習慣病改善のための認知行動療法，第5版，医歯薬出版，2021，p.8-9. を参考に筆者が作成

チのステップと具体的働きかけを**表1-16**に示す。患者の生活習慣の改善を図るうえで行動技法を組み合わせて適用し，患者自らが行動変容を図ることができるように支援する。

文 献

1）Redman BK: Advaces in patient education, Springer, 2004, p.17-22.
2）Mulcahy K, Maryniuk M, Peeples M, et al: Diabetes self-management education core outcomes measures－technical review, *Diabetes Educ*, 29: 768–803, 2003.
3）Redman BK著，武山満智子訳：患者教育のプロセス，医学書院，1971.
4）前掲書1）.
5）Leventhal H, Johnson JE著，近澤範子訳：実験室実験と現場実験－自己調整理論の展開，Wooldridge PJ・他編，南裕子監訳：行動科学と看護理論－看護における研究・実践の発展のために，医学書院，1990，p.221-311.
6）Leventhal H, Zimmermon R, Gutmann M, et al: Compliance－A self-regulation perspective, Gentry WD, ed: Handbook of Behavioral Medicine, Guilford Publications, 1984.
7）Donovan HS, Ward SE: A representational approach to patient education, *Journal of Nursing Scholarship*, 33（3）: 211-216, 2001.
8）Donovan HS, Ward SE, et al: An update on the representational approach to patient education, *Journal of Nursing Scholarship*, 39（3）: 259-265, 2007.
9）Redman BK: Assessment of motivation to learn and the need for patient education: The process of patient education, 7th ed, CV Mosby, 1993, p.34.
10）梶田叡一：学校学習とブルーム理論－教育における評価の理論Ⅱ，金子書房，1994，p.153-184.
11）Lorig KR , Holman HR：Self-Management Education: History, Definition, Outcomes, and Mechanisms, *Annals of Behavioral Medicine*, 26（1）: 1-7, 2003.
12）ケイト・ローリッグ他著，孫大輔監訳：患者をエンパワーする 慢性疾患セルフマネジメントの手引き，メディカル・サイエンス・インターナショナル，2022.
13）マルカム・ノールズ著，堀薫夫・三輪建二監訳：成人教育の現代的実践，鳳書房，2002.
14）Knowles M: The Adult Learner: A Neglected Species, 3rd Ed, Gulf Publishing Company, 1984, p.55-61.
15）Bandura A: Self-Efficacy: The exercise of control, Freeman and Company, 1997.
16）坂野雄二・前田基成編著：セルフエフィカシーの臨床心理学，北大路書房，2004.
17）久保克彦：栄養教育におけるエンパワーメント・アプローチ，人間文化研究，28：163-173，2011.
18）WHO: Health Promotion https://www.who.int/home/search-results?indexCatalogue=genericsearchindex1&searchQuery=empowerment&wordsMode=AnyWord（アクセス日：2024/2/24）
19）Larsen PD: Lubkin's Chronic Illness; Impact and Intervention, 11ed., Jones & Bartlett Learning, 2023, p.99-100.
20）安藤潔編著：がん患者を支えるコーチングサポートの実際，真興交易医書出版部，2005.
21）足立淑子編：ライフスタイル療法Ⅰ 生活習慣改善のための認知行動療法，第5版，医歯薬出版，2021，p.1-14.
22）坂野雄二：認知行動療法の基礎，金剛出版，2011，p.21-22.
23）前掲書21）.
24）柳澤厚生編著：ナースのためのコーチング活用術，医学書院，2003.

2 意思決定にかかわる支援技術

学習目標
- 慢性看護における意思決定支援の必要性を理解する。
- 慢性看護において活用できる意思決定支援モデルの概要を理解する。
- 慢性看護における意思決定支援のプロセスと実践のための技術を学ぶ。

1 慢性疾患と意思決定支援

　慢性的な病気をもって生活する人のセルフマネジメントにおいては，治療法を選択する際に，また，日々の症状コントロールや食事療法・運動療法の実践にかかわる問題を解決するために，意思決定が必要となる。医療が高度化している現在では，侵襲的な治療や延命治療の選択の際などは，選択によって生じる影響が不明確であっても，難しい意思決定を行わなければならない場合も多い。また，高齢化に伴い，認知症などにより健康管理に関する判断ができない人が増加しているため，家族などの代理者が意思決定を行うケースも増加傾向にある。こうしたなか，当事者の意思決定支援に関するニーズが高まり，意思決定支援にかかわる各種のガイドラインが策定され[1]慢性疾患患者のケアに携わる看護師の意思決定支援が重要となっている。

　意思決定とは2つ以上の選択肢から1つを選ぶことであり，よりよい意思決定は信頼できる情報に基づくものであり，納得できる結果につながりやすいといわれている。治療法の選択に際しては，リスクと利益を十分に考えることができるようにエビデンスと価値観に基づく情報を提供する。生活習慣に関する意思決定の際には，それに伴う利益と負担を検討し，負担を軽減できる具体的な方法の教育，相談的支援や励ましも必要となる。また，慢性疾患は長い経過をたどるため，個人の環境（病状や生活環境）の変化が生じた場合，患者は治療や生活管理の方法などに関する意思決定を行う。その際，看護師は慢性疾患患者とその家族への意思決定支援の重要性を認識し，必要な支援を行う。

2 意思決定支援モデル

　保健医療における意思決定では，意思決定の主体によって，①医療者が意思決定を主導するパターナリズムモデル，②医療者と患者，家族が共同で意思決定するシェアードディシジョンモデル，③患者が意思決定を主導するインフォームドディシジョンモデルの3つのタイプがある[2]。3つのモデルの特徴や実際については表2-1に示す。

第Ⅱ章　慢性看護の支援技術

表2-1　3つの意思決定モデル

モデル	意思決定の主体／医療者との関係性	医療者の実際
パターナリズムモデル	・患者・家族は選択する能力がないととらえ，医療者が決定する ・専門家主導	・医療者が意思決定の結果を説明する ・医療者から提供する情報量は少ない傾向にある
シェアードディシジョンモデル	・患者・家族が医療者と話し合い，協働で意思決定する ・情報や「選ぶ理由」を共有するパートナー	・医療者は複数の選択肢とその利益・リスクなど必要な情報をできる限り多く提供する
インフォームドディシジョンモデル	・患者・家族が自分で主体的に意思決定を行う ・患者主導	・患者・家族の求めに応じて情報を提供する

　パターナリズムモデルは，子どもは判断能力がないため，親が子どものために良いと思ったことを決定するという父権主義的な考え方を基盤としたモデルである。このモデルでは専門家主導で意思決定が行われる。専門家ではない患者や家族は判断できないため，医療者が選択し，決定した結果を患者や家族に説明し，同意を得ることになる。医療者からの情報提供量は少なくなり，緊急時の治療など，専門性が高く，緊急の判断が必要である場合，または信頼できる医療者がいて自分の生活や価値観も知っていて任せたいと思う場合などに適用される。

　シェアードディシジョンモデルは医療者と患者が協働して意思決定する方法である。医療者が複数の選択肢とその利益・リスクなど必要な情報をできる限り多く提供する。専門性が必要とされ，かつ，患者や家族の価値観や生活を十分に考えなければならない場合の治療法や療養の場の決定などの際に適用される。

　インフォームドディシジョンモデルは患者や家族が主体的に意思決定を行うモデルであり，医療者は患者・家族の求めに応じて情報提供する。情報にアクセスしやすく，情報をある程度自分で収集でき，理解可能であるとき，医療者の意見によって大きく影響を受けて本当の自分の判断ができないかもしれないという懸念がある場合は適用することが多い。

　慢性疾患患者のセルフマネジメント支援は患者を中心として行う。その際，慢性疾患患者とその家族は，医療や生活調整に関する選択肢とその利益・リスクなどについて，多く

の知識を得て判断しなければならない。そのため，支援する医療者が患者・家族と情報や「選ぶ理由」を共有し，共同で意思決定を行うシェアードディシジョンモデルを活用することが有用である。

いずれのモデルにしろ，意思決定支援の際は意思決定の結果のみでなく，そのプロセスが重要である。特に慢性疾患患者や家族の生活に大きく影響する慢性期の療養法の決定，終末期の療養の場の決定など，そのプロセスが，その後の患者や家族の満足感，悲嘆などにも影響する。医療者には患者や家族の意思決定のプロセスを支えるスキルが求められている。

3 意思決定支援のプロセスと必要な技術

患者や家族が十分な情報を獲得して，納得のいく決断をするための意思決定支援ツールとして，「オタワ意思決定ガイド」がある。これは，①決めるべきことを明確にする，②決めるべきことを検討する（選択肢の長所・短所やその重要性，自信やサポート体制など），③決めるにあたって必要なことを検討する（自分の準備段階を見極める），④ニーズをもとに次のステップを計画するという4段階で構成されている[3]。看護師をはじめとする医療者には，そのような患者の意思決定のプロセスをガイドし促進する意思決定支援を行うことが求められる。意思決定支援の実践内容やスキルについては，がん看護分野，そのほかの慢性疾患看護分野などにおいて明らかになってきている[4]~[6]。ここでは医療者が行う意思決定支援のプロセスにかかわるスキル（表2-2）と，その際に必要なコミュニケーションスキル（表2-3）について示す。

意思決定支援のプロセスには，①意思決定支援の準備，②意思決定支援のニーズをアセスメントする，③意思決定支援のニーズを要約する，④意思決定をサポートする，⑤実際の行動を促す，⑥将来の意思決定について学習することを促す，⑦意思決定支援を評価するなどがあり，それぞれのプロセスにおけるスキルがある。医療者は意思決定支援のための準備を行い，患者の意思決定支援のニーズや患者が望む意思決定の内容を確認してサポートしていくだけでなく，将来に向けて患者が意思決定に必要な力がもてるように支援する。また，特にエンドオブライフケアなどにかかわる意思決定支援では，多職種，家族とともにその評価を実施することが，その後の医療者の実践に影響するため，重要となる。

また，意思決定支援を行う準備段階として，支援の基盤となるコミュニケーションスキルを身につけておくことが必要となる。信頼関係を促進し話を進めるための出会いを管理するスキルや，患者の意思や感情などを正確に整理し理解するための傾聴のスキル，思いや意思や状況を確認するための質問のスキル，医療者側の解釈を伝えたり必要な情報や教育を提供したりする際のスキルなどを適切に用いる必要がある。看護師はこれらのスキルを使ったロールプレイなどを行い，自己のコミュニケーションの技術を高めていく必要がある。

第Ⅱ章　慢性看護の支援技術

表2-2　意思決定支援のプロセスにかかわるスキル

プロセス	スキル	具体的内容
意思決定支援の準備※	意思決定支援者としての準備を整える	・意思決定支援にかかわる倫理教育を受ける ・患者の多様な価値を受け入れるために医療者自身の価値を客観的に問い直す（普段から，事例をとおして部署の特徴的な価値や文化を考える） ・支援のためのコミュニケーション能力を身につけておく（**表2-3**参照）
	意思決定支援のための連携体制の基盤をつくる	・様々な職種や部署との連携・協働体制をつくり，連携・協働の際の方法を確認しておく
	支援のための関係性の構築と意思決定力の査定を行う	・意思決定支援における看護師の役割を伝える ・患者の思いや知りたいことを伝える ・年齢や病気の経過，家族の情報から，患者がどこまで現実を受け止めて決定する力をもっているのか把握する ・患者の言動から，病気の理解の状況を推察する
	患者・家族の価値や生き方を理解する	・患者が相談できる関係性をつくってから病気や治療にかかわる思いを聴く ・患者・家族の病気への向き合い方を理解する ・話しやすい環境づくりを心がけ，患者と家族は別々に思いを聴く
意思決定支援のニーズをアセスメントする	意思決定の状況について確認する	・選択についてまったく考えていない，選択肢を吟味している，選択肢の決定に近づいている，選択の実行段階にあるなど，どの意思決定段階にあるのか明らかにする ・選択にあたり，すべきことがわかっていない，選択肢の間で迷っている，選択ができないでいる，他人事のように考えているなどの困難や不確かさがあるか明らかにする
	選択肢やその利益・リスクについて患者の認識を確認する	・患者にどのような情報が必要かまとめておくよう話す ・健康状態や治療の結果に関して情報提供したり，情報源を活用できるようにかかわる
意思決定支援のニーズを要約する	患者の価値感，望んでいる状況について確認する	・患者の価値を明確にするために，「心配している」「悩んでいる」「受け入れがたい」「重要であると思う」などの感情や価値を示す言葉に留意する
意思決定をサポートする	意思決定にかかわる医療者や家族などの支援や資源などについて話し合う	・意思決定に際して患者の自信を高め，社会的なプレッシャーに対処することや，他者とコミュニケーションを図ることができるように支援する ・意思決定にかかわる情緒的，経済的，実際的な問題について社会資源を利用できるように支援する ・患者自身の役割，医療者の役割，その他意思決定にかかわる人の役割について話し合う
実際の行動を促す	意思決定に向けて，実際に行動化できるように支援する	・意思決定を実際に進めるために，計画した行動への患者の合意，賛同を得る
将来必要となる意思決定のために学習することを促す	将来必要な意思決定について確認し，備える	・意思決定のプロセスにおける学びを患者が表現・説明できるように促す ・将来の意思決定に対してどのようにアプローチするか，患者が思い描けるように支援する
意思決定支援の評価※	次の意思決定支援に向けて，個々の事例への支援を評価する	・多職種や家族とともに評価する ・意思決定支援の適切に行えた部分，不十分であった部分について評価する

Guimond P, Bunn H, O'Connor AM, et al : Validation of a tool to assess health practitioners' decision support and communication skills, *Patient Education and Counseling*, 50(3): 242, 2003. Decision Supprt Analysis Tool, Part1: Decision support process skill より筆者が抜粋，翻訳，一部改変して作成．※部分は籏持知恵子，他：熟練看護師による慢性心不全患者のエンド・オブ・ライフに向けた意思決定支援，大阪府立大学看護学雑誌，28(1)：15-16，2022.より著者が抜粋，一部改変して作成

表2-3 意思決定支援に必要なコミュニケーションスキル

スキル	内 容	具体例
出会いを管理する	アイスブレイクの活用や緊張をほぐすことをとおして，信頼関係を促進する	自己紹介する，患者にあいさつする
	開始，話す内容，終了，次回の予定について伝える	「今回は○○の内容について3つの観点から話したいと思います」「検査の結果が明日わかりますので，明日もう一度○○について話しましょう」
傾聴する	話しやすいように促す	うなずく，「○○についてもっと話してください」
	わかりやすく言い換える	患者「看護師さんがくれたパンフレットは読むのに時間がかかって…」 看護師「病院で渡されたパンフレットは理解するのが難しいということですね」
	対象の感情を明確にし，伝える	患者「資料を見ていますが，行ったり来たりして，私はどうすべきわかりません」 看護師「どれが最適かまだ混乱しているのですね」
	患者が話したキーとなる内容を要約して伝える	「○○について説明を聴いて，家族とお話しされたけれど，リスクが心配で決められないということですね」
	患者の話した内容の解釈を伝え，確認する	患者「今，症状もあまりひどくないし，決められない」 看護師「まだ○○の治療を受けるのを決める心の準備ができていないということでしょうか？　そのように思えましたが，いかがでしょうか？」
質問する	オープンクエスチョン	「ホルモン剤を服用することで，ほかにどのような影響があると思いますか？」など，「はい」「いいえ」では答えられない質問
	クローズドクエスチョン	「あなたのパートナーはサポーティヴですか？」など「はい」「いいえ」で答えられる質問
メッセージを伝える	患者の行動や知識，態度の看護師側の解釈を伝える	「あなたはその資料を正確に理解できているように思えます」「あなたはその問題を理解するのに苦労しているようですね」
	新しい情報，説明や教育，質問の回答などを提供する	「○○についてのリスクと効果はある程度わかっています。そのリスクは…」

Guimond P, Bunn H, O'Connor AM, et al : Validation of a tool to assess health practitioners' decision support and communication skills, *Patient Education and Counseling*, 50(3): 235-245, 2003. Part2: Communication skills を著者が抜粋，一部改変して作成

文 献

1）厚生労働省：意思決定支援等に係る各種ガイドラインの比較について　https://www.mhlw.go.jp/content/000689414.pdf（アクセス日：2024/3/5）

2）中山和弘，岩本貴編：患者中心の意思決定支援；納得して決めるためのケア，中央法規出版，2013，p.19-22.

3）オタワ意思決定ガイド（個人用）　Ottawa Hospital Research Institute: Ottawa Personal Decision Guide，日本語版，2019．　https://decisionaid.ohri.ca/docs/das/OPDG_Japanese.pdf（アクセス日：2024/10/1）

4）川崎優子：看護者が行う意思決定支援の技法30－患者の真のニーズ・価値観を引き出すかかわり，医学書院，2017.

5）濱野里香，辻あさみ：COPD患者の人生の最終段階の過ごし方の意思決定支援における熟練看護師の思考プロセス，日本医学看護学教育学会誌，30(3)：11-22，2022.

6）籏持知恵子，他：熟練看護師による慢性心不全患者のエンド・オブ・ライフに向けた意思決定支援，大阪府立大学看護学雑誌，28(1)：1-11，2022.

7）Guimond P, Bunn H, O'Connor AM, et al: Validation of a tool to assess health practitioners' decision support and communication skills, *Patient Education and Counseling*, 50(3): 235-245, 2003.

3 症状マネジメントとセルフモニタリングにかかわる支援技術

学習目標
- 慢性疾患患者の症状の特徴を理解する。
- 慢性疾患患者に必要な症状に関するセルフモニタリングを理解する。
- 慢性疾患患者に必要な症状マネジメントへの支援を理解する。

1 慢性疾患患者と症状

　慢性疾患患者は，セルフマネジメントの一領域である病気の管理として，一人ひとりの患者に固有の痛みや倦怠感，息切れ，瘙痒感，下痢，便秘などの自覚症状の観察を行うこととともに，それらの症状を評価する基準や，適切な対処方法についての知識や技術を習得しながら療養する（第Ⅱ章1の**表1-6**, p.22参照）。慢性病の症状は，患者の日常生活（休息・睡眠を含む）における安楽を阻害するだけでなく，通常の職業生活や家庭生活に多大な影響を与えることが多い。

　たとえば，教師であって気管支喘息による咳嗽がある患者では，咳嗽の出現しやすい午後には講義が難しくなることがある。また，主婦で関節リウマチの患者の場合は，朝方の関節のこわばりや全身の倦怠感により家事動作が難しくなるなど，家事を行うことによる苦痛（単なる症状による苦痛だけでなく，家族にサポートを依頼しなければならない心理的負担感も含む）や症状の増強が生じることがある。しかし，一方で，適切に症状をコントロールするための薬物の服用や，症状の出現しやすい時間に症状を誘発・増強させるおそれのある活動を控えるなどの活動調整ができれば，症状による日常生活への影響を最小にすることが可能である。

　また，慢性病の患者では，はっきりとした症状を自覚していないことも多い。そのため，まずは患者自身が自己の病態のメカニズム，特に症状が出現するしくみを正しく理解することが大切である。そして，自己の病状を把握するための検査値や様々な測定値（自己測定による血糖値や，パルスオキシメーターによる血中酸素飽和度，体重など）とともに，自分の身体が発する徴候（サイン）に関心がもてるようにする。看護師は，患者のこれまでの療養経験，特に症状体験に耳を傾けながら，患者とともに適切な症状マネジメントが行えるよう支援することが重要である。

慢性疾患患者へのセルフモニタリング支援

　患者の自覚症状が何であるかにかかわらず，新たな症状の出現そのものが慢性病の増悪を知らせるサインであることが多い。慢性心不全患者などでは，水分の過剰摂取による循環血液量の増加に伴ってみられる急激な体重増加（1週間で体重が3kg増加するなど）は，呼吸困難などの症状の有無にかかわらず，心不全の増悪徴候を示す重要なサインであり，患者には早期の適切な受診行動が求められる。慢性病の患者のセルフモニタリングは，「定期的な測定，記録および観察をとおして，症状もしくは身体感覚を自覚すること」と定義されている[1]。慢性病の患者は，体重や血圧など様々な身体徴候を測定し，その結果を記録したり，その他の徴候を観察したりすることを通じて，症状もしくは身体感覚とし自覚する。

　これらのセルフモニタリングは，その後のセルフマネジメントの入口として存在し，セルフマネジメントの不可欠な一要素であり，「セルフマネジメントはより良いセルフモニタリングにより改善する」といわれている[1]。慢性疾患の患者にとってセルフモニタリングは，自分の病気を知り，病気をコントロールするための重要な指標であることを，患者が認識できるように看護師が教育支援していく必要がある。セルフモニタリングは，患者自身が症状マネジメントを行うために重要な行為でもある。また，セルフモニタリングは，糖尿病のように自覚症状がほとんどない病気の患者にとっては，自分の病気のコントロール状況を把握し，薬物療法や運動療法，食事療法の遵守の必要性を認識し，適切な調整を行うために不可欠なものである。慢性疾患患者が体験する症状は，医療者が共有している一般的な症状とは異なることが多い。セルフモンタリングへの支援においては，患者が日常生活のなかでの身体感覚などとして表現する症状体験を患者と共有することが重要である。

　ここでは，症状マネジメントへの支援に焦点を当てて紹介する。

 症状マネジメントへの支援

　ラーソン（Larson PJ）らによって開発された「症状マネジメントのための統合的アプローチ（The Integrated Approach to Symptom Management：IASM）」（図3-1）[2]では，看護師は患者の症状マネジメントを理解するために症状のメカニズムと現れ方に関する知識をもつことが必要であり，また看護師は患者が自らの症状をマネジメントするために必要な知識・技術・サポートを提供していく。IASMは，患者が症状マネジメントについて自覚をもち，症状を表現することや，患者の潜在的なセルフケア能力を刺激し発展させることを可能にする[3]といわれており，症状マネジメントが必要な慢性病の患者への支援に活用できる。

1）症状の定義づけ

　まず，症状の定義を明らかにし，医療チームがこれらを了解しておくことが必要である[4]。症状はあくまで患者本人だけが感じる不快あるいは苦痛の感覚であり，患者のケアにかかわる人々（患者，家族，看護師，医師など）の間で定義を共有することによって，望ましい症状の結果についての方向性を示すことが可能となり，医療チームで定義を共有して一貫

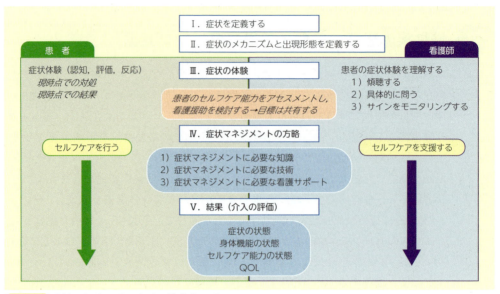

図3-1 症状マネジメントのための統合的アプローチ

Larson PJ, Uchinuno A, Izumi S, et al : An integrated approach to symptom management, *Nursing and Health Science*, 1(4) : 203-210, 1999． より引用

した態度で取り組み，共通のゴールに向けて協力し合えるようになる。

2）症状のメカニズムと出現形態の理解

　患者の症状体験の原因となっている生理的・病態的・心理的なメカニズムを理解する。現在，患者に生じている症状がどのようなメカニズムで発生しているのかを理解することで，その症状に対してどのような対処が有効なのかを検討することができる。症状の出現状態を観察することでメカニズムが推測されることがあるので，どのように症状が現れるのかを，患者からの訴えに耳を傾け，観察する[4]。医療チーム内で患者個々に起こっている症状メカニズムを共有すれば，観察ポイント，症状緩和の方略について合理的な判断に基づいて対応することができ，症状緩和が速やかに行える。また，いつも症状のメカニズムが明らかになるとは限らないので，仮説的な個々の患者の症状のメカニズムを記録に残しておく[4]。なぜ，この患者の呼吸苦はこの時間に起こりやすいのか，また，そのときの観察内容やデータ，前兆となる脈拍数や血圧の変動などといった身体的徴候や生活行動などとの関連が明らかになると，患者の症状を理解し，その症状に適切な援助を考えていくことにつながる。

3）患者の体験（認知，評価，反応）の理解

（1）患者の体験

　症状は，患者のその時々の状況，そのときの気持ちによって現れ方が異なる。症状体験とは，症状の認知，症状の評価，症状の反応という3つの要素が相互に関連したダイナミックな体験である[5]。

①症状の認知

患者が症状を体験するためには，特定の環境や状況の文脈のなかで感覚によって集められた情報を意識的・認識的に解釈することが要求される。患者は，個人的要因，環境要因，健康・疾病に関する生物心理社会学的要因の影響を受けながら，感覚によって集められた症状に関する情報を解釈して認知する[6]。

個人的な要因としては，性別や年齢，婚姻の有無，性格や傾向，認知能力，動機づけ，家族，文化や宗教などが含まれる。環境要因には家庭や職場，社会的サポート，倫理などが含まれる。健康・疾病要因は，リスクファクターや個々の患者の健康や病気の状態に特徴的な要因が含まれている。

②症状の評価

症状の評価は，その症状の強度や部位，時間的要素や頻度，その症状によりできなくなることなど，体験している症状の性質を示すものをいう。また，症状に伴って起こってくると考えられる危険や障害などによる脅威への評価も含まれる[3]。

③症状への反応

症状があるとき，人間は様々な反応を示す。その反応は，身体的な反応，心理社会的反応，行動的反応に分けて考えることができ，患者が認識しているものもあればできていないものもある[4]。

身体的反応：呼吸困難による呼吸数・呼吸状態の変化，痛みのために姿勢が悪くなる，症状のため眠れない，食事がとれないなど。

心理社会的反応：気分の変化，集中力の変化，自尊心の変化など認知的・情緒的変化，症状のために仕事ができない，ひきこもり抑うつ的になるなど。

行動的反応：泣く，叫ぶ，言葉で訴える，対立するといった言語的または社会的コミュニケーションの変化。

（2）症状を体験している患者に対する看護師の役割

看護師は患者の症状の体験を傾聴したり，客観的に質問したりすることにより理解することが必要である。また，症状に伴うサインをモニタリングし，症状の体験とサインが患者にどのように影響を及ぼしているのかを評価する[5]。

①傾聴する

患者は，今までに経験したことがない症状を体験しているときや，症状の出現のしかたが様々なときには，自分の体験していることをうまく表現できない場合がある。そのため，看護師は傾聴の技術をもって患者の体験を聴くことが求められる。そのことにより，看護師は患者にとってその症状はどのような意味をもっているのかを知るだけでなく，患者にとってその病気がどのような意味をもっているのかを知ることができる[5]。

②具体的に問う

看護師は傾聴によって症状体験の概要を聞き取った後に，さらに患者がより多くの具体的な情報を提供できるように，症状の強さ，症状の場所，症状の時間経過，症状の性質，症状の原因についての患者の認識を問う[4]。

③サイン（徴候）をモニタリングする

看護師は患者に質問することによって得られる情報以外に，観察（モニタリング）するこ

とによって患者のサインを把握する。ここで得られる情報のほとんどは，前述した症状の反応に分類される。サインのモニタリングは看護師が観察する部分が多いが，生活上の困難や感情の変化に伴うモニタリングは，追加的な質問を行いながら確認する[4]。

4）症状マネジメントの方略

看護師は，症状のメカニズムと症状の現れ方が理解できたら，患者の症状体験と症状に伴うサインのアセスメントを行う。また，症状マネジメントを行うために関係する患者，家族，医療職者，ヘルスケアシステムがどのような方略をとっているかを明らかにする[7]。そのうえで，個々の患者の症状マネジメントの方略を決定する。最も効果的なアプローチや結果に導くために，患者自身の参加を促す。症状は患者本人のみが体験できるものであるため，症状マネジメントにおいては，患者は症状を自分でケアしていくためのセルフケア能力の向上が求められる。この症状マネジメントのための統合的アプローチは，オレムのセルフケア理論を論理的裏づけとして用いており，患者に症状マネジメントに必要な知識と技術，ならびに患者が自分の症状をマネジメントする力を高められるような看護サポートを提供することによって，患者のセルフケア能力を高めることができると考えられている。

（1）基本的な知識を提供する

患者に提供される知識は，症状を理解し，症状をコントロールするために必要な技術の習得を促し，結果を理解するためのものである。患者あるいは患者の代わりに症状マネジメントを実際に行う人に提供する知識は，基本的な最低限の知識に限定する。多すぎる知識提供は，患者を混乱させたり，学ぶための疲労を招くことがある。

（2）基本的な技術を習得してもらう

患者が症状をマネジメントしていくために必要な技術を最も適切に習得できるように援助する。知識と同様に，必要な技術のみに限定して提供することによって，患者のマネジメント技術の習得を促し，その結果，患者の自己効力感を高めることも期待できる。患者が技術を習得することを支援するうえでは，必要な技術を正しく，継続的に行うことができ，なおかつ，その技術の効果を評価する能力がもてるように指導することが大切である[6]。

（3）基本的な看護サポートを提供する

患者が主体となって症状をマネジメントできるようになるためには，知識や技術の提供だけではなく，看護師によるサポーティブなかかわりが必要である。たとえば，看護師は，患者が看護師からのサポートを必要とする時期をとらえて，指導またはコンサルテーションのための時間をとったり励ましたりするなど，患者をサポートする。サポーティブな看護ケアは，看護師から患者への一方向のかかわりではなく，患者からのメッセージを受け取りながら，有効なサポートとは何かをそれぞれの看護師が考えていく相互的なかかわりである[6]。

5）症状の結果と評価

効果的な症状マネジメントの結果として望まれることは，症状の改善，身体機能の向上あるいは維持，症状マネジメントにおけるセルフケア能力の向上，患者のQOLの向上あるいは維持などである。これらの結果だけなく，患者の状況において，どのような部分に焦点

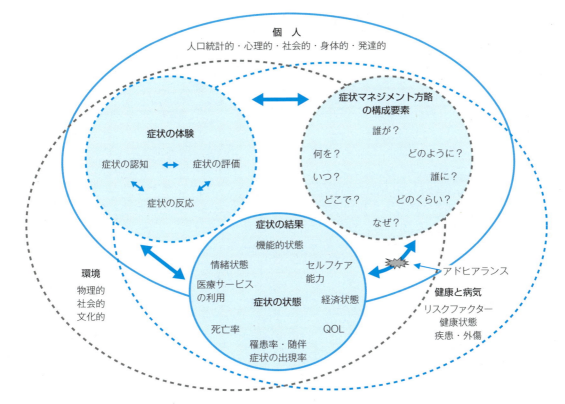

図3-2 修正された症状マネジメントの概念モデル

Dodd M, Janson S, Facione N, et al：Advancing the science of symptom management, *Journal of Advanced Nursing*, 33(5)：670, 2001. より引用改変
森菊子・三好智佳子：症状マネジメントの統合的アプローチ，野川道子・桑原ゆみ・神田直樹編：看護実践に活かす中範囲理論，第3版，メヂカルフレンド社，2023，p.90. より転載

を当てた改善が必要であるのかについても検討していく。
　なお，症状マネジメントモデルは，2001年に改編されて，症状の体験，症状マネジメントの方略，症状の結果に，看護の関心領域である個人，環境，健康と病気が影響していることが示された[8]。また，方略として求められることが多いとノンアドヒアランスになることが追加された（図3-2）。

6）「便秘」に対する症状マネジメントの実際

　図3-3に，うつ病があり，パーキンソン病と診断されたAさんの「便秘」に対する症状マネジメントの実際を示した。

第Ⅱ章 慢性看護の支援技術

Ⅰ．症状を定義する
　　排便が十分にできず，不快な感覚

Ⅱ．症状のメカニズムと出現形態を定義する
　　大腸通過時間の延長と硬便化による便秘

患者 ——————————————— 看護師

Ⅲ．症状の体験

症状を認知する
・便は出そうなのに，トイレに行っても出ない
・排便は一度で出切らず，複数回になる

症状を評価する
・たいてい3日以上排便がない
・便性状はブリストルスケール1（硬い便）〜5（やや
　軟らかい便）
・便が出せないと1日中トイレにこもっていてつらい
・排便しようと踏ん張って，疲れ切ってしまう
・浣腸や摘便をしなければ排便できないと思う

患者の体験を理解する
・傾聴する
・客観的に問う
・サインをモニタリングする

症状への反応
・便秘が続くと頭痛やイライラ感が生じる
・疲れ切ってしまう
・1日中トイレにこもる

Ⅳ．症状マネジメントの方略

基本的知識・技術の提供
・便性状を整える方法を指導する
・症状を観察するための日誌を提供し，使用方法を
　指導する

Aさんの方略
・水分摂取量を増やす
・便秘症状の観察を行う

基本的看護サポート
・Aさんができないことは看護師が代償することを
　保証する
・部分的でもAさんができていることをフィード
　バックする

Ⅴ．結果（介入の評価）

・2日に1回の排便で，排便しやすい便性状になった
・排便に要する時間が減った
・他者の協力を得ながらでも症状の観察をする
　必要性に気づいた

図3-3 「便秘」に対する症状マネジメントの実際

森菊子・三好智佳子：症状マネジメントの統合的アプローチ，野川道子・桑原ゆみ・神田直樹編：看護実践に活かす中範囲理論，
第3版，メヂカルフレンド社，2023，p.94．より転載

文 献

1）Wilde MH, Garvin S：A concept analysis of self-monitoring, *Journal of Advanced Nursing*, 57（3）：339-350, 2007.
2）Larson PJ, Uchinuno A, Izumi S, et al：An integrated approach to symptom management, *Nursing and Health Science*, 1（4）：203-210, 1999.
3）荒尾晴恵：症状マネジメントにおけるIASMの有効性の検討－がん性疼痛の症状マネジメントにおける比較から，看護研究，35（3）：213-227，2002.
4）内布敦子：症状マネジメントにおける看護技術，成人看護学総論〈系統看護学講座 専門分野Ⅱ 成人看護学①〉，第14版，医学書院，2014，p.320-353.
5）森菊子・三好智佳子：症状マネジメントの統合的アプローチ，野川道子・桑原ゆみ・神田直樹編：看護実践に活かす中範囲理論，第3版，メヂカルフレンド社，2023，p.84-97.
6）森菊子：症状マネジメント，鈴木志津枝・藤田佐和編，慢性期看護論－成人看護学，第2版，ヌーヴェルヒロカワ，2009，p.100-113.
7）荒尾晴恵：症状マネジメントにおける看護の役割とチームアプローチ，田村恵子編，がん患者の症状マネジメント，学研，2002，p.14-20.
8）Dodd M, Janson S, Facione N, et al：Advancing the science of symptom management, *Journal of Advanced Nursing*, 33（5）：668-676, 2001.

4 ナラティヴ・アプローチ

学習目標
● ナラティヴの意味と，その考え方の前提が理解できる。
● 慢性看護におけるナラティヴ・アプローチの必要性が理解できる。
● 慢性看護に必要なナラティヴ・アプローチの具体的方法が理解できる。

1 ナラティヴとは

1）ナラティヴの意味

　ナラティヴ（narrative）は「語り」や「物語」を意味している。「語り」という意味で用いられる場合は，語られる内容のみでなく，語る・聴くという行為や，語り手と聴き手の関係性（同じ出来事について語る場合でも，語る相手により，口調，言い回し，その内容が異なることもあるため）という側面ももつ。「物語」という場合は「経験の意味づけ」を意味する。人は自分の経験を過去，現在，未来について物語をつくるように意味づけることがある。慢性疾患を患う人の場合は，「病気の経験は非常につらいものであったが，それがあったからこそ現在のように家族と新たな関係を築けた」「こんな障がいをもってしまったら，もう自分がやろうと思っていた仕事にはつけない」など，病気や治療などの経験を，過去や現在，未来について物語をつくるように意味づけを行う。慢性疾患のように治癒することがなく，障がいをもって生きていく患者の場合，病気や障がいにかかわる物語や意味の生成は病気を管理し，希望を見いだして生きることに深くかかわっている。そのため医療者が「病いや障がいをもつ人は物語をつくり，意味を生成する」という視点をもつことは非常に重要となる。看護師も患者や家族がつくり出す物語とその意味に着目し，ケアの糸口とすることが求められる。

2）ナラティヴの考え方の前提

　人が物語をつくり，意味づけるという場合には，同じ出来事であっても，物語をつくる視点は一人ひとり異なり，別の物語がつくられる。たとえば，糖尿病で食事療法を処方された患者本人は，「食事療法は自分の食べる楽しみを奪い，糖尿病により自分の人生は無味乾燥なつまらないものになって，家族との外食の楽しみも奪われた」ととらえているとする。一方，患者の妻は，「夫の糖尿病の発症と食事療法は家族のより健康的な生活を考える好機となった。このままだったら家族全体が不健康な食事で，子どもや自分も生活習慣病になっていただろう」ととらえるかもしれない。出来事に対する物語は個々に異なり，無数に

存在するのである。このように，現実は一つのものとして存在するのでなく，人々の間で構成されるという考え方がナラティヴの考え方の前提の一つとなっている。

ナラティヴは医療人類学（病いのナラティヴ），家族療法（ナラティヴ・セラピー），プライマリケア（ナラティヴ・ベイスト・メディスン），看護（現象学的看護論）などの領域で取り上げられ，ケアや援助という行為において「ナラティヴ」が非常に重要な役割を果たすととらえられており，これらを総称して「ナラティヴ・アプローチ（narrative approach）」としている[1]。ナラティヴ・アプローチとは，医療者，患者，家族などでそれぞれ異なる物語を，体験されていることの意味や解釈を大切にしながら対話によって理解し合い，接点や共通点を見いだし，療養に関する問題の解決策として納得できる地点を模索することである。ここでは主に病いのナラティヴを取り上げ，具体的なアプローチについて述べていく。

2 病いのナラティヴ

1）「病い」と「疾患」

病い（illness）という言葉は疾患（disease）という言葉と対比的に用いられる（表4-1）。疾患は機能障害であり，生物学的側面をもち，普遍的な経験であるが，病いはその時代や地域により異なる経験であり，心理社会的側面をもつ個人的経験である点が異なる。疾患は急性疾患の意味合いが強いが，生活に大きく影響する慢性疾患では病いとしての意味合いが強くなる。疾患の意味は原則的には普遍的で変えられないが，病いは個人的経験であり，複数の意味があり，変えることができる。

2）医療者と患者の「説明モデル」の違い

クラインマン（Kleinman A）は，病いは物語であり，そこには，①症状がもたらす意味，②文化的意味，③個人的経験に基づく意味，④説明モデルとしての意味があると述べている。④の説明モデルとは「患者や家族や治療者が，ある特定の病いのエピソードについて抱く考え」であり，どこが悪いのか，病気の原因，なぜ特定の時期に症状が始まったか，予想される経過，生活への影響，どのように治療してほしいと思っているかなどの問いにより引き出される[2]。

説明モデルは他の3つの意味に関連しており，患者の療養行動に大きくかかわってくる。しかし医療者と患者において，その説明モデルは食い違い，患者の説明モデルは十分に理解されないままであることが多い。たとえば，高血圧の患者と医師の説明モデルの違いに

表4-1 疾患と病いの違い

疾患（disease）	病い（illness）
機能障害であり，生物学的側面をもつ	時代や地域により認識や意味づけが異なり，心理社会的側面をもつ
普遍的な意味，普遍的な経験	個人的な意味，個人的な経験
1つの限定的な意味づけであり，変えられない	複数の意味があり，変えることができる
急性疾患としての意味合いが強い	慢性疾患としての意味合いが強い

表4-2 高血圧の患者と医師の説明モデルの違い

患者	「子どもの問題があって，仕事のこともあって眠れないんです」
医師	「血圧が高いようですけど，お薬は飲んでますか？」
患者	「生活の悩みが大きくて自分のことまで気が回らなくて」
医師	「薬をきちんと飲まないと血圧が上がりますよ。ほかに，からだの問題はありますか？」
患者	「頭痛があります…友達はあまり悩むなって言いますけど，いろいろありすぎて人生が一つの頭痛のようです」
医師	「頭痛はいつもと同じ頻度ですか？ 吐き気はありませんか？」
患者	「吐き気ほどではないですけど，食欲がないときは昔から梅干しがいいって言われていて，梅干しとご飯で簡単にすませています。からだにもいいって聞いているので，ここら辺の家には梅干しを常備している家が多いんです。もちろん私の家もそうです。頭痛も血圧も子どものことや仕事のことが…これからどうすればよいのか…」
医師	「梅干しは塩分量が多いので食べないほうがいいです。きちんと減塩食を守ってください。筋緊張性の頭痛かもしれませんので，必要なら鎮痛薬を出しておきます。減塩食について，もう一度栄養士の指導を受けてください」

　　医師のカルテの記載内容
　　　＃1 高血圧コントロール不十分　＃2 薬物療法，食事療法ノンコンプライアンス
　　　　服薬について再指導，減塩食について栄養指導を紹介する

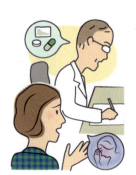

[患者の説明モデル]
　　子どもの問題や仕事上のストレスにより，人生が現在もこれからも頭痛のように重苦しく，自分にのしかかっているように感じられ，それが今の自分の問題であり，不調の原因である。

[医師の説明モデル]
　　血圧の上昇が問題であり，服薬，減塩などの療養上のノンコンプライアンスがその原因である。
　　頭痛に対しては鎮痛薬を処方し，対症的に治療する。

アーサー・クラインマン著，江口重幸・上野豪志・五木田紳訳：病いの語り—慢性の病いをめぐる臨床人類学，誠信書房，1996，p.170-179．を参考に作成

ついて考えてみる（表4-2）。

　高血圧の患者の外来の診療場面において患者は，血圧上昇の要因は子どもや仕事上のストレスであると解釈し，頭痛は人生が重苦しく，自分にのしかかっていることを示す症状と意味づけている。一方医師は，血圧上昇の要因は内服薬を服用していないこと，減塩していないことなど治療上のノンコンプライアンスであると分析し，ストレスに伴う頭痛には鎮痛薬を処方している。患者と医師の間で頭痛，血圧が上昇しているという状況に関する解釈や意味づけは大きく異なっている。

　患者は生活上の悩みについての説明モデルを語っているが，医師は生物医学的な説明モデルに終始して，患者の行動を解釈し，対応している。医療においては心理社会的問題についての配慮はあくまでも副次的，補足的である。しかし，実際の患者の考え方や病いにかかわる行動は，生物学的側面のみではなく，心理社会的側面を含めた病いの個人的経験としての意味や文化的意味などにも影響を受けている。

　医療者と患者の説明モデルの違いは，その後の医療者と患者の関係性や医療者の支援の適切性に大きく影響することになる。したがって医療者は，医療者と患者の説明モデルの違いに気づき，その違いをケアの出発点とすることが重要である。

3 患者の病いの物語と医療者の支援

1）説明モデルと3つのステップ

　慢性疾患におけるケアの出発点である患者の説明モデルと医療者の説明モデルの差異を理解し，ケアに結びつけるためにクラインマンが提示している3つのステップを表4-3に示す。まず医療者が患者や家族の説明モデルを引き出し，次に医療者の説明モデルを提示し，最後に医療者−患者間で双方が妥協できる治療法や療養法にかかわる内容を取り決めるというステップである。患者が語る説明モデルは，語ることにより，曖昧なものから明確なものになっていくため，しばしば矛盾を含み，時とともに変化する。そのため，治療や病状が変化した時点では，再び説明モデルを聞き出すことが必要になる。また医療者は，対処が困難な患者に対する自分自身の情動的反応や倫理的反応に目を向け，自分自身の説明モデルが，治療やケアにどのように影響を与えているか点検することも必要である。

2）ライフヒストリーの振り返り

　医療者は患者に簡潔なライフヒストリー（生活史）を話してもらうことも重要である。既往歴，現病歴だけでなく，患者がこれまでどのような価値をもって生きてきたか，態度や人格や人生の主要な目的やその妨げとなってきたこと，病いやそのほかの深刻な事態にどのように対処してきたかなどを語ってもらう。このようなライフヒストリーを患者とともに振り返り，病気をもった個人の人生の経過を描き出してもうことで，現在の患者の病むことの経験を理解し，対処することを支える糸口とすることができる。

表4-3　説明モデルを使ったナラティヴ・アプローチ

ステップ	アプローチの内容	技術・留意点
第1のステップ	患者および家族の説明モデルを引き出す	・「どこが悪いと思われますか？　その原因はなんでしょうか？　医療者にはどんなことをしてほしいとお望みですか？」 ・「この病は（治療は）あなたの生活にどのような影響を与えましたか？　この病で（治療で）一番，怖いと思うのはどんなことですか？」その他症状が始まった理由についての非専門家としての理解，予想される経過や実感される重症度を加える ＊語られないことがあることも理解する ＊非言語的なコミュニケーションや隠喩も患者の語りを解釈するうえで重要となる
第2のステップ	医療者の説明モデルを提示する	＊生物医学的な情報を患者にわかりやすく伝える ＊患者の理解力や知りたいという欲求やその具体的内容にも敏感にならなければならない
第3のステップ	取り決め（ネゴシエーション）をする	＊医療者の説明モデルと患者の説明モデルの比較を行い，患者の医療者のモデルに対する批判も積極的に引き出す ＊医療者側の不確かさや理解の限界も伝える ＊医療者は協働作業者であり，パートナーとして患者と病気，治療や療養にかかわり，齟齬が生じている領域に関して，取り決め（治療や療養法などに関して）を行う ＊医療者は困難な患者に対する自分自身の情動的反応や倫理的反応に目を向け，治療やケアに影響を与えていないか点検することも必要である

説明モデル：患者，家族，医療者がある特定の病のエピソードについて抱く考え
アーサー・クラインマン著，江口重幸・上野豪志・五木田紳訳：病いの語り−慢性の病いをめぐる臨床人類学，誠信書房，1996，p.317-324.
を参考に作成

第Ⅱ章　慢性看護の支援技術

　そのほかにも，ナラティヴ・アプローチには様々アプローチ法があるが，そこに共通するのは，慢性的な疾患や障害をもって生きていくための新しい物語を，協働でつくっていくことである。そのためには，実際にかかわり合う人々が相互の考え方を理解して解決策を模索する対話が鍵となる[3]。医療者は病いや障害の説明モデルを語る機会を意図的に設定すること，医療者－患者関係は，指示し従うというものではなく，患者の物語を教えてほしいという「無知の姿勢」で患者・家族と対峙すること，お互いの説明モデルに敬意を払うことが重要である。

文　献

1) 野口裕二：物語としてのケアーナラティヴ・アプローチの世界へ，医学書院，2002，p.3-5.
2) アーサー・クラインマン著，江口重幸・上野豪志・五木田紳訳：病いの語りー慢性の病いをめぐる臨床人類学，誠信書房，1996.
3) 宮坂道夫：医療倫理学の方法ー原則・手順・ナラティヴ，第3版，医学書院，2022，p.51-60.
4) トリシャ・グリーンハル，ブライアン・ハーウィツ編，斎藤清二・山本和利・岸本貴史訳：ナラティヴ・ベイスト・メディスンー臨床における物語りと対話，金剛出版，2002.
5) マクナミー，S，ガーゲン，KJ編，野口裕二・野村直樹訳：ナラティヴ・セラピーー社会構成主義の実践，遠見書房，2014.

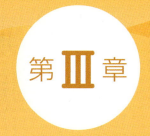

第Ⅲ章

慢性的な機能障害のある人への支援技術

1 呼吸機能障害のある患者への支援技術

学習目標
- 慢性呼吸器疾患の病態と症状について理解する。
- 慢性呼吸器疾患患者に必要な治療について理解する。
- 慢性呼吸器疾患患者に必要となるセルフマネジメントについて理解する。
- 慢性呼吸器疾患患者が治療を継続できるための支援技術について理解する。
- 慢性呼吸器疾患患者の呼吸困難を軽減するための支援技術を習得する。

　呼吸器疾患は，閉塞性肺疾患，気道系疾患，間質性肺疾患，免疫・アレルギー性肺疾患などに分類される。呼吸器疾患で罹患率が高い慢性閉塞性肺疾患（chronic obstructive pulmonary disease：COPD）および気管支喘息の病態生理・症状，治療，セルフマネジメントについて述べる。

1 慢性呼吸器疾患の病態と症状

1）慢性閉塞性肺疾患

　慢性閉塞性肺疾患（COPD）はタバコ煙を主とする有害物質を長期に吸入曝露することなどにより生じ，気流閉塞を示す。気流閉塞は，末梢気道病変と気腫性病変が様々な割合で複合的に関与して起こる[1]。

　労作時の呼吸困難，慢性の咳や痰などが主な症状であるが，これらの症状に乏しいこともある。呼吸困難は，呼気時の気道抵抗の増加および肺弾性収縮力の減少により，空気とらえこみ現象（air trapping）が生じて肺が過膨張することにより生じる。慢性の咳や痰は，タバコ煙などの有害物質の刺激により，杯細胞の過形成と気管支粘膜下腺の増生が起こって粘液が過分泌されることにより生じる。しかし，粘液の過分泌はすべてのCOPD患者にみられるわけではない[1]。

　長期の喫煙歴などの曝露因子があること，気管支拡張薬吸入後のスパイロメトリーで1秒率（FEV_1/FVC）が70％未満であることがCOPD診断の必要条件である。フローボリューム曲線を確認することが重要であり，下に凸であることがCOPDの特徴である[1]。COPDの病期分類は，予測1秒率に対する比率（％FEV_1）に基づいて定められている[1]（**表1-1**）。

2）気管支喘息

　気管支喘息（以下，喘息）は，気道の慢性炎症を本態とし，気道狭窄，気道過敏性の亢進に特徴づけられる。持続する気道の炎症は，気道粘膜の傷害とそれに引き続く気道構造の

表1-1 COPDの病期分類

	病　期	定　義
Ⅰ期	軽度の気流閉塞	%FEV₁≧80%
Ⅱ期	中等度の気流閉塞	50%≦%FEV₁<80%
Ⅲ期	高度の気流閉塞	30%≦%FEV₁<50%
Ⅳ期	きわめて高度の気流閉塞	%FEV₁<30%

日本呼吸器学会COPDガイドライン第6版作成委員会編：COPD（慢性閉塞性肺疾患）　診断と治療のためのガイドライン2022，第6版，一般社団法人日本呼吸器学会，メディカルレビュー社，2022，p.53.より転載

変化（リモデリング）を誘導し，非可逆性の気流制限となる[2]。

　喘鳴，息切れ，咳，胸苦しさの複数の組み合わせが変動をもって出現するが，夜間や早朝に増悪する傾向がある[2]。

2　慢性呼吸器疾患の治療

1）COPD

　COPDの管理目標は，①症状およびQOLの改善，運動耐容能と身体活動性の向上および維持，②増悪の予防，疾患進行の抑制および健康寿命の延長である。安定期においては，原因物質曝露からの回避，薬物療法，非薬物療法を組み合わせ，重症度に応じて管理が行われる[1]（図1-1）。

（1）禁　　煙

　喫煙はCOPDの最大の危険因子であり，喫煙しないことで多くのCOPDは予防可能である。禁煙は，1秒量（FEV₁）の低下を抑制するとともに，増悪，死亡率を減少させる。

　喫煙習慣の本質は，ニコチン依存である。ニコチン依存には，身体依存と精神依存がある。身体依存は血中ニコチンの低下に起因するイライラなどの身体症状（離脱症状）を起こす。精神依存は，喫煙はストレス解消手段と誤認されることで起こる。薬物療法は主に離脱症状緩和を目的に行われるが，精神依存に対して，患者指導も組み合わせて行うことが長期的な禁煙成功率を向上させる[1]。

（2）薬物療法

①気管支拡張薬

　気管支平滑筋の弛緩作用によって，気道抵抗が低下したり肺の過膨張が改善され，運動耐容能が向上する。短時間作用性気管支拡張薬（short-acting bronchodilators：SABDs）と長時間作用性気管支拡張薬（long-acting bronchodilators：LABDs）がある。SABDsは，息切れやQOL低下などの症状に対して，予防あるいは治療として使用される。SABDsには，短時間作用性β₂刺激薬（short-acting β₂ agonist：SABA）と短時間作用性抗コリン薬（short-acting muscarinic antagonist：SAMA）がある。効果発現までの時間はSABAのほうが早い。LABDsには，長時間作用性β₂刺激薬（long-acting β₂ agonist：LABA）と長時間作用性抗コリン薬（long-acting muscarinic antagonist：LAMA）がある。初期導入にはLAMAを選択し，

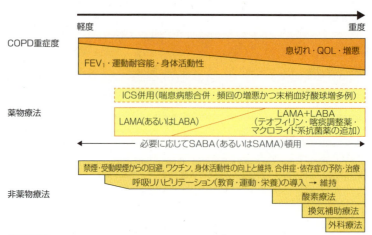

図1-1 安定期COPDの重症度に応じた管理
日本呼吸器学会COPDガイドライン第6版作成委員会編：COPD（慢性閉塞性肺疾患）診断と治療のためのガイドライン2022，第6版，一般社団法人日本呼吸器学会，メディカルレビュー社，2022，p.96．より転載

LAMAでコントロール不良または副作用が懸念される場合にはLABAへの変更が検討される[1]。

②**抗炎症療法**

　喘息あるいは喘息様病態合併患者，増悪を繰り返す患者には吸入ステロイド薬（inhaled corticosteroid：ICS）が追加される。低用量テオフィリンやマクロライド系抗菌薬は増悪抑制が期待されている[1]。

(3) 酸素療法

　慢性呼吸不全に対しては，長期（在宅）酸素療法（long-term oxygen therapy：LTOT/home oxygen therapy：HOT）が実施される。酸素療法の目的は，症状（呼吸困難）の軽減，QOLの向上，生命予後の改善である[3]。

　社会保険におけるHOTの適用は，動脈血酸素分圧が55Torr以下，および動脈血酸素分圧が60Torr以下で睡眠時または運動負荷時に著しい低酸素血症をきたすもので，医師がHOTを必要であると認めた場合である[1]。

(4) 換気補助療法

　換気補助療法には，非侵襲的陽圧換気療法（noninvasive intermittent positive pressure ventilation：NPPV）と侵襲的陽圧換気療法（invasive positive pressure ventilation：IPPV）がある。第一選択は，導入が容易で侵襲度の低いNPPVである。慢性期COPDにおいて，有効換気量増加・呼吸仕事量軽減・呼吸筋休息が期待される。NPPVは，呼吸困難や起床時の頭痛，過度の眠気などの自覚症状や肺性心の徴候などがあり，高二酸化炭素血症（$PaCO_2$ ≧55Torr）や夜間の低換気などの睡眠時呼吸障害がある場合，あるいは増悪を繰り返す場合に適用される[1]。

(5) 運動療法

　COPDは労作時の呼吸困難により身体活動を抑制し，その結果身体活動性が低下し，廃用萎縮などの身体機能の失調を招く。この状態は社会的孤立，抑うつなどにつながり，さらなる身体活動性の低下，健康関連QOLの低下をきたすので，悪循環を断ち切るために運動療法は有効である。導入期および安定期の運動療法は呼吸困難の軽減，運動耐容能の向

上および身体活動性の向上・維持を主たる目的としている[1]。

廃用によって骨格筋は好気的代謝能力（酸素を用いる代謝の能力）が低下し，運動開始後の早い段階から代謝が嫌気性に傾き，乳酸産生が亢進する。これによる代謝性アシドーシスが換気ドライブを亢進させる（換気を促進する）ため換気量が増加し，呼吸困難の増悪が起こる。持久力トレーニングにより筋肉の持久力を高めることは，低酸素血症下で好気的代謝を維持しやすい状況をつくり，乳酸産生の減少を介して動作時の換気需要を減少させ，より高い動作能力の獲得につながる[4]。

全身持久力トレーニングは，全身の大きな筋群を使用して一定のリズムを保った動的運動を一定時間以上行うトレーニングで，下肢の運動による全身持久力トレーニング，上肢の運動による全身持久力トレーニングに分類されている。呼吸筋トレーニングとは，呼吸筋に適度な負荷刺激を加えることでその強化を図る方法であり，主に吸気筋のトレーニングを意味する[5]。

（6）栄養管理

COPD患者では栄養障害が高頻度に認められるが，患者の高齢化に伴い，サルコペニアの合併も重視されている。栄養障害の原因としては，気流閉塞，炎症性サイトカイン，加齢，喫煙や薬剤の影響，食事摂取量の減少や消化管機能の低下，呼吸困難，社会的・精神的要因，遺伝的要因などが複合的に関与している[1]。COPDでは安静時エネルギー消費量が予測値の120〜140％に増大しているが，換気のメカニクスの障害に基づく呼吸筋酸素消費量の増大が主因と考えられている[4]。

栄養障害への支援を行うにあたり，食習慣，食事摂取時の症状の有無，食事内容，身体計測，栄養障害スクリーニング，体成分分析，血液・生化学的検査，呼吸筋力，骨格筋力，エネルギー代謝，免疫能など可能な限りの指標を用いて包括的な栄養評価を行う。

体活動性を維持するために必要十分なエネルギーをいかに確保するかという点から，食事に伴う様々な症状を緩和することが重要である。また，エネルギーとたんぱく質の摂取不足が認められるため，不足している栄養素の積極的な摂取を促す。食事のみで十分なエネルギーや栄養素の摂取ができない場合は，栄養補助療法を行う[4]。

2）喘　　息

（1）薬物療法

抗喘息薬は，長期管理薬と増悪治療薬の2種類に大別される。長期管理薬は，長期管理のために継続的に使用しコントロール良好を目指す薬剤で，増悪治療薬は，喘息増悪治療のために短期的に使用する薬剤である[2]。

①長期管理薬

・副腎皮質ステロイド薬

副腎皮質ステロイド薬は，喘息治療における最も効果的な抗炎症薬である。効果発現機序は，炎症細胞の肺・気道内への浸潤抑制，血管の透過性抑制，気道分泌の抑制，気道過敏症の抑制，サイトカイン産生の抑制，β_2刺激薬の作用増強などである[2]。

吸入ステロイド薬においては，口腔・咽頭カンジダ症，嗄声が副作用として出現するため，吸入後は必ずうがい（あるいは飲水）を行う[2]。

第Ⅲ章　慢性的な機能障害のある人への支援技術

・長時間作用性 β_2 刺激薬（LABA）

　β_2 刺激薬は強力な気管支拡張薬で，気管支平滑筋のアドレナリン β_2 受容体に作用して気管支平滑筋を弛緩させる。気道上皮細胞に作用し，線毛運動による気道分泌液の排泄を促す。副作用として，振戦，動悸，頻脈，筋攣縮などが出現する[2]。

②増悪治療薬

　喘鳴，胸部絞扼感が発現した場合，早期に短時間作用性 β_2 刺激薬（SABA）を吸入する。SABA吸入を1〜2日行う場合，あるいはSABA吸入後1時間程度で効果が減弱する場合は，予定外外来受診が必要である[2]。

3　セルフマネジメント

　日本においては，「呼吸リハビリテーションとは，呼吸器に関連した病気を持つ患者が，可能な限り疾患の進行を予防あるいは健康状態を回復・維持するため，医療者と協働的なパートナーシップのもとに疾患を自身で管理して，自立できるよう生涯にわたり継続して支援していくための個別化された包括的介入である」と定義されている[6]。呼吸リハビリテーションプログラムのコアとなる構成要素の一つがセルフマネジメント教育である[1]。

　慢性呼吸器疾患患者は疾患を管理するために，また，疾患とともに生きるための日常生活を維持するために，以下のことが求められる。

1）疾患の理解

　肺の構造や機能，代表的な病態に関する知識は，患者がセルフマネジメントを進めるうえで必要な情報である。指導にあたっては，医学用語，生理学的用語など専門用語は避け，患者が理解できるような言葉で説明する。また，患者が体験している症状などを確認しながら説明し，患者が自分の身体に起きていることと知識がつながるようにする。

2）服薬管理

　慢性呼吸器疾患患者にとって，気管支拡張薬，副腎皮質ステロイド薬などは，症状を軽減したり増悪を予防したりするうえで重要な薬である。必要な薬を適切な方法で服用できるためには，自分に処方された薬剤とその目的，服用量，服薬方法，副作用が理解できることが必要となる。また，吸入薬として使用する薬剤も多いため，適切な吸入方法で実施できることが必要となる。しかし，複数の吸入デバイス（専用吸入器）が存在しており，患者がそれらを正しく使用して初めて，吸入薬の効果も期待できるが，吸入デバイスが誤って使用されることや，吸入そのものが指定どおりに行われず，十分な効果があがらない場合もあることから，定期的な吸入指導が重要である[4]。

3）在宅酸素療法の管理

　酸素療法を実施することは，患者にとって受け入れがたいものであるが，患者は酸素吸入の必要性を受け入れていくことが求められる。身体における酸素の働きや，身体に酸素が不足するとどうなるのか，どのようなときに不足しやすいかなどを説明しながら，自分の

身体にとっての酸素の必要性が理解できるように支援する。また，酸素療法が効果的に実施されるためには，安静時，体動時，睡眠時における酸素流量，吸入時間，酸素供給装置の安全な利用や保守管理，災害・緊急時の対応について理解し，方法を習得することが必要である。

4）在宅人工呼吸療法の管理

在宅人工呼吸療法においても，患者はその必要性が受け入れがたいものである。しかし，NPPVは呼吸を補助してくれること，今ある症状（頭痛，眠気など）が改善することなどその効果を説明し，自分の身体にとっての人工呼吸療法の必要性が理解できるように支援する。また，人工呼吸療法が効果的に実施されるためには，機器の操作，保守管理，停電時の対応などについて理解することが必要である。

5）増悪の予防

COPDの増悪とは，息切れの増加，咳や喀痰の増加，胸部不快感・違和感の出現あるいは増強などを認め，安定期の治療の変更が必要となる状態をいう[1]。増悪を繰り返すことでQOLや呼吸機能が低下するため，増悪を予防することが求められる。増悪の原因として多いのは呼吸器感染症と大気汚染である。増悪の原因となる細菌感染症で多いのは，インフルエンザ菌，モラクセラ・カタラーリス，肺炎球菌である。ウイルス感染では，インフルエンザウイルス，パラインフルエンザウイルス，アデノウイルスなどが原因として多いと考えられている[1]。

患者は手洗い，うがいなどの感染予防行動，インフルエンザワクチンや肺炎球菌ワクチン接種による予防行動を行うことが必要となる。また，呼吸器感染の症状に早期に気づき，適切な行動をとれるようになるために，呼吸器感染症状を理解したり，セルフモニタリングの技術の習得およびアクションプランについて理解したりすることが必要である。

喘息においては，アレルゲン曝露，大気汚染，呼吸器感染症，運動ならびに過換気，喫煙，気象，薬物，月経，妊娠，肥満，アルコールなど多岐にわたる要因により増悪が誘発される[2]。患者は，自分における増悪の誘因を知り，これらの要因を回避したり，喘息の悪化を示唆する症状についての知識を得ることや，ピークフローメーターを用いて継続的にピークフローを計るピークフローモニタリングを行い，喘息の重症度を客観的に評価する方法を習得する[2]。

6）健康を維持・増進するための活動

慢性呼吸器疾患患者は，労作時の呼吸困難により身体活動を抑制し，その結果身体活動性が低下し，廃用性変化が起こる。身体活動性が良好であれば生命予後は良好であり，日常生活のなかでできる活動を維持，増強するための動機づけが大切である。そのためには，効果的な呼吸法およびパニックコントロールの方法について習得する（p.73参照）。

7）呼吸困難を軽減するための日常生活の調整

腕を上げる動作，息をこらえる動作，反復して行う動作，前かがみなど腹部を圧迫する

動作は，呼吸困難を増強する。少しでも呼吸困難を軽減して日常生活を送るために，呼吸困難が生じる動作とその理由，呼吸と動作のタイミングを合わせる方法，休息の取り方，生活環境の変更などについて理解し，方法を習得する（p.70参照）。

8）栄養状態の維持・改善

呼吸困難のある患者は，食事を摂取すると腹部膨満感が生じ，呼吸困難が強くなる。また，咀嚼や嚥下に伴い呼吸リズムが乱れたり，食事摂取のために上肢筋を使用し呼吸困難が強くなったりする。そのため，患者にとって食事は苦痛や憂うつなものとなる場合もある。しかし，栄養状態が改善することで呼吸筋力の改善や運動耐容能の改善が期待できるため，食事中の呼吸困難を緩和できる方法を理解し，段階的に摂取エネルギーを増やしていくことが必要である[4]。

看護技術の実際

A 吸入療法

- **目　　的**：気道に直接薬物を作用させ，経口投与や経静脈投与よりも少量で最大限の薬効を発揮させる
- **適　　応**：COPD患者，気管支喘息患者
- **使用物品**：吸入薬，必要に応じてスペーサー

1）加圧噴霧式定量吸入器

加圧噴霧式定量吸入器（pressurized metered-dose inhaler：pMDI）は，吸入器に充填された薬剤を一定量のエアロゾルとして噴霧する。噴霧された薬剤を吸入するため，吸入流速が少なくても吸入が可能であるが，薬剤噴射と吸気の同調が必要である[4]。

	方　法	留意点と根拠
1	医師からの説明を確認する 吸入の目的・副作用について，患者が医師からどのように説明を受けているか確認する	
2	用法・用量を確認する	●患者と一緒に確認する
3	容器を数回振る（➡❶）	❶キャップをはずし，薬剤を均一にするために，使用直前に容器をよく振る
4	吸入器を持つ	●ボンベの底が上になるように垂直に立てて持つ
5	吸入口をくわえる	●呼吸を整え，吸入器に息がかからないようにゆっくりと息を吐き，吸入口をくわえる ●吸入前に大きく息を吐いてからの吸入は吸気流速が上がる可能性があるため（➡❷），息を吐きすぎない ❷吸入流速が上がると，粒子は咽頭までの上気道に沈着してしまう。ゆっくりとした深い呼吸では，粒子は肺胞まで均一に到達して沈着しやすくなる❶

方 法	留意点と根拠
6 薬剤を吸い込む ● 息を吸い始めると同時にボンベの底をしっかり1回押し，薬を深く吸い込む（図1-2a） ● ボンベを1回押すと同時に，5〜6秒以上かけてゆっくりと深く吸い込む	● 舌を下げて，のどの奥を広げて吸入すると，薬剤が気管支に到達しやすくなる（ホー吸入）（図1-3）❷ ● 吸気のタイミングが合わない場合には，スペーサー（吸入補助器具）を活用する（図1-4）
7 吸入器を口からはずし，息を止める（図1-2b）	● 口を閉じ，5秒間程度息を止め，薬剤が肺にとどまるようにする
8 息を吐き出す（図1-2c）	● ゆっくり鼻から息を吐き出す ● 続けて吸入する場合は，1分程度の間をおいて，3〜8の手順を繰り返す
9 うがいをする（➡❸）（図1-2d）	❸口の中に残った薬剤を洗い流すため ● 口の中3回，のどの奥3回うがいをする（➡❹❺）

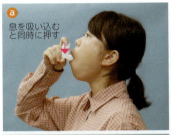
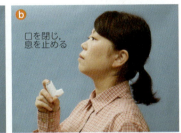
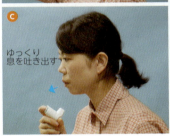
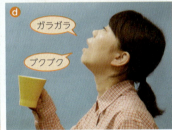

図1-2 吸入方法

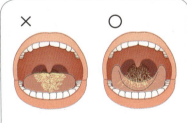

舌を下げて吸うと薬が気管まで届きやすくなる

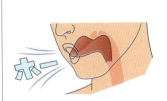

「ホー」と発音しながら，舌を下げ，のどの奥を広げて息を吐く

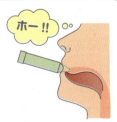

舌を下げたまま，舌の上に吸入口を乗せてくわえたら，頭の中で「ホー」と思いながら大きく息を吸う

図1-3 ホー吸入

日本喘息学会：ホー吸入　http://jasweb.or.jp/manual21/images21/99A.pdfを参考に作成

第Ⅲ章　慢性的な機能障害のある人への支援技術

方　法	留意点と根拠
 スペーサー 吸入器 **図1-4**　スペーサー	❹ステロイドの長期使用による口腔内カンジダ症，嗄声を予防するためにうがいを行う。スペーサー（吸入補助器具）（図1-4）の使用は，噴霧による咽頭部への直接刺激を軽減させ，口腔内や咽頭への不要な薬剤の沈着を低下させるため，ステロイドの長期使用による咽頭刺激感，嗄声，口腔カンジダ症などの副作用を軽減させる❸ ❺うがいができない場合は，吸入後に水を飲む，あるいは食事前に吸入する。吸入前に水を飲むなどして口の中を湿らせると，うがいでの薬剤除去率が高まる❹
10　吸入器を片づける	●カバーを閉じ，清潔に保管する
11　吸入器の手入れ方法を説明する	●吸入デバイス（吸入器）により手入れ方法が異なるため，デバイスに合った方法を説明する
12　吸入方法の確認と指導を行う 　　吸入方法を確認し（複数回），指導する（➡❻）	❻泰地ら❺は，息吐き（52.9％），息止め（64.7％），うがい（52.9％）の吸入エラー率が高かったと報告している。また，保険薬局での吸入指導は紙面を用いた説明がほとんどで，吸入エラー率が高かった要因の一つとして実演での評価が行えていないことを指摘している

❶玉木淳：吸入療法のABC，日本呼吸ケア・リハビリテーション学会誌，25（1）：47-52，2015．
❷日本喘息学会：ホー吸入．http://jasweb.or.jp/manual21/images21/99A.pdf（アクセス日：2024/2/27）
❸福井基成監，吸入指導ネットワーク編：地域で取り組む喘息・COPD患者への吸入指導，フジメディカル出版，2012，p.46-85．
❹百瀬泰行：吸入指導のポイント，日本呼吸ケア・リハビリテーション学会誌，25（3）：337-344，2015．
❺泰地章公・他：外来リハビリテーション通院患者の吸入エラーと理学療法士介入の可能性，日本呼吸ケア・リハビリテーション学会誌，31（3）：352-358，2023．

2）ドライパウダー吸入器

　ドライパウダー吸入器（dry powder inhaler：DPI）は，粉末状の薬剤を専用の吸入デバイスを用いて患者自身が吸気により吸入する。吸気同調は不要であるが，吸気流速が必要である[4)]。

方　法	留意点と根拠
1　医師からの説明を確認する 　　吸入の目的・副作用について，患者が医師からどのように説明を受けているか確認する	
2　用法・用量を確認する	●患者と一緒に確認する
3　カバーを開け，吸入口を出す	
4　1回分の薬剤をセットする	●吸入器と薬剤が一体となったものと，吸入器に薬剤を装填して使用するものがあるので，定められた方法で行う
5　軽く息を吐き出す	●吸入口に息がかかると薬剤が飛散するおそれがあるため，息がかからないように吐く
6　吸入口をくわえる	●吸入口と唇の間に隙間ができないようにする

方　法	留意点と根拠
7　薬剤を吸い込む	● 2〜3秒かけるつもりで勢いよく深く吸い込む（➡❶❷） ❶薬剤の輸送粒子として乳糖またはブドウ糖を用いているため，薬剤の粉を適切に浮遊させるため，強い気流が必要となる。吸気が弱い小さな子どもや高齢者，発作時など重篤な喘息状態にある患者では，薬剤が気管支に到達しないことがあり不向きである❶ ❷DPIには様々な吸入器が存在するが，大きな吸入流速が必要な吸入器では30L/分必要となる。簡易吸気流量測定機器を使用して吸気速度を測定する。測定器がない場合は「そばをすすれるか」「ジュースをストローで吸えるか」を確認する。これらができれば，60L/分程度はある❷
8　息を止める	●吸入器から口を離し，5秒間程度（苦しくならない程度）息を止める。息止めの必要がない吸入器もある
9　息を吐き出す	●ゆっくり吐き出す。吸入動作を繰り返すときは間隔をあけず続けて行ってよい
10　うがいをする（➡❸）	❸口の中に残った薬剤を洗い流すため
11　吸入器を片づける	●カバーを閉じ，清潔に保管する ●吸入器に薬剤を装填して使用するものでは，薬剤の入っていたカプセルを廃棄する
12　吸入器の手入れ方法を説明する	●吸入デバイス（吸入器）により手入れ方法が異なるため，デバイスに合った方法を説明する

❶福井基成監，吸入指導ネットワーク編：地域で取り組む喘息・COPD患者への吸入指導，フジメディカル出版，2012, p.59.
❷百瀬泰行：吸入指導のポイント，日本呼吸ケア・リハビリテーション学会誌，25(3): 337-344, 2015.

B 在宅酸素療法

● 目　　　的：生命を脅かす低酸素血症を是正し，組織の酸素化を維持する
● 適　　　応：動脈血酸素分圧が55Torr以下の患者，および酸素分圧が60Torr以下で睡眠時または運動負荷時に著しい低酸素血症をきたす患者
● 使用物品：酸素濃縮器または液化酸素（親容器・子容器）（表1-2），携帯用酸素ボンベ，呼吸同調装置，カニューレ

　日本においては，在宅酸素療法患者の95%が酸素濃縮装置を使用しているため，酸素濃縮装置使用の手順について説明する。

方　法	留意点と根拠
1　医師からの説明を確認する 現在の病状，酸素療法の必要性，期待される効果，副作用などについてどのように説明されているか確認する	
2　酸素濃縮器の電源プラグをコンセントにさす	●停電時は使用できないため，予備の酸素ボンベを準備する必要性を意識づける
3　運転ボタンを押し，電源を入れる	

第Ⅲ章 慢性的な機能障害のある人への支援技術

表1-2 酸素供給機器,呼吸同調装置の種類と特徴

種類	特徴
設置型酸素濃縮装置 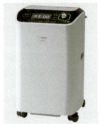 写真提供:帝人ファーマ株式会社	●吸着型酸素濃縮装置と膜型酸素濃縮装置があるが,現在は吸着型酸素濃縮装置が用いられている。吸着型酸素濃縮装置は,酸素と窒素を分離する性質をもつ吸着剤(ゼオライト)を用いて,濃度の高い酸素を発生させる装置である ●現在わが国で用いられている吸着型酸素濃縮装置は,88〜95%の濃度の酸素を最大7L/分供給可能である❶ ●電源があれば連続使用可能である。停電時は使用できない。音声案内や停電時に自動的に酸素ボンベに切り替わるシステムもある ●外出時などは,携帯用酸素ボンベを使用する
液化酸素 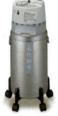 　親容器　　　子容器 写真提供:ケアメディカルジャパン株式会社	●家庭用に-189.1℃で液化した酸素を設置型容器(親容器)に貯蔵し,そこから気化した酸素を吸入する。外出の際には,親容器から携帯型容器(子容器)に酸素を充填して用いる ●親容器,子容器とも完全密閉型ではないため,自然蒸発による喪失があり,2〜3%/日の目減りがある。そのため,最低2〜3回/月は液化酸素を充填した親容器と交換する必要がある ●液化酸素装置の使用にあたっては,HOT開始20日前までに,患者の居住する都道府県の知事に「高圧ガス製造事業届」を提出する必要がある❶
呼吸同調装置 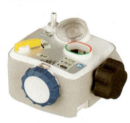 写真提供:帝人ファーマ株式会社	●呼吸同調装置は,酸素の供給が吸気時のごく初期にのみ行われるように設計されたバルブである。鼻カニューレを通じて吸気を検出し,約0.1秒後に一定量の酸素を短時間で供給することでボンベの連続使用時間を2〜3倍に延長することが可能となる ●呼吸同調装置の原理は2種類ある。1分間の酸素供給量が固定されており,呼吸数の増加に伴い1吸気当たりの酸素供給量が減少するタイプと,呼吸数に関係なく1吸気当たりの酸素供給量を常に一定とするタイプがある。そのため,酸素濃縮装置の酸素流量設定をそのまま呼吸同調装置の設定に当てはめることはできない❶ ●呼吸同調装置をつけた酸素ボンベを用いて評価し,適切な酸素流量を決める❶ ●呼吸同調装置には電池が必要であるため,停電時に備えて電池を用意しておくことを説明する

❶日本呼吸ケア・リハビリテーション学会酸素療法マニュアル作成委員会・日本呼吸器学会肺生理専門委員会編:酸素療法マニュアル,メディカルレビュー社,2017,p.69-72.

	方法	留意点と根拠
4	酸素吸入量を設定する 安静時,体動時,睡眠時の酸素吸入量が異なる場合が多いので,そのつど設定を変える必要性を説明する	●労作時の酸素流量は安静時の1.5〜2倍に設定することが多い ●酸素吸入量変更が混乱を招く場合には,医師と相談する ●高二酸化炭素血症を伴う場合は,不用意な酸素吸入によるCO_2ナルコーシスが生じる危険があるので,設定以上に酸素吸入量を増やさないことを説明する

方　法	留意点と根拠
5 酸素取り出し口にカニューレを接続する カニューレの先端を手のひらなど皮膚の敏感な部位に当て，酸素が流れているか確認する	●近年，最大60L/分までの加湿加温されたガスを鼻カニューレで投与する高流量鼻カニューレ酸素療法が登場した。高二酸化炭素血症を伴う慢性呼吸不全患者に対して有効性が示唆されているが，まだ保険適用にはなっていない ●酸素が流れていないと感じたら，カニューレを水の中に入れ，気泡が出ることを確認する ●気泡が出ない場合には，以下の原因が考えられるので確認する：カニューレの屈曲，カニューレと酸素取り出し口などの接続のゆるみ，カニューレに穴があいている，加湿器のふたのゆるみ
6 カニューレを鼻に装着し，酸素吸入を開始する	●硬くなったカニューレは皮膚トラブルを招くことがあるため，交換する
7 終了時は運転ボタンを押す	
8 酸素濃縮器の手入れ方法を説明する ・フィルターは毎日掃除機などでほこりをとる。ほこりによる目詰まり状態での使用は故障の原因となる ・フィルターは週に1回中性洗剤を入れたぬるま湯の中でよく洗い，清潔を保つ ・加湿器（➡❶）を使用している場合は，必ず精製水を使用するとともに，定期的に（1週間に2～3回）水を交換する	❶鼻カニューレでは，3L/分までは，あえて酸素を加湿する必要はない。むしろ室内気の湿度に注意する❶。加湿器用蒸留水の細菌汚染が報告されているため，給水なしでも酸素が加湿される機能を備えた酸素濃縮器もある
9 酸素使用時の注意点を説明する 酸素吸入中は高温の熱源や発火源（電気機器など），裸火（たばこ，ライター，マッチ，ロウソクなど）の周囲2m以内に近づかないよう説明する（➡❷）	❷酸素自体は燃焼しないが，他の燃焼を助ける支援性ガスである。時には爆発的な燃焼を起こさせる

❶日本呼吸ケア・リハビリテーション学会酸素療法マニュアル作成委員会・日本呼吸器学会肺生理専門委員会編：酸素療法マニュアル，メディカルレビュー社，2017，p.34-36.

C 非侵襲的陽圧換気療法（NPPV）*

●**目　的**：気道内を陽圧に保つことにより気流閉塞を軽減するとともに，呼吸補助により吸気仕事量の軽減，呼吸筋休息，有効換気量の改善を図る

●**適　応**：呼吸困難感，起床時の頭痛・頭重感，過度の眠気などの自覚症状がある患者，あるいは体重増加・頸静脈の怒張・下肢の浮腫などの肺性心の徴候があり，動脈血二酸化炭素分圧が55Torr以上の患者，または二酸化炭素分圧が55Torr未満であるが夜間に低酸素血症を認める患者や，高二酸化炭素血症を伴う増悪入院を繰り返す患者

●**使用物品**：NPPV機器，マスク

＊NPPVはnoninvasive positive pressure ventilationの略である。また，非侵襲的人工換気（non-invasive ventilation：NIV）ともいう。p.136参照。

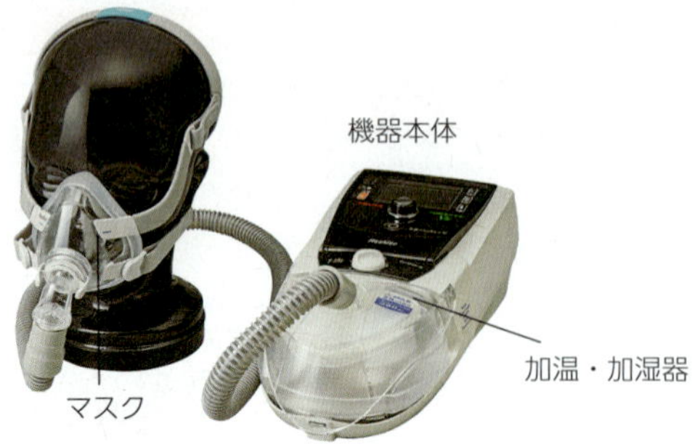

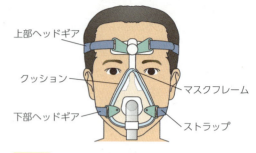

写真提供：帝人ファーマ株式会社
図1-5　在宅NPPV装置

図1-6　NPPVマスクの構成

	方　法	留意点と根拠
1	**医師からの説明を確認する** 現在の病状，NPPVの必要性，期待される効果，合併症などについて医師からどのように説明されているか確認する	●NPPV中の注意すべき合併症は空気の流入による胃拡張と気胸である。
2	**マスクを選定する** 慢性期にはネーザルマスク，フルフェイスマスクが使用されることが多い。それぞれのマスクにはいくつかの種類とサイズがあり，患者の状態や装着時の不快感やエアリークの状態に合わせてマスクを選択する❶	●マスクを用いて気道に陽圧をかけるため，顔面とマスクを密着させてリークをできるだけ減らすことが重要である。患者ごとに鼻の高さや顔の大きさに合わせて適切なマスクを選択する❶
3	**人工呼吸器の電源プラグをコンセントにさす**	●内蔵バッテリーが搭載されているものは，日頃から内蔵バッテリーの見方や駆動時間を確認するよう説明する。長時間の換気補助を要する場合には，外部バッテリーの準備が必要である❶
4	**人工呼吸器の電源を入れる**	
5	**スタートボタンを押す** 事前に医師により設定された換気モード，圧力で機器が作動する（→❶）	❶NPPVの人工呼吸器では，吸気を補助するIPAP（inspiratory positive airway pressure）と，呼気時のEPAP（expiratory positive airway pressure）の2段階の圧を供給するBi-levelタイプのものが使用されることが多い。IPAPは下限が0〜4cmH$_2$Oで上限が20〜40cmH$_2$O，EPAPは下限が2〜4cmH$_2$Oで上限が15〜25cmH$_2$Oとなっている❷
6	**加温・加湿器の電源を入れる**	●人工呼吸器からの送気量は通常の呼吸よりかなり多くなり，また絶えず流れ続けている。加温加湿のないままでNPPV機器を長時間使用していると，上気道からの加温加湿が追い付かなくなり，鼻粘膜や気道粘膜が乾燥し苦痛につながるとともに，機能が損なわれるため，ある程度の加温加湿は必要である❸ ●加温加湿器は，NPPV機器本体と一体型のものとそうでないものがある。回路内の結露がひどくならない程度に強さを調節する
7	**送気を確認する** マスクを医療者または患者自身が手に持ち，送気（風）の感触を手の甲や頬に当てて確かめる	

方　法	留意点と根拠
8　マスクを患者の鼻に軽く当てて呼吸を試みてもらう 鼻から吸って鼻から吐くように指導し，2〜3回呼吸してもらう	●口を開けると風が強くなり不快が増すことを説明する。少しなら口を開けてもかまわないこと，初めは圧への抵抗があり苦しいが，数日で慣れてくることを説明する❹
9　マスクを装着する	●鏡を見ながら，マスクを顔に当てマスクの位置を見てもらう ●ヘッドギアは，左右対称で指1〜2本入る程度とし，きつく締めすぎない。リーク消失を目指しヘッドギアをきつく締めすぎる傾向があるが，きつい締め付けは皮膚トラブルのリスクを高めるだけでなく，かえってリークを増やすことになる。若干のリークであれば機器による供給圧の補償があることを説明する❶
10　マスクをはずし，電源を切る まずは日中30分程度装着することを目標とし，装着時間を延長していく。日中2時間ほどの装着が可能となったら，医師の指示により夜間就寝時の装着を開始する。就寝時に6〜8時間/日を目安にできるだけ長い時間装着できるようにする	●圧の設定，換気モードの条件設定は，胸郭の動きや呼吸数，酸素飽和度，動脈血ガスを参考に医師が行うが，患者にとってよい設定となるように，実施中の患者の情報を医師に提供する
11　2回目以降は以下の順に行う 〈開始時〉 ①電源を入れる，②マスクを装着する，③スタートボタンを押す，④酸素投与が必要な場合は酸素用チューブをつなぐ，⑤加温・加湿器の電源を入れる 〈終了時〉 ①酸素を供給している場合は酸素用チューブをはずし，酸素の供給を止める，②ストップボタンを押す，③マスクをはずす（酸素を供給している場合は，マスクをはずしてカニューレに付け替える），④電源を切る，⑤加温・加湿器の電源を切る	
12　器具のメンテナンスについて指導する マスクの組み立て，手入れ，加温・加湿器の精製水の補充，マスク・回路の洗浄などについて練習を行う	●マスク・回路の洗浄は少なくとも2週間に1回，中性洗剤を用いて行う ●マスクは，顔の皮脂やほこりなどが付着し皮膚トラブルの原因となるため，毎日濡らした布で拭く ●加温・加湿器は，毎日すすぎ洗いをして乾燥させる
13　継続への支援を行う 頭痛・頭重感などの症状や動脈血二酸化炭素分圧データの改善を確認し，治療の効果を伝える	●患者がNPPVを継続できるように支援する

❶日本呼吸ケア・リハビリテーション学会呼吸リハビリテーション委員会ワーキンググループ，他編：呼吸器疾患患者のセルフマネジメント支援マニュアル，日本呼吸ケア・リハビリテーション学会誌，32（特別増刊号）：153-162，2022.
❷日本呼吸器学会NPPVガイドライン作成委員会編：NPPV（非侵襲的陽圧換気療法）ガイドライン，改訂第2版，南江堂，2015，p.11-35.
❸阿部聖司：人工呼吸器の加温加湿－装置と回路について，難病と在宅ケア，28（6）：59-63，2022.
❹谷本普一編：在宅酸素療法，改訂第2版，克誠堂出版，2006，p.81-89.

D　ピークフローモニタリング

●目　　　的：ピークフローの測定により，喘息の重症度を客観的に評価することが可能となるので，治療効果の判定や患者の自己管理に役立てる

●適　　　応：喘息患者

●使用物品：ピークフローメーター，喘息日誌

第Ⅲ章　慢性的な機能障害のある人への支援技術

	方　法	留意点と根拠
1	**患者の理解を確認する** 患者がピークフローモニタリングの必要性（➡❶）についてどのように理解しているか確認する	● ピークフローとは，努力呼出時の最大呼気流速で，気道閉塞の程度を示す指標である。気道過敏性のレベルを示唆しており，気道炎症の重症度の指標となる ❶ 調子が良いと思っても呼吸機能が悪化していることがあるため，毎日測定して自分の状態を把握することが必要である ● 最近では，新規喘息診断患者において薬効，増悪因子，自己管理の基本値の評価として3か月程度の短期間でのピークフローモニタリングが行われ，長期的モニタリングは重症喘息や気流制限を自覚しない患者などに限って推奨される❶
2	**立位になり背筋を伸ばす** 立位になれない場合には，姿勢を記録しておく	● 義歯があればはずす ● 気管支拡張薬を使用している場合には，使用前に測定する
3	**指示針を戻す** ピークフローメーターの指示針を，目盛のゼロあるいは一番下まで戻す	
4	**器具をくわえる** ピークフローメーターを垂直に持ち，できる限り息を吸い込んで，マウスピースをくわえる	● 空気がもれないようにしっかりくわえる
5	**息を吐く** できるだけ速く呼出する	● 最後まで吐ききる必要はない
6	**目盛を読む** 指示針の止まった位置の目盛を読み取る	
7	**測定を繰り返す** さらに2回，同様に測定する	
8	**記録する** 3回の測定のうち最高値を喘息日誌に記録する	● 測定は，起床時と夕方ないしは就寝前の1日2回実施する（➡❷） ❷ ピークフローは起床時に最低値を示し，夕方にかけて最高値となる日内リズムがある
9	**アクションプランに基づいて対応するよう説明する**	● アクションプランとは，症状が出現したときの対応について書面に記載したものである。ピークフロー値の自己最良値に従って何をすべきかを指示する ● 自己最良値に比べ20％以上の低下が2日以上続いた場合は，アクションプランに従って治療を補強する必要がある❶

❶ 一般社団法人日本アレルギー学会喘息ガイドライン専門部会監：喘息予防・管理ガイドライン2021，協和企画，2021，p.57，73，123.

E　呼吸法

● 目　　的：効果的な呼吸法を身につけることで，呼吸困難の軽減，ガス交換の改善，呼吸仕事量の減少などの改善を図る
● 適　　応：COPDや気管支喘息などの患者

1）口すぼめ呼吸

	方　法	留意点と根拠
1	**説明する** 口すぼめ呼吸の効果について説明する 図1-7　口すぼめ呼吸の効果	●口すぼめ呼吸は，以下の効果❶があることを伝える ・気道内圧の上昇による気道虚脱の防止（図1-7） ・呼気時間の延長 ・呼吸数の減少 ・1回換気量の増加に伴う分時換気量と機能的残気量の減少 ・呼吸仕事量の減少 ・呼吸困難感の軽減
2	**息を鼻から吸い，口から吐く** 息を鼻から吸った後，軽く口をすぼめて「フー」という音をさせながら息を吐く	●吸気と呼気の長さの比は1：2から1：5程度を目指し，ゆっくり呼気を行う❶ ●口輪筋や頬筋に必要以上に力を入れて口をすぼめすぎることのないよう，また，断続的な呼出にならないように注意する❶ ●胸鎖乳突筋など頸部の補助呼吸筋群が過度に緊張している場合はリラクセーションを優先して行う❶ ●楽に続けられる自分のリズムを見つける

❶日本呼吸ケア・リハビリテーション学会呼吸リハビリテーション委員会ワーキンググループ，他編：呼吸器疾患患者のセルフマネジメント支援マニュアル，日本呼吸ケア・リハビリテーション学会誌，32（特別増刊号）：109-114，2022.

2）横隔膜呼吸（腹式呼吸）

	方　法	留意点と根拠
1	**説明する** 横隔膜呼吸の効果について説明する	●横隔膜呼吸は，以下の効果❶があることを伝える ・呼吸補助筋の活動が抑制され横隔膜の活動が増加 ・1回換気量の増加・呼吸数減少に伴う分時換気量が減少し，換気効率が改善 ・呼吸困難の軽減 ・ガス交換の改善
2	**姿勢をとる** 臥位となり，片手を胸，もう一方の手を腹部にのせる	●胸部・腹部に手を置いて，それぞれの部位の動きを確認する
3	**上腹部を意識して息を吸う** 吸気時は，上腹部を膨らませるように息を吸う	
4	**息を口から吐く** 呼気時は，軽く口をすぼめてゆっくりと長めに吐く	●中等症から重症のCOPDにおいては，横隔膜が平低化し，横隔膜呼吸により呼吸困難が増強する場合があるので，かえって呼吸困難が強くなる場合は行わない❶

❶日本呼吸ケア・リハビリテーション学会呼吸リハビリテーション委員会ワーキンググループ，他編：呼吸器疾患患者のセルフマネジメント支援マニュアル，日本呼吸ケア・リハビリテーション学会誌，32（特別増刊号）：109-114，2022.

F　呼吸困難を軽減するための日常生活の調整

●**目　　的**：日常生活で呼吸困難を起こしやすい動作を知るとともに，対処法を習得し，少しでも

第Ⅲ章　慢性的な機能障害のある人への支援技術

呼吸困難が軽減できる

●適　　応：慢性呼吸器疾患患者

	方　法	留意点と根拠
1	**日常生活における息切れについて患者に聞く** 日常生活において息切れを感じる場面を聞きながら，息苦しくなる動作とその理由 (表1-3) について説明する	●息切れを，動悸や全身の疲労感としてとらえている患者もいるため，自覚症状をできるだけ詳しく聞く
2	**日常生活場面で，酸素飽和度と脈拍を測定する** パルスオキシメーターを用いて，日常生活の様々な場面での酸素飽和度と脈拍を測定するとともに，動作を行ってから安静時の状態に回復するまでの酸素飽和度と脈拍を測定する	●呼吸困難感はボルグスケール (表1-4) を用いて評価する ●動作中の動作スピード，方法，手順，姿勢，動作と呼吸の同調などを観察する
3	**エネルギー消費の少ない効率的な日常生活動作を指導する** (表1-5) 〈指導におけるポイント〉 ・呼吸に合わせてゆっくり行う (➡❶) ・呼気に動作のタイミングを合わせる (➡❷) ・１つの動作が終了したら，安静状態に戻してから次の動作を開始する (➡❸) ・息切れが生じる動作で，方法を変更できるものは変更する ・無駄な動作を省き，動作の簡略化を図る	●患者が口すぼめ呼吸や横隔膜呼吸のような効率のよい呼吸法を習得できていることが望ましい ●人が生活習慣を変えることはなかなか難しい。患者にとって必要最低限の変更にとどめる ❶呼吸と動作を同調させることで動作がゆっくりになり，単位時間当たりの仕事量が減少する ❷吸気には吸気筋の収縮が必要であるが，呼気は肺および胸郭の弾性により筋収縮なしで行えるため，酸素飽和度の低下しやすい動作や息切れが生じる動作を行う際には，呼気に動作のタイミングを合わせる ❸患者には，酸素負債 (図1-8) が生じる人も多いため，動作が完了したらしばらく安静にする。酸素飽和度の回復時間から，どの程度安静にしたらよいか具体的に指示する。酸素負債が生じる場合には，酸素飽和度の値が少し高めのときに終了する

表1-3　息苦しくなる動作とその理由

動　作	息切れの理由
腕を上げる，腕で物を持つ動作	肩や胸の筋肉を，腕を支えるために使用するため，その間それらの筋肉を呼吸に使用することができなくなる
息をこらえる動作	呼吸が止まり呼吸のリズムが乱れる
反復して行う動作	力を入れ続け，だんだん動作のスピードが速くなり，呼吸のリズムも乱れる
前かがみなど身体を折り曲げる動作	肺の過膨張により横隔膜の動きが制限される

福地義之助・植木純監：呼吸を楽にして健康増進－呼吸のセルフマネジメント，照林社，2011，p.100. を参考に作成

表1-4　BorgによるCR10　Scale

0	感じない	nothing at all	5	強い	strong
0.5	非常に弱い	very very weak	6		
1	やや弱い	very weak	7	とても強い	very strong
2	弱い	weak	8		
3			9		
4	多少強い	somewhat strong	10	非常に強い	very very strong

日本呼吸器学会COPDガイドライン第4版作成委員会：COPD（慢性閉塞性肺疾患）診断と治療のためのガイドライン，第4版，一般社団法人日本呼吸器学会，2013，p.47. より転載

表1-5 効率的な日常生活動作

日常生活動作の方法	留意点
●階段昇降・歩行 〈階段を上る〉 ・立ち止まって鼻で息を吸い，口すぼめ呼吸で息を吐きながら階段を上る	■患者に合った適切なリズムを見つける

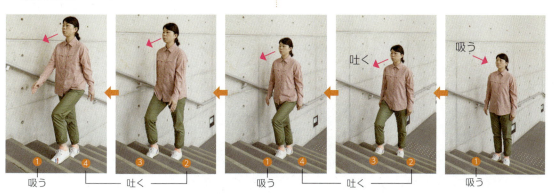

〈平地歩行〉
・2歩で鼻から息を吸い，次の4歩は口すぼめ呼吸でゆっくり息を吐きながら歩く　　　■患者に合った適切なリズムを見つける

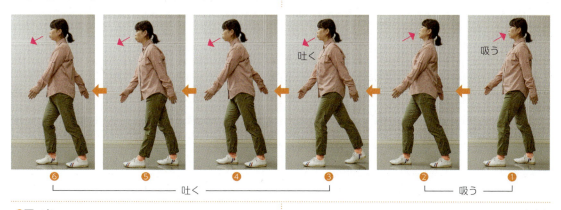

●更　衣
〈前あきのシャツの着方〉
・先に上肢を通してから肩まで引き上げる

■両上肢が肩よりも高く挙上されることにより，呼吸運動にかかわる胸郭の動きが制限されるため，酸素飽和度が低下しやすい
■かぶりのシャツを前あきのシャツに替えると，腕を上げる動作がなくなる

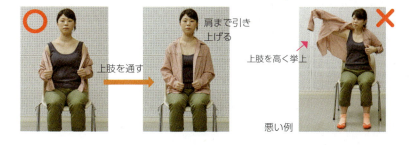

（次ページに続く）

第Ⅲ章 慢性的な機能障害のある人への支援技術

表1-5　効率的な日常生活動作（続き）

日常生活動作の方法	留意点
〈ズボン，靴下，靴の履き方〉 ・椅子に座ってあぐらを組むような姿勢で行うと，腹部の圧迫を避けることができる ・鼻から息を吸い，ゆっくり吐きながら片足を上げて反対側の大腿の上に上げる ・ゆっくりと息を吐きながらズボン，靴下，靴を履く	■足を持ち上げることで腹部を圧迫し，呼吸がしにくくなり酸素飽和度が低下する ■下着とズボンを重ねておき，動作が1回で済むようにする

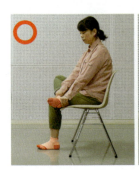
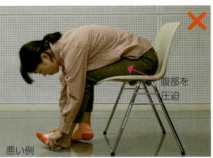

悪い例　腹部を圧迫

●排泄 ・息を吐きながらゆっくり腹圧をかけて排便する ・トイレットペーパーで拭く動作は早く行いがちな動作である。トイレットペーパーを取って，一度呼吸を整え，ゆっくりと吐きながら拭く ・排泄後は呼吸を整えてから移動に移る	■排便時にいきむ際に息を止めると，酸素飽和度が低下する ■和式トイレは腹部を圧迫した姿勢となる。また，立ち上がり時に余分なエネルギーが必要となるため，洋式トイレのほうが望ましい
●入浴 ・入浴は，更衣，洗顔など単独でも酸素飽和度が低下しやすい動作の複合したものである 〈身体を洗う〉 ・口すぼめ呼吸や横隔膜呼吸をしながら，ゆっくり動作を行うようにする ・タオルを2枚つなげるようにするなど，上肢が身体の前にくる位置で背中がこすれるようにする ・浴室内に座面の高い椅子を置き，下肢を洗う際に腹部の圧迫を避けるようにする 〈洗髪〉 ・少し頸を傾け，片方の上肢だけを上げて洗髪する ・シャンプーハットの使用により，顔に湯がかからず息苦しさが軽減されることがある	■一つの動作が完了したら，安静状態に戻してから次の動作を開始する ■上肢を用いた反復動作のためスピードが速くなる ■背中を洗うときは，上肢の位置により胸郭の動きが制限されやすい ■20cm以下の低い椅子を使用すると腹部が圧迫される。 ■両上肢を肩よりも高く上げるため，酸素飽和度が低下しやすい

方　法	留意点と根拠

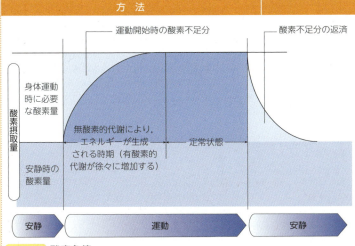

図1-8　酸素負債

安静状態から急激に身体運動を行うと，それに対応するエネルギーが必要となり酸素需要量が増加する．しかし，呼吸機能や循環機能は急激な酸素需要にはすぐに対応しきれないため，身体活動の開始からある一定期間は，無酸素的代謝によりエネルギーが生成される．この酸素需要量が供給量を上回っているときの酸素の不足分を酸素負債という．これは身体運動中止後の呼吸によって返済されるため，運動中止後に酸素飽和度が低下することがある

奥宮暁子編：生活調整を必要とする人の看護Ⅰ，中央法規，1995，p.49（湯浅美千代著）．より転載

4　パニックコントロールの方法を指導する ・急に息切れが増強した際には，まず気持ちを落ち着かせることが大切であることを説明する ・呼吸が楽になる姿勢（→❹）を説明し，実際に行ってみる ・口すぼめ呼吸で呼気を最後まで吐き出すことで，吸気が自然に入ってくることを説明する	●パニックコントロールとは，急に早く動くなどにより息切れが強くなった際の対処方法である ❹腕で身体を支える前傾姿勢（図1-9a），壁にもたれかかった姿勢（図1-9b）は息切れを軽くする 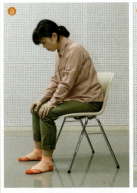 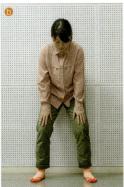 ⓐ両足をしっかり床につけ，手または肘を膝の上に固定する．上体を安定させ，上半身を少し前に傾ける ⓑ壁にもたれかかる．上半身を少し前に傾け，手を膝の上に固定して上体を安定させる **図1-9　呼吸が楽になる姿勢**

G　栄養指導

- 目　　　的：栄養状態の改善を図る
- 適　　　応：COPD患者
- 使用物品：皮下脂肪計測器，メジャー

方法	留意点と根拠
1 栄養状態のアセスメントを行う 患者の食事摂取状況，身体計測値などのアセスメントにより，栄養状態改善に向けて方法を検討する 1）食習慣，食事摂取量，食事摂取時の症状 ・3日間の食事調査から，食習慣（1日の食事回数，食事の時間，間食の有無），1日の摂取エネルギー，栄養組成をみる ・食事摂取時の咳，痰，呼吸困難の有無 ・喫煙習慣やアルコールなどの嗜好品，消化器系の手術歴，糖尿病，心疾患の有無や内服中の薬剤の確認 2）身体計測 ・%理想体重（％ ideal body weight：％IBW）：同一身長の標準体重*に対する測定体重の比率（➡❶） 　＊標準体重 (kg) ＝ 22×[身長 (m)]² ・体格指数 (body mass index：BMI)：体重 (kg)／[身長 (m)]² ・体重減少率（➡❷） ・上腕三頭筋部皮下脂肪厚（triceps skin fold thickness：TSF）（➡❸）（図1-10） ・上腕筋囲（midupper arm muscle circumference：AMC）および上腕筋面積（midupper arm muscle area：AMA）（➡❹）	●炭酸飲料は腹部膨満につながるため，ビールなどのアルコール飲料の摂取について確認する ❶正常値は90%以上であり，70%以下の場合は筋たんぱく質の消耗が考えられる[1] ❷最近1か月以内に5%以上，6か月以内に10%以上の体重減少がある場合，重度の体重減少として注意が必要である[2] ❸標準値 (mm) は男性8.3，女性15.8[1] ❹筋たんぱく量の指標。AMCは上腕周囲長（arm circumference：AC）（図1-11）とTSFから求める：標準値 (cm) は男性24.8，女性21.0[1] AMC＝AC－3.14×TSF (cm)

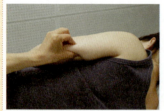
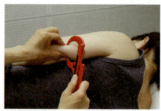

筋肉層と皮下脂肪層を分離するようにつまみ上げ，圧力が一直線となるように計測する

図1-10 上腕三頭筋部皮下脂肪厚（TSF）の計測

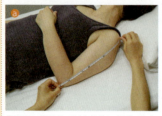
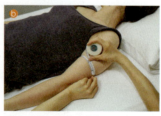

ⓐ患者に仰臥位で肘を直角に曲げてもらい，肩峰と肘先の中点を求める
ⓑ患者に肘を伸ばしてもらい，肩峰と肘先の中点で，皮膚を圧迫しないようにメジャーで計測する

図1-11 上腕周囲長（AC）の計測

3）血液・生化学検査 ・血清アルブミン，プレアルブミン，トランスフェリン，レチノール結合たんぱく（➡❺），血漿アミノ酸分析 4）mini nutritional assessment short-form(MNA®-SF) 栄養評価の質問票（➡❻）	❺やせ型のCOPD患者であっても，安定期であれば血清アルブミンによるたんぱく代謝異常の検出感度は低い。半減期の短いプレアルブミン，トランスフェリン，レチノール結合たんぱくは，軽度の栄養障害でも感度が高い ❻高齢者の栄養評価のために開発された簡便かつ短時間で評価可能な質問票であるが，COPD患者においても栄養障害のスクリーニングとして有用性が高い[2]

方　法	留意点と根拠
2 栄養指導を行う 栄養摂取量を増やすための方法について患者と一緒に考える（表1-6）	

❶石川朗編：管理栄養士のための呼吸ケアとリハビリテーション，中山書店，2010，p.108-113.
❷日本呼吸ケア・リハビリテーション学会呼吸リハビリテーション委員会ワーキンググループ，他編：呼吸器疾患患者のセルフマネジメント支援マニュアル，日本呼吸ケア・リハビリテーション学会誌，32（特別増刊号）：126-135，2022.

表1-6　栄養摂取量を増やすための方法

食欲不振	カロリーの高い食物から食べる 可能な限り好きな食物を取り入れる 食事回数を増やす 食べられる量を一皿に盛り分ける 栄養補助食品の利用（少なくとも3か月以上の継続を目標とする）
満腹感	カロリーの高い食物から食べる 食事中の水分摂取を控える 炭酸飲料は避ける 冷たい食事のほうが満腹感は少ない
息切れ	ゆっくりと食べる 気管支拡張薬の使用 食事前の排痰 咀嚼中の口すぼめ呼吸，食事中の姿勢，軽い食器の利用 食事中の酸素吸入量の検討
疲労感	食事前の十分な休息 食事の準備に手間をかけない 食事中の動作の単純化 疲労感の少ない時間帯にできるだけ食べる
腹満感	空気の嚥下を避ける 少量ずつ回数を増やす 急いで食べない 腸内でガスを発生する食物，食材を避ける 適度な運動と繊維質の多い食事を摂り，便秘を予防する
歯周病	適切な歯科の治療，口腔ケア

日本呼吸ケア・リハビリテーション学会呼吸リハビリテーション委員会ワーキンググループ，他編：呼吸器疾患患者のセルフマネジメント支援マニュアル，日本呼吸ケア・リハビリテーション学会誌，32（特別増刊号）：131，2022．より改変し転載

文　献

1）日本呼吸器学会COPDガイドライン第6版作成委員会編：COPD（慢性閉塞性肺疾患）診断と治療のためのガイドライン2022，第6版，一般社団法人日本呼吸器学会，メディカルレビュー社，2022，p.8-12，31-34，53-89，92-148，153-156.
2）一般社団法人日本アレルギー学会喘息ガイドライン専門部会監：喘息予防・管理ガイドライン2021，協和企画，2021，p.2-11，36-130.
3）日本呼吸ケア・リハビリテーション学会酸素療法マニュアル作成委員会・日本呼吸器学会肺生理専門委員会編：酸素療法マニュアル，メディカルレビュー社，2017，p.2-5，69-72.
4）日本呼吸ケア・リハビリテーション学会呼吸リハビリテーション委員会ワーキンググループ，他編：呼吸器疾患患者のセルフマネジメント支援マニュアル，日本呼吸ケア・リハビリテーション学会誌，32（特別増刊号）：10-12，83-89，104-118，126-162，2022.
5）日本呼吸ケア・リハビリテーション学会・他編：呼吸リハビリテーションマニュアル－運動療法，第2版，照林社，2012，p.35-56，65-71，162-166.
6）日本呼吸ケア・リハビリテーション学会/日本呼吸理学療法学会/日本呼吸器学会：呼吸リハビリテーションに関するステートメント，日本呼吸ケア・リハビリテーション学会誌，27(2)：95-114，2018.

2 循環機能障害のある患者への支援技術

学習目標
- 循環器疾患の病態と症状に関する知識を理解する。
- 循環機能障害のある患者への治療に関する知識を理解する。
- 循環機能障害のある患者に必要なセルフマネジメントに関する知識を理解する。
- 循環機能障害が患者の生命や生活へもたらす影響を理解し，必要な支援技術をアセスメントできる。
- 循環機能障害のある患者の安全・安楽を考慮した支援技術を習得する。

1 循環器疾患の病態と症状

1）心不全

（1）心不全とは

　心不全とは，「心臓の収縮力や拡張力が低下するなどの原因により，心臓の内圧が上昇，心拍出量が低下し，その結果，臓器うっ血や呼吸困難，運動能力の低下をきたす症候群」[1]である。心臓のポンプ機能が破綻し，急激に症状や徴候が悪化する病態を急性心不全といい，心不全の新規発症や慢性心不全の急性増悪が当てはまる。一方，慢性心不全は，徐々に病状が進行して心不全症状が出現し，治療が難しい状態に陥るものをいう（図2-1）。ただ

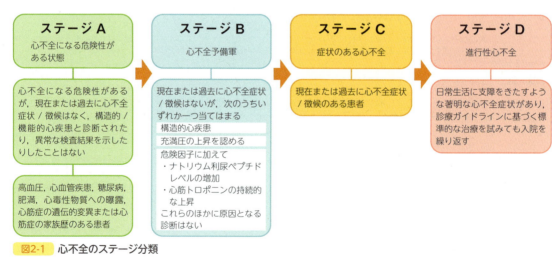

図2-1　心不全のステージ分類

Heidenreich PA, Bozkurt B, Aguilar D, et al：2022 AHA/ACC/HFSA Guideline for the Management of Heart Failure; Executive Summary, A Report of the American College of Cardiology/American Heart Association Joint Committee on Clinical Practice Guidelines, *Circulation*, 145（18）：e876-e894,2022. より引用，筆者が翻訳

表2-1	心不全の原因となる疾患	
心筋の異常		**血行動態の異常**
虚血性心疾患 心筋症 心毒性物質（例：アルコール，抗がん剤） 感染症（例：心筋炎） 免疫疾患（例：関節リウマチ） 妊娠 浸潤性疾患（例：サルコイドーシス） 内分泌疾患（例：甲状腺機能亢進症） 代謝性疾患（例：糖尿病） 先天性酵素異常 筋疾患（例：筋ジストロフィー）		高血圧 弁膜症 心外膜などの異常（例：収縮性心外膜炎） 心内膜の異常（例：好酸球性心内膜疾患） 高心拍出心不全（例：重症貧血） 体液量増加（例：腎不全，輸液量過多）
		不整脈
		頻脈性（例：心房細動，心室頻拍） 徐脈性（例：洞不全症候群，房室ブロック）

日本循環器学会／日本心不全学会合同ガイドライン－急性・慢性心不全診療ガイドライン（2017年改訂版，2022年4月1日更新）（班長：筒井裕之），p.15. https://www.j-circ.or.jp/cms/wp-content/uploads/2017/06/JCS2017_tsutsui_h.pdf（アクセス日：2024/3/11）を参考に作成

し，近年は急性心不全，慢性心不全の区別は重要視されなくなっている。

　心不全の原因には，虚血性心疾患，心筋症などの心筋の異常，高血圧や弁膜症などの血行動態の異常や不整脈がある（表2-1）。また，食事や活動，服薬などの日常生活が悪化の一因となることもある。

（2）右心不全と左心不全

　心臓は左心系（左心房・左心室）と右心系（右心房・右心室）に分かれている。左心系の障害によって心拍出量の低下，左房圧の上昇が起こり，様々な症状をきたす場合を左心不全という。右心系の障害による静脈系のうっ滞によって様々な症状をきたす場合を右心不全という。それぞれ出現する症状が異なる。

　左心不全では，心筋梗塞や心筋症などで左室の収縮力が低下した結果，全身への血液の拍出量が低下し，主要臓器への循環血液量が減少する。そのため，主要な臓器や骨格筋へ十分な酸素と栄養が供給されず，全身倦怠感，頭痛，食思不振，四肢冷感，乏尿などの症状が現れる（図2-2）。また，拍出しきれない血液は，左心室，左心房，肺静脈へとうっ滞し，肺うっ血をきたす。さらに悪化すると，肺の毛細血管圧が上昇し，血液中の液体成分が肺組織に染み出し肺水腫をきたす。その結果，労作時の息切れ，就寝1～2時間後に発作的に起こる呼吸困難である夜間発作性呼吸困難や，呼吸困難のために臥位になれない起座呼吸が出現する。心臓の収縮力が問題のない場合でも，大動脈弁や僧帽弁膜症などの弁疾患によって左心系から全身に十分な血液を送り出すことが困難な場合も，左心不全が起こる。

　右心不全では，三尖弁や肺動脈弁の弁疾患，右室梗塞などによって，右室からの拍出量が少なくなり，体静脈，腹部諸臓器のうっ血が起こる。その結果，下腿浮腫，体重増加，肝腫大，腹水貯留などの症状が起こる（図2-3）。右心不全は単独で生じることもあるが，左心不全によって肺高血圧となり，それが原因で右心不全となる両心不全でも多く認められる。

（3）心不全の病態

　慢性に心臓のポンプ機能が低下した場合，ただちに心不全症状が現れるのではなく，「代償機構」（図2-4）が働き心拍出量は一定に維持される。代償機構では，心臓のポンプ機能が

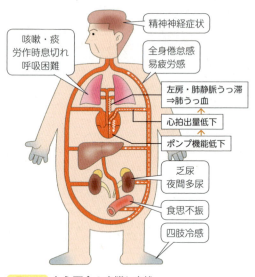

図2-2　左心不全の病態と症状

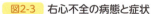

図2-3　右心不全の病態と症状

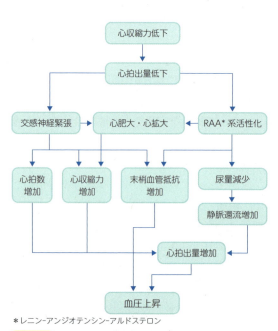

＊レニン-アンジオテンシン-アルドステロン

図2-4　心不全の代償機構

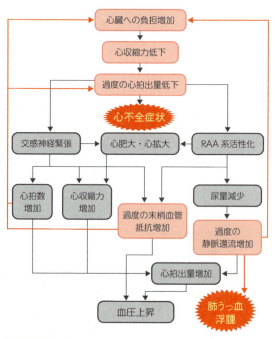

図2-5　代償機構の破綻

　低下すると，交感神経が緊張し，RAA（レニン-アンジオテンシン-アルドステロン）系などの神経体液性因子が活性化する。そのことによって，脈拍や心臓の収縮力を増加し，心臓へ戻る血液を増加させることによって，主要臓器への循環血液量を維持する。また，心機能を維持するために左室の形態の変化が起こる。これらは，短期的には体循環の維持に役立つが，長期的には徐々に心機能を低下させる。狭心症や心筋梗塞のような虚血性心疾患や弁疾患の悪化，感染症，薬の飲み忘れや塩分の過剰摂取などの日常生活管理の不徹底を契機に，急速に病状が悪化した際は，この代償機構が破綻し（図2-5），急激に症状が悪化す

表2-2	うっ血性心不全の診断基準(Framingham criteria)

大症状2つか，大症状1つおよび小症状2つ以上を心不全と診断する

[大症状]
- 発作性夜間呼吸困難または起座呼吸
- 頸静脈怒張
- 肺ラ音
- 心拡大
- 急性肺水腫

- 拡張早期性ギャロップ（Ⅲ音）
- 静脈圧上昇（16cmH$_2$O以上）
- 循環時間延長（25秒以上）
- 肝頸静脈逆流

[小症状]
- 下腿浮腫
- 夜間咳嗽
- 労作性呼吸困難
- 肝腫大

- 胸水貯留
- 肺活量減少（最大量の1/3以下）
- 頻脈（120/分以上）

[大症状あるいは小症状]
- 5日間の治療に反応して4.5kg以上の体重減少があった場合，それが抗心不全治療ならば大症状1つ，それ以外の治療ならば小症状1つとみなす

Mckee PA, Castelli WP, McNamara PM, et al: The natural history of congestive heart failure, the Framingham study, *N Engl J Med*, 285：1441-1446, 1971.

表2-3	NYHA (New York Heart Association)分類
Ⅰ度	心疾患はあるが身体活動に制限はない 日常的な身体活動では著しい疲労，動悸，呼吸困難あるいは狭心痛を生じない
Ⅱ度	軽度の身体活動の制限がある。安静時には無症状 日常的な身体活動で疲労，動悸，呼吸困難あるいは狭心痛を生じる
Ⅲ度	高度な身体活動の制限がある。安静時には無症状 日常的な身体活動以下の労作で疲労，動悸，呼吸困難あるいは狭心痛を生じる
Ⅳ度	心疾患のためいかなる身体活動も制限される 心不全症状や狭心痛が安静時にも存在する。わずかな労作でこれらの症状は増悪する
(付)	Ⅱ$_s$度：身体活動に軽度制限のある場合 Ⅱ$_m$度：身体活動に中等度制限のある場合

The criteria committee of the New York Heart Association : Nomenclature and criteria for diagnosis of diseases of the heart and great vessels, 9th ed, Brown & Co, 1994, p.253-256.

る。これを「急性増悪」という。

（4）心不全の重症度判定と診断

　心不全は，自覚症状と身体所見（表2-2）および心電図，胸部X線写真，採血，心臓超音波検査などによって診断される。病状の進行に伴い自覚症状や身体所見の悪化を認めるため，息切れの程度をもとにしたニューヨーク心臓協会（NYHA）心機能分類が重症度の診断に広く用いられている（表2-3）。

2）不整脈

（1）刺激伝導系

　心臓が全身に必要な血液量を拍出するためには，心筋細胞が規則正しく興奮し，心臓全体がリズムよく拍動する必要がある。心臓全体のリズムが同期して収縮するためには，洞結節から発生した興奮が，房室結節，ヒス束，右脚・左脚，プルキンエ線維という刺激伝導系を伝導する必要がある（図2-6）。この刺激伝導系における何らかの異常が不整脈である。

（2）不整脈の種類

　不整脈は，徐脈性と頻脈性，そして不規則性（期外収縮）に大別される。また，異常興奮が起こる場所から大別すると，上室性（心房）と心室性とがある。

　徐脈性不整脈は，心拍数が50回/分以下のものをいい，興奮の発生の障害，あるいは，興奮の伝導の障害によって起こる。洞不全症候群（SSS）や房室ブロック（AVR）がある。

　頻脈性不整脈は，心拍数が100回/分以上のものをいい，興奮の旋回（リエントリー），自動能亢進，異所性の撃発活動によって起こる。心室頻拍（VT）や心室細動（Vf），発作性上室性頻拍症（PSVT），心房粗動（AFL），心房細動（AF）がある。

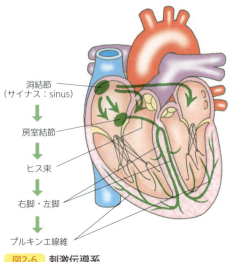
図2-6 刺激伝導系

また，心室細動および無脈性の心室頻拍は致死性不整脈といわれ，心臓突然死の原因となる。

（3）不整脈による症状

心臓がうまく同期収縮せず心臓がポンプとして機能しないため，脳虚血に伴う失神発作症状や心拍出量低下に伴う心不全症状が出現する。頻脈は動悸として自覚することもある。上室性の不整脈の場合は特に左房内血栓を形成しやすく，その血栓が全身に流れ血栓塞栓を起こすリスクが非常に高い。

2 循環機能障害のある患者の治療

1）心不全

心不全では，原因となる疾患の治療や，症状/徴候の改善，進行の予防のために，薬物治療[2]や非薬物治療が行われる。また，病状の安定のために，運動療法や食事療法，服薬指導，禁煙指導などのセルフマネジメント支援が行われる（表2-4）。

（1）薬物治療

心不全の薬物治療では，交感神経，RAA系の賦活化による進行性の左室拡大と左室収縮力の低下を予防し，予後を改善することが中心となる。

①アンジオテンシン変換酵素（ACE）阻害薬，アンジオテンシンⅡ受容体拮抗薬（ARB）

左室収縮機能が低下した慢性心不全患者に用いられる。心収縮力が低下すると，その代償機構として交感神経やレニン・アンジオテンシン系をはじめとする神経体液性因子が活性化される。これらの過剰な活性化はさらに心筋障害や心収縮力の低下を招く。ACE阻害薬およびARBはそのような代償機構を抑制するための薬剤で，再入院率と死亡率を低下させる。血圧低下，腎機能低下，高カリウム血症に注意する。また，ACE阻害薬では，副作用として空咳を認めることがある。

表2-4 入院早期における急性心不全患者の管理アルゴリズム（クリニカルシナリオ）

入院時の管理				
・非侵襲的監視：SpO$_2$，血圧，体温 ・酸素 ・適応があれば非侵襲的陽圧呼吸（NPPV） ・身体診察		・臨床検査 ・BNPまたはNT-proBNPの測定：心不全の診断が不明の場合 ・心電図検査 ・胸部Ｘ線写真		

CS 1	CS 2	CS 3	CS 4	CS 5
収縮期血圧（SBP）>140mmHg	SBP100～140mmHg	SBP<100mmHg	急性冠症候群	右心不全
・急激に発症する ・主病態はびまん性肺水腫 ・全身性浮腫は軽度：体液量が正常または低下している場合もある ・急性の充満圧の上昇 ・左室駆出率は保持されていることが多い ・病態生理としては血管性	・徐々に発症し，体重増加を伴う ・主病態は全身性浮腫 ・肺水腫は軽度 ・慢性の充満圧，静脈圧や肺動脈圧の上昇 ・その他の臓器障害：腎機能障害や肝機能障害，貧血，低アルブミン血症	・急激あるいは徐々に発症する ・主病態は低灌流 ・全身性浮腫や肺水腫は軽度 ・充満圧の上昇 ・以下の２つの病態がある ①低灌流または心原性ショックを認める場合 ②低灌流または心原性ショックがない場合	・急性心不全の症状および徴候 ・急性冠症候群の診断 ・心臓トロポニンの単独の上昇だけではCS4に分類しない	・急激または緩徐な発症 ・肺水腫はない ・右室機能不全 ・全身性の静脈うっ血所見

治　療				
・NPPVおよび硝酸薬 ・容量過負荷がある場合を除いて，利尿薬の適応はほとんどない	・NPPVおよび硝酸薬 ・慢性の全身性体液貯留が認められる場合に利尿薬を使用	・体液貯留所見がなければ容量負荷を試みる ・強心薬 ・改善が認められなければ肺動脈カテーテル ・血圧<100mmHgおよび低灌流が持続している場合には血管収縮薬	・NPPV ・硝酸薬 ・心臓カテーテル検査 ・ガイドラインが推奨する急性冠症候群（ACS）の管理：アスピリン，ヘパリン，再灌流療法 ・大動脈内バルーンパンピング	・容量負荷を避ける ・SBP>90mmHgおよび慢性の全身性体液貯留が認められる場合に利尿薬を使用 ・SBP<90mmHgの場合は強心薬 ・SBP>100mmHgに改善しない場合は血管収縮薬

治療目標		
・呼吸困難の軽減 ・状態の改善	・心拍数の減少 ・尿量>0.5mL/kg/min	・収縮期血圧の維持と改善 ・適正な灌流に回復

Mebazaa A, Gheorghiade M, Piña IL, et al : Practical recommendations for prehospital and early in-hospital management of patients presenting with acute heart failure syndromes, *Crit Care Med*, 36 (Suppl 1) : S129-139, 2008.

②β遮断薬

　心機能を抑制することによって長期の死亡率を減少させる。少量から開始し，心不全の増悪がないことを確認しながら，数日～２週間ごとに段階的に増量する。喘息や徐脈のある場合は使用できない。心不全悪化，徐脈，血圧低下に注意する。

③ミネラルコルチコイド受容体拮抗薬（MRA）

　左室収縮機能が低下した慢性心不全患者に用いられ，心保護作用がある。ACE阻害薬/ARBおよびβ遮断薬と併用されることが多い。高カリウム血症に注意する。

④アンジオテンシン受容体ネプリライシン阻害薬（ARNI）

　心保護作用がある。ACE 阻害薬/ARBを使用していたが副作用が強い場合や，心不全のコントロールが不十分な場合に，ACE 阻害薬/ARBからARNIに切り替えることがある。血圧低下，高カリウム血症に注意する。

⑤SGLT2阻害薬

心不全の発症や症状の悪化を防ぐために用いられる。ACE阻害薬/ARBおよびβ遮断薬と併用されることが多い。尿路感染，正常血糖ケトアシドーシス，脱水に伴う起立性低血圧に注意する。特に，食事量が著しく低下した際は医師へ報告し，中止の要否を確認する。

⑥Ifチャネル阻害薬，HCNチャネル遮断薬

心拍数を低下させることで，心不全の悪化を予防する。洞調律で心拍数が75拍/分以上の場合に使用される。

⑦利尿薬

うっ血による呼吸困難や浮腫などの症状を軽減する。脱水，低カリウム血症や低マグネシウム血症に注意する。

⑧ジギタリス

心房細動を伴う心不全に使用される。ジギタリス中毒を防ぐために，定期的に血中濃度の測定を行う。

⑨経口強心薬

重症例におけるQOLの改善や，静注強心薬からの離脱時，β遮断薬導入時に用いられることがある。不整脈を誘発し，長期予後の悪化を招く場合もあり，慎重に投与される。

（2）非薬物療法

①運動療法

心不全症状によって活動レベルが低下すると，ADL，生命予後，QOLの低下を招く。そこで，適切な量の運動を定期的に行い，運動耐容能を増加し，心不全増悪による入院を減少させ，生命予後，QOLを改善する。

②経皮的冠動脈カテーテルインターベンション

心不全の原因が虚血性心疾患であった場合に，経皮的冠動脈カテーテルインターベンションを行い，狭窄した冠動脈を拡張して，心筋虚血を改善する。

③手術療法

経皮的冠動脈カテーテルインターベンションでの治療が困難な虚血性心疾患や，先天性心疾患などの器質的心疾患が心不全の原因である場合は，冠血行再建術や弁置換術を行うこともある。

④心臓再同期療法

心不全では，房室伝導障害や心室内伝導障害を認めることがある。伝導障害が起こると，心臓内の収縮のタイミングがずれ，有効な心拍出量が得られなくなる。そこで，右心房，右心室，冠状静脈内へリードを留置して，心臓内の収縮のタイミングのずれを補正して，心収縮力を改善する。最近は，慢性心不全患者に多い突然死を予防するため，除細動機能のついた両心室ペーシング機能付き植込み型除細動器（cardiac resynchronization therapy defibrillator：CRT-D)を埋め込むことも多い。

⑤在宅酸素療法，持続的陽圧呼吸

心不全患者は，睡眠時呼吸障害を合併していることも多く，心不全増悪の原因となる。心不全患者の睡眠時呼吸障害の治療法として，在宅で行う酸素療法や持続的陽圧呼吸（continuous positive airway pressure：CPAP）や二相式気道陽圧療法（adaptive servo ventilation：ASV）が行われることもある。

⑥心 移 植

従来の治療法では救命ないし延命が期待できない，重症かつ末期的な状態にある心疾患が適応となる[3]。年齢は65歳未満が望ましく，本人および家族の心臓移植に対する十分な理解と協力が得られることが適応の条件となる。移植待機中は，補助人工心臓を装着する場合もある。

（3）セルフマネジメント

心不全では，セルフマネジメントが重要な役割を果たす。セルフマネジメント能力が向上すると患者の予後が改善するといわれている。詳しくは「セルフマネジメント」（p.86）参照。

2）不 整 脈

不整脈の治療には，薬物療法と非薬物療法がある。不整脈の原因，機序を明らかにするために，心電図検査，心臓電気生理学的検査などが行われる。その原因に応じて，薬物療法あるいは薬物療法と非薬物療法の併用療法が行われる。なお，不整脈が生じる誘因には，冠動脈疾患や心筋症，心不全があり，これらの疾病経過において出現してくることもある。したがって，不整脈への治療のみならず，基礎疾患の管理も同時に必要である。

（1）薬物療法

不整脈の原因によって，薬剤が選択される（Sicilian Gambit分類法）（表2-5）。

副作用は，心血管系と心外性のものがある。心血管系副作用には，抗不整脈薬が別の不整脈を発生させる催不整脈や心臓収縮力低下作用がある。心外性副作用には，抗コリン作用（口渇，排尿障害，便秘，緑内障など），消化器症状（悪心・嘔吐，下痢など），中枢神経症状（耳鳴り，めまい，頭痛など），肺毒性などがある。

（2）非薬物療法

薬物療法のみで効果が十分に得られない場合，また，ただちに死に至る致死性不整脈の場合には，非薬物療法が併用されることになる。非薬物療法には，アブレーション治療，心臓デバイス治療，電気的除細動，外科手術がある。非薬物療法の目的は，致死性不整脈による心臓突然死の予防と生命予後の改善，不整脈による症状改善とQOLの改善である[4]。

①アブレーション治療

アブレーション（経皮的カテーテル心筋焼灼術）治療は，頻脈性不整脈に対する根本的な治療である。日本では1994年に保険適用となっている。大腿静脈からカテーテルを挿入して心臓までアプローチし，興奮が旋回していたり激発活動していたりする部位を3次元マッピング技術で特定する。その特定された部位を，高周波電流で焼灼し，異常回路を遮断する治療である。

②心臓デバイス治療

心臓デバイスには，植込み型心臓電気デバイス（cardiac implantable electronic device：CIED）であるペースメーカー（pace maker：PM），植込み型除細動器（implantable cardioverter defibrillator：ICD），心臓再同期療法（cardiac resynchronization therapy：CRT）を行う両心室ペースメーカー，また，植込み型心臓モニター（implantable cardiac monitor：ICM）や植込み型補助人工心臓（ventricular assist device：VAD）がある（表

第Ⅲ章　慢性的な機能障害のある人への支援技術

表2-5 Sicilian Gambitの提唱する薬剤分類の枠組

薬剤	イオンチャネル						受容体				イオンポンプ	臨床効果			心電図所見		
	Na⁺			Ca²⁺	K⁺	I_f	α	β	M₂	A₁	Na⁺-K⁺ ATPase	左室機能	洞調律	心外性	PR	QRS	JT
	速い	中間	遅い														
リドカイン	○											→	→	●			↓
メキシレチン	○											→	→	●			↓
プロカインアミド		●A			●							↓	→	●	↑	↑	↑
ジソピラミド			●A		●				○			↓	→	●	↑↓	↑	↑
キニジン		●A			●		○		○			→	↑	●	↑↓	↑	↑
プロパフェノン		●A						●				↓	↓	○	↑	↑	
アプリンジン		●I		○	○	○						→	↓	●		↑	→
シベンゾリン			●A	○	●							↓	↑	○		↑	→
ピルメノール			●A		●				○			↓	↑	○			↑→
フレカイニド			●A		○							↓	↓	○		↑	
ピルシカイニド			●A									↓→		○		↑	
ベプリジル	○			●	●							?	↓	○			↑
ベラパミル	○			●			○					↓	↓	○			
ジルチアゼム				●								↓	↓	○			
ソタロール					●			●				↓	↓	○			↑
アミオダロン	○			○	●		●	●				→	↓	●	↑		↑
ニフェカラント					●							→	→	○			↑
ナドロール								●				↓	↓	○			
プロプラノロール	○							●				↓	↓	○			
アトロピン									●			→	↑	●			
ATP										■		?	↓	○			
ジゴキシン									●		■	↑	↓	●	↑		↓

遮断作用の相対的強さ：○低，●中等，●高
■：作動薬
臨床効果と心電図変化の方向：↑増大，↓減少，→不変
A：活性化チャネルブロッカー（活性化状態イオンチャネルをブロックする薬物），
I：不活性化チャネルブロッカー（不活性化状態イオンチャネルをブロックする薬物）
速い・中間・遅い：チャネルに対する結合/解離速度

抗不整脈薬ガイドライン委員会編：抗不整脈薬ガイドライン：CD-ROM版ガイドラインの解説とシシリアンガンビットの概念，ライフメディコム，2000．より許諾を得て掲載
日本循環器学会／日本不整脈心電学会合同ガイドライン－2020年改訂版　不整脈薬物治療ガイドライン（2023年10月13日更新）（班長：小野克重，他），p.16．https://www.j-circ.or.jp/cms/wp-content/uploads/2020/01/JCS2020_Ono.pdf（アクセス日：2024/10/4）を参照した

2-6）。

　PM，ICD，CRTはいずれも，しくみとしては，心臓の興奮を感知するセンシング機能と刺激するペーシング機能があり，ジェネレーター（本体）とリードで構成されている。また，ペーシングする部位とセンシング部位（心房か心室か，両方か），そして，作動様式（ペーシングは抑制か，同期か，両方か）について設定されている。

　これらの心臓デバイスは，根治治療ではなく，あくまでも突然死を防ぐための対症療法であることを忘れてはならない。さらに，これらの治療は，いったん始めると容易に途中でやめることはできない。したがって，植込みにあたっては，十分に本人と家族がデバイス治療のメリットとデメリットを考えたうえで植込みを決断し，終末・臨終時までどう生き抜くかについて自己決定できることが重要となる治療である。

③電気的除細動

　電気的除細動は，致死性不整脈や頻脈性不整脈を，洞調律に戻すために行われる直流電

表2-6 植込み型心臓電気デバイスの種類,対象および機能

デバイスの種類	対象不整脈	対象疾患	機能	医療保険適用
ペースメーカー (PM)	徐脈性不整脈	洞不全症候群,房室ブロック ほか	モニタリング機能,ペーシング機能(リードは右心房または/および右心室のみ)	1974年
植込み型除細動器 (ICD)	頻脈性致死性不整脈(VF, VT, PSVTなど)	冠動脈疾患,心筋症,ブルガダ症候群,QT延長症候群 ほか	ペーシング機能＋カーディオバージョン機能,除細動機能	1996年
両心室ペースメーカー / 両心室ペースメーカー (CRT-P)	心室内伝導障害を伴う慢性心不全		両心室ペーシング機能(心臓再同期)	2004年
両心室ペースメーカー / 両心室ペーシング機能付き植込み型除細動器 (CRT-D)	致死性不整脈を併発する慢性心不全		両心室ペーシング機能(心臓再同期)＋除細動機能	2006年
植込み型補助人工心臓 / 植込み型左室補助人工心臓 (LVAD)	重症心不全患者の心臓移植待機期間		心臓ポンプ機能(植込み型のほかに体外設置型,全置換型もある)	2004年

※2009年に遠隔モニタリングシステムが日本に導入された(右図は新しい機種)
※2012～2014年にMRI対応PM, ICD, CRTが日本に導入された
（上の写真はすべてMRI対応機種である）
正確には「条件つきMRI対応」であり，デバイスおよびMRIの条件を満たすことが必要である

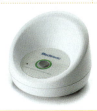

写真提供：日本メドトロニック株式会社

流による治療である。致死性不整脈に対しては，電気的除細動（defibrillation）により一気に脱分極させることで細動を停止させる。頻拍性不整脈に対しては，カルディオバージョン（cardioversion，胸に軽度の不快感を覚える程度の電気ショックを与える）により，頻拍の原因となっているリエントリー回路の循環を停止させる。

　除細動の方法には，体外から経皮的に行われる場合と，体内にデバイスを植込む場合がある。近年，自動体外式除細動器（automated external defibrillator：AED）や植込み型除細動器（ICD），着用型心臓除細動器（wearable cardioverter-defibrillator：WCD）が開発されている。

④外科手術

　アブレーション技術が確立される以前は，WPW症候群，心室頻拍，心房細動に対する外科手術が行われてきた。現在は，外科手術は，アブレーション不成功の場合や，不整脈の治療以外が目的である場合に行われている。たとえば，僧帽弁弁膜症に心房細動を合併した場合に，弁形成術とMaze術が行われる。

第Ⅲ章　慢性的な機能障害のある人への支援技術

3 セルフマネジメント

1）服薬管理

　服薬の中断は，疾病の増悪因子の一つである。薬剤名，投与量，投与回数，副作用を説明し，薬剤師と連携しながら，飲み忘れの有無，服薬方法，服薬を継続するうえでの困難，副作用の有無の確認などを行う。

　服薬指導においては，患者の理解力，支援体制に合わせ，日常生活のなかでいかに飲み忘れずに服薬できるか，管理方法を共に考える。なお，食べ合わせに注意が必要な薬剤があるため，食行動と合わせて考える。「血圧が低くなってきたからもう飲まなくてよい」「利尿薬を飲むと外出時排尿に困るから飲まない」「飲んでも飲まなくても何も変わらない」など，症状が軽減した感覚や症状改善がみられないという認識，社会生活上のつらさによって，自己中断する患者は少なくない。そのため，患者の薬剤に対する認識を確認する。服薬確認する際は，「お薬は何がどれくらい余っていますか？」「利尿薬の内服で困っていることはないですか？」など患者が答えやすいように尋ね方を工夫すると，服薬上の困り事を知ることができる。

2）セルフモニタリング

　心不全や不整脈のような心疾患では，定期的な受診以外にも，体調の悪化を自覚したときには医療機関を受診して適切な医療を受けることも，療養生活を継続するうえで重要になる。そのためには，患者自身が心不全増悪や不整脈の症状と徴候を適切に認識することが必要になる。実際には「そういえば，あれが悪化のサインだったのだね」「年のせいだと思っていた」など，悪化の症状を自覚していながらもそれと判断できないことも多い。そのため，個々の患者が経験した心不全症状を一緒に振り返るとともに，毎日の体重測定などの客観的な指標をつくっておくことが重要である。

　体重増加は体液貯留の指標であり，毎日決まった時間（毎朝排尿後など）に測定することが望ましい。3日間に2kg以上増加する場合は，心不全の悪化を疑う。下肢の浮腫の観察も重要な指標となる。足背部や前脛骨部を指でしっかりと5秒以上押さえた後に指を離して皮膚に指の跡が残っている場合は浮腫である。そのほかにも，靴が履きにくくなる場合も浮腫の可能性がある。また，労作時の息切れや安静時呼吸困難，食欲不振，倦怠感なども心不全の悪化徴候であることを説明する。説明の際には，「買い物の途中で何度も休憩が必要になった」「布団に入ってしばらくすると息苦しくなる」など，症状をイメージしやすいように具体的な表現を用いて説明する。

3）食事療法

　心不全では，塩分の制限が重要である。基本的には，1日6gを超えないよう指導するが，重症心不全患者では，より厳格な塩分制限を検討することもある[5]。しかし，日本人の塩分摂取量は欧米に比較して多く，食塩を控えた食事への変更は容易ではない。「減塩に気をつけている」と言いながらも，気づかないうちに過剰に摂取していることもある。そこで，患

表2-7	塩分摂取を減らす方法

調理方法のコツ

- だしを使用する
- 減塩調味料や減塩食品を使用する
- レモン，酢など酸味をきかせる
- 炒ったゴマなどを利用して香ばしさをつける
- 唐辛子，山椒，わさびなどの香辛料を使用する
- 新鮮な食材を選ぶ

食べるときのコツ

- しょうゆやソースはかけるのではなく，つけながら食べる
- 薄味のものから食べる
- 梅干，汁物，鍋物，麺類は塩分が多いので注意する
- 麺類の汁は残す

表2-8	食塩換算方法

ナトリウム (mg) ×2.54÷1000＝食塩相当量 (g)

者と一緒に普段の食生活を振り返りながら，実際どのくらいの塩分を摂取しているかを考えることから始める。また，だし汁の使用などといった調理方法の工夫や，「ラーメンの汁を残す」「ソースはかけずにつける」など，実際に実施できる方法を患者と話し合う（表2-7）。外食や加工品を摂取する際は，栄養成分表示を活用する方法もある。ただし，栄養成分表示では，食塩量ではなく，ナトリウム量が記載されている場合も多いため，食塩換算方法（表2-8）を説明し，活用できるように支援する。

肥満や脂質異常症は心疾患のリスクファクターとなる。肥満がある場合は，適切な摂取カロリーの算出を行い，摂取総カロリーの制限を行う。塩分と同様に気づかないうちに過剰にカロリーを摂取している場合も多く，患者と共に普段の食生活を振り返りながら実際にできる方法を検討する。

水分制限については，過剰な水分摂取は心不全症状の悪化を招くため，患者の病状や普段の水分摂取量に応じた助言を行う。また，夏場や利尿薬を摂取している患者，高齢者では脱水に傾きやすくなるため，脱水症状を説明し，注意できるように支援する。

4）禁　　煙

喫煙はあらゆる心疾患の危険因子であり，禁煙することで心疾患の悪化を予防する。そのため，喫煙者へは禁煙を勧める。患者の禁煙に対する考えや禁煙するときに不安なことについて十分話し合い，具体的に禁煙開始日を設定する。ニコチン依存症によって禁煙が困難な場合は禁煙治療を受ける場合もある。

5）感染予防

感染は心不全増悪の主要な要因の一つであり，予防が重要である。感染を予防するための適切な手洗い方法や手洗いのタイミング（食前，排泄後，帰宅時など），マスクの使用方法やワクチン接種についての知識を説明する。

6）休息と運動

過度の労作は心不全増悪の引き金となる。重症度に基づいて日常生活活動での注意点を

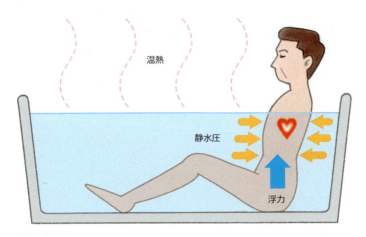

図2-7　心臓への入浴の影響

説明する。仕事や家事の方法，環境について患者と話し合い，心不全を悪化させないための日常生活活動が行えるように説明する。特に，退院直後や，冠婚葬祭など生活の変化が起こる時期には気づかないうちに過労になっていることも多いため，セルフモニタリングと併せて注意する。

7）入　浴

　熱い湯は交感神経を緊張させ，さらに深く湯につかると静水圧がかかるために心内圧が上昇し，心臓に負担がかかる（図2-7）。そのため，温度は40～41℃とし，湯につかるときの姿勢は，鎖骨下までの深さの半身浴を勧める。また，湯につかる時間は10分程度が望ましいことを説明する。また，急激な温度変化は狭心症の発作を誘発したり，心臓への負担を増加させたりするため，入浴前には脱衣所や浴室を十分に暖めておくことも重要である。

8）排　泄

　努責は血圧上昇を招き，心臓への負担を増加させる。水分制限のある場合には便秘になる可能性もあるため，食物繊維を多く含む食品の摂取を促し，必要であれば緩下剤の使用を検討して，努責を避けられるように工夫する。

9）性 生 活

　心不全患者では，性行為による血圧の変動から，必要以上に心配や不安を抱いて性行為を危険視する場合がある。心血管系の合併症がある場合など重症度によって異なるが，一般的に慣れたパートナー間での性行為では，心拍数や血圧の上昇はわずかであり，その変化は短時間の上昇に過ぎない。労作による酸素消費量の増加は，安静時の4～5倍程度とされており，ふつうの早さで階段を2～3階まで上る程度の運動に耐えることができる患者であれば問題ないとされている。ただし，運動や入浴・シャワーの直前直後は避け，お互いがリラックスしていると感じられる時間を選ぶようにし，イライラしているときや，情緒的に不安定なときの性行為は避けるように説明する。降圧薬の副作用として勃起不全を招

表2-9 心臓リハビリテーションの時期区分と内容

時期区分	急性期	前期回復期	後期回復期	維持期
時期	入院～病状安定	病状安定～退院	退院～安定期	安定期以降
実施場所	入院(集中治療室／一般病棟)	入院(リハビリ室)	外来(リハビリ室)／在宅	施設／在宅
目標	日常生活復帰	退院・家庭復帰	社会復帰・復職 新たな生活習慣	快適な生活の維持 再発予防
内容	急性期合併症の監視・治療 段階的身体動作負荷 心理サポート など	運動療法 服薬指導 食事指導 禁煙指導 疾病教育 カウンセリング 冠危険因子評価 など	運動療法 服薬指導 食事指導 禁煙指導 生活活動指導 カウンセリング 冠危険因子是正 など	運動療法 自己管理支援 カウンセリング 冠危険因子是正 など

Izawa H, et al : Standard Cardiac Rehabilitation Program for Heart Failure, *Circ J*, 83(12): 2394-2398, 2019. および日本循環器学会／日本心臓リハビリテーション学会合同ガイドライン：2021改訂版　心血管疾患におけるリハビリテーションに関するガイドライン, p.16. を参考に作成

くことがあり，問題があれば主治医に相談するように説明する。

看護技術の実際

A 心臓リハビリテーション

- **目　的**：心血管疾患患者の動脈硬化や心不全の病態の進行を抑制または軽減し，再発・再入院・死亡を減少させ，快適で活動的な生活を送ることを目指す
- **適　応**：発症当日から離床までの「急性期」，離床後の「回復期（前期回復期，後期回復期）」，社会復帰以降生涯を通じての「維持期」にあるすべての心血管疾患患者が対象となる（表2-9）

以下では，回復期（前期回復期，後期回復期）にある患者の運動療法実施時の看護について説明する。

	方　法	留意点と根拠
1	**運動処方の内容を確認する** ①運動の種類，②運動強度，③運動持続時間，④運動の頻度を確認する	●運動処方は，個々の患者の重症度，原疾患，合併症をきめ細かく勘案して作成される
2	**患者に目的・方法を説明する** 1）運動の目的および適切な方法で実施する必要があることを説明する（➡❶） 2）動悸，息切れ，倦怠感，めまいなどの症状を自覚した場合はすぐに報告するよう説明する（➡❷）	❶過度の運動は心不全を悪化させるおそれがある ❷心不全の悪化や，低血圧・不整脈などの症状の悪化を認める場合は，ただちに運動を中止する必要がある

第Ⅲ章　慢性的な機能障害のある人への支援技術

方　法	留意点と根拠
3 患者の状態を知る 1）バイタルサインの測定および自覚症状の観察を行う（➡❸） 2）食事摂取時間を確認する（➡❹） 3）下肢の浮腫，腫脹，疼痛，ホーマンズ徴候の有無を観察する（➡❺）	❸気分のすぐれない場合や，心不全の自覚症状および身体所見の悪化を認める場合は，運動療法を中止し，医師に報告する（表2-10） ❹食後は腸管の血液需要が増すため，食後2時間は運動しない ❺長期間安静にしていた後には深部静脈血栓症のリスクが高まる。離床時に剥離した下肢の血栓が血管を流れ肺塞栓となる場合もあるため注意する
4 モニター類を装着する 心電図モニター，SpO₂モニターを装着する（➡❻）	❻運動療法による心不全の悪化徴候を早期に発見するため，安全性が確認されるまで装着する
5 処方された内容の運動を実施する 1）臥床時と起立時の血圧の差を確認し，周囲の安全に配慮する（➡❼） 2）運動中は心電図モニターやSpO₂値を継続的に観察するとともに，動悸，息切れ，めまいなどの症状の有無を適宜確認し（➡❽），異常を認める場合は中止する（表2-11）	❼長期臥床患者や高齢者では，起立性低血圧によってふらつきや転倒を起こすことがある ❽運動の負荷が過度であった場合，心不全の悪化を招く可能性がある
6 運動を終了する バイタルサインの測定および自覚症状の観察を行い，休息を促す	●息切れ，倦怠感，疲労感，低血圧，不整脈など心不全症状の悪化を認める場合は，主治医へ報告する ●運動療法導入1〜2週間後に体重の増加など心不全症状の悪化を認めることがある。その場合は運動処方内容を検討する

B 心臓電気デバイス植込み患者への教育支援

　ペースメーカー（PM），植込み型除細動器（ICD），心臓再同期療法（CRT）などの植込み型心臓電気デバイス（CIED）の使用により，生命予後は飛躍的に改善してきている。しかし，感染などの合併症の可能性や，電磁干渉からの回避や植込み部の運動制限により，患者・家族の戸惑いは少なくない。特に，ICD植込み患者は作動や不適切作動に対する不安や恐怖，ICDに関する社会認知が低いことも加わり，心理社会的な問題や社会での生きづらさを体験している[6]。また，ICDやCRTを植込む患者は，低心機能症例も多い。さらに，あくまで心臓突然死を予防する治療であり，薬物療法と併用される。そのため，デバイスを植込んだことに関する自己管理だけでなく，確実な服薬管理に加えて，致死性不整脈を引き起こす基礎疾患(冠動脈疾患，心筋症，心不全など)の自己管理も重要である。

　したがって，デバイス植込み患者への看護においては，患者が，感染症など合併症を早期発見・早期対処するためのセルフモニタリング，および，植込みに伴う生活上の制約をうまく生活に組み入れるためのセルフマネジメントに関する支援が必要となる。

●目　　的：（1）患者・家族が，自己検脈や植込み部の観察などをとおして，作動不全や合併症を早期発見・早期対処できる
　　　　　　（2）電磁干渉からの回避，および不整脈の原疾患に適した日常生活調整をうまく患者なりの生活に組み入れるための知識・情報を得て，判断することができる
●使用物品：鏡，ペースメーカー手帳（患者に応じて，ICD手帳，CRT-D手帳など，図2-8），デバイスメーカー作成のパンフレット，自己管理ノート

表2-10 積極的な運動療法が禁忌となる疾患・病態

絶対的禁忌

1. 不安定狭心症または閾値の低い（平地のゆっくり歩行［2MET］で誘発される）心筋虚血
2. 過去3日以内の心不全の自覚症状（呼吸困難，易疲労感など）の増悪
3. 血行動態異常の原因となるコントロール不良の不整脈（心室細動，持続性心室頻拍）
4. 手術適応のある重症弁膜症，とくに症候性大動脈弁狭窄症
5. 閉塞性肥大型心筋症などによる重症の左室流出路狭窄
6. 急性の肺塞栓症，肺梗塞および深部静脈血栓症
7. 活動性の心筋炎，心膜炎，心内膜炎
8. 急性全身性疾患または発熱
9. 運動療法が禁忌となるその他の疾患（急性大動脈解離，中等症以上の大動脈瘤，重症高血圧*1，血栓性静脈炎，2週間以内の塞栓症，重篤な他臓器疾患など）
10. 安全な運動療法の実施を妨げる精神的または身体的障害

相対的禁忌

1. 重篤な合併症のリスクが高い発症2日以内の急性心筋梗塞*2
2. 左冠動脈主幹部の狭窄
3. 無症候性の重症大動脈弁狭窄症
4. 高度房室ブロック
5. 血行動態が保持された心拍数コントロール不良の頻脈性または徐脈性不整脈（非持続性心室頻拍，頻脈性心房細動，頻脈性心房粗動など）
6. 最近発症した脳卒中*3
7. 運動負荷が十分行えないような精神的または身体的障害
8. 是正できていない全身性疾患*4

禁忌でないもの

1. 高齢者
2. 左室駆出率低下
3. 血行動態が保持された心拍数コントロール良好な不整脈（心房細動，心房粗動など）
4. 静注強心薬投与中で血行動態が安定している患者
5. 補助人工心臓（LVAD），植込み型心臓電気デバイス（永久ペースメーカ，植込み型除細動器［ICD］，両室ペーシング機能付き植込み型除細動器［CRT-D］など）装着

*1：原則として収縮期血圧＞200mmHg，または拡張期血圧＞110mmHg，あるいはその両方とすることが推奨されている.
*2：貫壁性の広範囲前壁心筋梗塞，ST上昇が遷延するものなど.
*3：一過性脳虚血発作を含む.
*4：貧血，電解質異常，甲状腺機能異常など.
（日本循環器学会. 2018[118a]，Fletcher GF, et al. 2013[97]，日本循環器学会. 2019[119]より作表）
日本循環器学会／日本心臓リハビリテーション学会合同ガイドライン. 2021年改訂版　心血管疾患におけるリハビリテーションに関するガイドライン. https://www.j-circ.or.jp/cms/wp-content/uploads/2021/03/JCS2021_Makita.pdf. 2024年9月閲覧

表2-11 運動療法実施中の中止基準

絶対的中止基準

- 患者が運動の中止を希望
- 運動中の危険な症状を察知できないと判断される場合や意識状態の悪化
- 心停止，高度徐脈，致死的不整脈（心室頻拍・心室細動）の出現またはそれらを否定できない場合
- バイタルサインの急激な悪化や自覚症状の出現（強い胸痛・腹痛・背部痛，てんかん発作，意識消失，血圧低下，強い関節痛・筋肉痛など）を認める
- 心電図上，Q波のない誘導に1mm以上のST上昇を認める（aV$_R$，aV$_L$，V$_1$誘導以外）
- 事故（転倒・転落，打撲・外傷，機器の故障など）が発生

相対的中止基準

- 同一運動強度または運動強度を弱めても胸部自覚症状やその他の症状（低血糖発作，不整脈，めまい，頭痛，下肢痛，強い疲労感，気分不良，関節痛や筋肉痛など）が悪化
- 経皮的動脈血酸素飽和度が90%未満へ低下または安静時から5%以上の低下
- 心電図上，新たな不整脈の出現や1mm以上のST低下
- 血圧の低下（収縮期血圧＜80mmHg）や上昇（収縮期血圧≧250mmHg，拡張期血圧≧115mmHg）
- 徐脈の出現（心拍数≦40/min）
- 運動中の指示を守れない，転倒の危険性が生じるなど運動療法継続が困難と判断される場合

日本循環器学会／日本心臓リハビリテーション学会合同ガイドライン. 2021年改訂版心血管疾患におけるリハビリテーションに関するガイドライン. https://www.j-circ.or.jp/cms/wp-content/uploads/2021/03/JCS2021_Makita.pdf. 2024年9月閲覧

第Ⅲ章 慢性的な機能障害のある人への支援技術

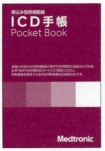
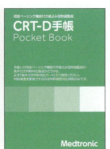

ペースメーカー手帳　　ICD手帳　　CRT-D手帳

ペースメーカー手帳の内容

写真提供：日本メドトロニック株式会社

図2-8　ペースメーカー手帳など

	方　法	留意点と根拠
1	**デバイス植込み部の観察方法を説明する** 1) デバイス植込み部の位置を鏡の前で一緒に確認する 2) 毎日観察する必要性を説明する 3) 観察する時間（朝の更衣時や入浴時など脱衣するタイミング），場所（鏡のある場所がよい）を決める 4) 植込み部を以下の視点で観察する：赤み，腫れ，痛み，熱，膿などの滲出液，皮膚のこすれ 5) 異常があるときには，早目に受診することを伝える	●本体植込み部の感染，金属アレルギーは，植込み直後だけでなく数年たっても出現することがあり，その際は入院して抜去し植え替えることが必要となることを伝える（➡❶） ❶本体とリードの感染や金属アレルギーは数％起こるといわれている。早期発見・早期対処が大切である ●ポケット部に本体による膨隆がある場合は，皮膚壊死（➡❷）を防ぐために，綿素材の下着着用など皮膚を保護する工夫をする ❷デバイスが小さくなったため症例は減少しているが，女性や若年者，やせ型の場合，ポケット内でデバイスが動きやすく，また，膨隆して皮膚が伸展し，皮膚壊死を起こすことがある

方　法	留意点と根拠
2 自己検脈の方法を説明する 　1）脈拍（数，リズム）の測定法を説明する 　2）ペースメーカー／ICD手帳に記載されている設定を確認し，正常範囲を説明する 　3）ペーシング機能設定の脈拍数と，自分の脈拍数とを比較し，異常の判断基準について確認する 　4）自己管理ノートに記載する 　5）異常があるときには，医師に連絡する	●橈骨動脈が触れにくい場合は，他の動脈を選択してもよい ●高齢の場合，測定が困難であることもあるため，家族による測定を指導する必要がある ●ペーシング機能の設定は病状に応じて変更されることもあるため，特に外来では設定を医師に確認するよう説明する
3 作動，不適切作動時の対処を説明する（ICD，CRT-Dの場合のみ） 　1）カルディオバージョン，除細動の目的と，自覚症状について説明する 　2）作動時前後の対処法を説明する 　（1）作動の直前に動悸などの胸部違和感がある場合は，安全な場所に移動し，しゃがむ，座るなどして作動や意識消失による転倒を防ぐ 　（2）普段より，駅のホームは線路側を歩かない，階段は手すり側を歩くなど，不整脈や作動による意識消失および転倒が招く二次障害を防ぐための行動について，患者の生活範囲で共に考える 　（3）作動後は，安全な場所で安静にし，病院からの指示に従って連絡し，受診する 　（4）作動の有無にかかわらず，胸部不快感などの症状出現時は，時間やそのときの状況を自己管理ノートに記載しておく	●ICDは，抗頻拍ペーシング→カルディオバージョン（弱い電気ショック）→除細動　と機能する。抗頻拍ペーシングは通常ペーシングと同様の刺激で，患者の自覚はない。また，意識下で除細動を体験する場合と，除細動のための充電する数秒の間に心室細動により意識を失う場合がある ●睡眠時などに作動し，患者の自覚がなく，定期受診時に作動イベントが確認されることもある ●作動体験した場合は，そのときの状況や思いを表出できる環境をつくる
4 電磁干渉を避けるよう生活調整する 　1）デバイスメーカーのパンフレットなどを見ながら，家庭や職場，外出先の電磁環境を家族と共に確認する 　2）特に職場環境によって就業内容の変更を余儀なくされる場合，必要に応じて医師からの説明を行う（➡❸） 　3）電磁干渉に対する対応について確認する 　（1）干渉時の症状（ふらつき，めまい，胸部不快など）を確認する 　（2）干渉を感じたらすぐに離れるなど，原因部からの距離をとる 　（3）基本的に離れれば作動は元に戻る。それでも症状が軽減しない場合はただちに連絡する 　4）電磁干渉に関する相談先を確認する	●電磁環境は「危険」「警告」「注意」の3段階に区分されている❶。詳細な情報は，デバイスメーカーに確認する ●危険を招く行動を禁止するだけでなく，禁止により困ることを確認し，代替・対処法を共に考える姿勢が必要である ●近年，電磁環境は急速に発展している。電気自動車急速充電，ワイヤレスカードシステム，医療環境（歯科，美容整形など）など，新たな電磁環境に対応して情報がアップデートされるので医療者も確認しておく ●福祉用具として，電磁波防護服（エプロンやベスト），植込み部を衝撃から守る専用パッドなども開発されている ❸日本循環器学会より，社会復帰・就学・就労に関するガイドラインが刊行されている。関連する法律，政令などを確認しながら，患者・家族が社会生活を営んでいけることが重要である
5 デバイス植込み部およびリード断裂・脱落を防ぐための注意点を説明する 　1）避ける必要のある運動や動作を説明する 　（1）植込み後2か月間は，上肢を強い力で挙上することを避ける 　（2）激しく身体がぶつかる運動は避ける 　（3）植込み部に近い腕の筋肉を続けて動かす運動（腕立て伏せ，鉄棒ぶら下がりなど）は避ける 　2）2か月後からは，強い力をかけなければ挙上可能であることを必ず伝えておく（➡❹）	❹患者はずっと上肢を挙上してはならないと思っていることがある。特に高齢者では関節が拘縮し，上肢が挙上できなくなるおそれがある

	方　法	留意点と根拠
6	**ペースメーカー／ICD手帳，身体障害者手帳を常時携帯することを説明する** 1）手帳の内容を確認する（植込んでいる機器や設定の記録，通院記録，生活上の記録，生活上の情報の記載，緊急連絡先など） 2）他施設や他診療科の受診，緊急の場合には手帳を提示するよう説明する	●身体障害者認定（身体障害者手帳の取得）は患者自身による申請が必要である。ソーシャルワーカーなどと連携し手続きを支援する ●患者にとっては，日本心臓ペースメーカー友の会，日本ICDの会など，患者グループでのかかわりが生活や心理面の支えになることも多いので紹介しておく
7	**自動車運転について理解を促す** 1）ペースメーカー植込み患者は失神症状が改善していれば原則許可される。職業運転は，関連する法律によって個別に判断される。ICD植込み患者は原則禁止である。医師の診断書により許可されることもあるが，植込み目的や作動により運転制限期間が異なることを理解してもらう（➡❺） 2）シートベルトが植込み部に当たる場合，急ブレーキなどによる強い衝撃から守るため，クッションなどを当てる	●運転ができなくなり生活に必要な移動手段を失うこともある。代替法を患者・家族と共に考える ❺2014年に道路交通法が改正され，「個別に判断する」基準が，基礎疾患およびデバイスの種類や目的に応じて具体的に示されている。最新の情報は日本不整脈心電学会ホームページ❶❷などから得られる。
8	**不整脈や心機能低下を引き起こさないよう日常生活活動を調整する**	●入浴，食事，飲酒，性生活などについて説明する ●生活における身体活動や運動の制限は，基礎疾患により異なる。また，心臓リハビリテーション適応❸と合わせて説明する。
9	**薬物療法など他の治療の遵守および定期受診の必要性について説明する** 1）服薬はデバイス植込み後も必要であることを再確認し，確実に内服できるよう調整する 2）デバイス外来の定期受診の必要性を説明する（➡❻） 3）基礎疾患管理のための通院の継続が必要性であることを確認する	●デバイス治療単独であることは少ない。勝手な判断で服薬を中断することがないよう，薬物療法とデバイス治療の目的両方を説明する ●遠隔モニタリングシステムを利用する場合は，送信などについての指導も必要となる ❻3〜4か月あるいは6か月ごとに，ペースメーカー／ICD外来などの専門外来を受診する。外来では，機器設定，電池の消耗度，本体に記録されている心電図や治療エピソードなどを確認している ●原疾患の管理は，他施設，他の医師によって行われていることも多い。他施設・医師と連携して原疾患の治療を継続することも重要である

❶循環器病の診断と治療に関するガイドライン（2012年度合同研究班報告）－ペースメーカ，ICD，CRTを受けた患者の社会復帰・就学・就労に関するガイドライン（2013年改訂版）（班長：奥村謙）．http://www.j-circ.or.jp/cms/wp-content/uploads/2020/02/JCS2013_okumura_h.pdf（アクセス日：2024/10/15）
❷日本不整脈心電学会：自動車運転に関するステートメントほか　https://new.jhrs.or.jp/information-on-statements-standards-and-requirements/guideline/（アクセス日：2024/1/26）
❸日本循環器学会/日本心臓リハビリテーション学会合同ガイドライン－2021年改訂版 心血管疾患におけるリハビリテーションに関するガイドライン（2022年12月20日更新）（班長：牧田茂，安隆則），p.54-59．https://www.j-circ.or.jp/cms/wp-content/uploads/2021/03/JCS2021_Makita.pdf（アクセス日：2024/1/26）

文　献

1）佐藤幸人：心不全の基礎知識100，第2版，文光堂，2019，p.2.
2）日本循環器学会／日本心不全学会合同ガイドライン　2021年 JCS/JHFSガイドラインフォーカスアップデート版　急性・慢性心不全診療　https://www.j-circ.or.jp/cms/wp-content/uploads/2021/03/JCS2021_Tsutsui.pdf（アクセス日：2024/9/16）
3）日本循環器学会：心臓移植レシピエントの適応　https://www.j-circ.or.jp/ishoku-tekioukijyun/（アクセス日：2024/3/11）
4）日本循環器学会／日本心臓血管外科学会／日本胸部外科学会／日本血管外科学会合同ガイドライン　2021年改訂版　重症心不全に対する植込型補助人工心臓治療ガイドライン（班長：小野稔，山口修）．https://www.j-circ.or.jp/cms/wp-content/uploads/2021/03/JCS2021_Ono_Yamaguchi.pdf（アクセス日：2024/10/15）

5）日本循環器学会／日本心不全学会合同ガイドライン－急性・慢性心不全診療ガイドライン (2017年改訂版. 2022年4月1日更新)（班長：筒井裕之） https://www.j-circ.or.jp/cms/wp-content/uploads/2017/06/JCS2017_tsutsui_h.pdf（アクセス日：2024/3/11)

6）眞茅みゆき・池亀俊美・加藤尚子編：心不全ケア教本，第2版，メディカル・サイエンス・インターナショナル，2019.

7）日本循環器学会／日本心臓リハビリテーション学会合同ガイドライン－2021改訂版　心血管疾患におけるリハビリテーションに関するガイドライン（2022年12月10日更新）（班長：牧田茂） https://www.j-circ.or.jp/cms/wp-content/uploads/2021/03/JCS2021_Makita.pdf.（アクセス日：2024/3/11)

8）日本循環器学会／日本不整脈心電学会合同ガイドライン－2020年改訂版　不整脈薬物治療ガイドライン (2023年10月13日更新)（班長：小野克重，他） https://www.j-circ.or.jp/cms/wp-content/uploads/2020/01/JCS2020_Ono.pdf（アクセス日：2024/1/26)

9）循環器病の診断と治療に関するガイドライン（2012年度合同研究班報告）－ペースメーカ，ICD，CRTを受けた患者の社会復帰・就学・就労に関するガイドライン（2013年改訂版）（班長：奥村謙） http://www.j-circ.or.jp/cms/wp-content/uploads/2020/02/JCS2013_okumura_h.pdf（アクセス日：2024/10/15)

10）日本循環器学会 / 日本心不全学会合同ガイドライン　2021年改訂版　循環器疾患における緩和ケアについての提言（班長：安斉俊久）. https://www.j-circ.or.jp/cms/wp-content/uploads/2021/03/JCS2021_Anzai.pdf（アクセス日：2024/10/15)

11）Saito N, Taru C, Miyawaki I：Illness experience；living with arrhythmia and implantable cardioverter defibrillator, *Kobe J Med Sci*, 58 (3)：72-81，2012.

12）日本循環器学会／日本不整脈心電学会合同ガイドライン－不整脈非薬物治療ガイドライン（2018年改訂版，2021年9月6日更新）（班長：栗田隆志，他），p.119. https://www.j-circ.or.jp/cms/wp-content/uploads/2018/07/JCS2018_kurita_nogami.pdf（アクセス日：2024/1/26)

13）日本不整脈心電学会：自動車運転に関するステートメントほか　https://new.jhrs.or.jp/information-on-statements-standards-and-requirements/guideline/（アクセス日：2024/1/26)

14）Ogawa T, Saito N, Fukuzawa K, et al：Device nurse intervention facilitates the patients' adaptation to cardiac shock devices in the remote monitoring era, *PACE*, 44 (11)：1803-1953, 2021.

3 消化機能障害のある患者への支援技術

学習目標
- 消化器疾患（慢性肝炎，クローン病，潰瘍性大腸炎）の症状と治療の概要を理解する。
- 消化器疾患患者のセルフマネジメントに必要な支援について理解する。
- 内服治療時の支援の方法を理解する。
- 腹腔穿刺時の患者の安全・安楽を考慮した援助について理解する。
- 経腸栄養の導入および継続を支援するための具体的方法を理解する。
- 消化器ストーマ造設患者がより快適に生活するための一連の支援方法を理解する。

1 消化器疾患の病態と症状

　消化器疾患とは，摂取した栄養素を健康の維持のために利用する過程（食物の摂取，消化・吸収・排泄）に何らかの障害が生じる疾病をいう。消化器は，食物や水分の通り道である口腔から肛門までの消化管のほか，栄養素を貯蔵・加工する肝臓なども含む。

　消化器系の臓器の障害や機能低下は，腹痛，食欲不振，胸やけ，悪心・嘔吐，腹部膨満，便秘，下痢などの症状を引き起こし，低栄養状態を招きやすい。低栄養状態は細胞の修復や活動を妨げ，他器官の機能にも影響を及ぼす。また，消化管出血や臓器の穿孔などによる吐血・下血は，生命維持にかかわる。これらの症状は，心身の苦痛や不快感を伴い，その人の日常生活に支障をきたす。

　消化器疾患は，各消化器官によって症状が異なり，病態も炎症，潰瘍，腫瘍など様々である。ここでは，慢性に経過する炎症性の消化器疾患であるB型肝炎やC型肝炎などの慢性肝炎，クローン病，潰瘍性大腸炎を取り上げる。クローン病と潰瘍性大腸炎は主として腸管を侵害する指定難病であり，ともに原因不明で複雑な病態を有する。炎症性腸疾患と総称されるが，それぞれ独立した疾患と考えられている。

1）B型肝炎

　B型肝炎ウイルスは，主に血液や体液を介して感染する。患者は母子感染や感染対策を講じていないタトゥー，ピアス，性交渉などが感染契機となっている。集団予防接種時の注射針の使い回しによって感染した人もおり，1948〜1988年の間に集団予防接種を受けた人たちを救済するために，国は2027年3月31日まで（延長の可能性あり）B型肝炎訴訟制度を設けている。

　1985年以前は母子感染対策が十分でなく，出産時に母親の血液を介してB型肝炎に感染

する患者がいた。1986年に母子感染防止事業が開始されてからは周産期に感染対策を講じているため，母子感染による新規患者は減少している。現在は，感染対策を講じていない血液を介するような刺青，ピアスの実施や性交渉による感染が増えている。感染率には地域差もあり，感染者が多い都道府県では独自の支援策を講じているところもある。

2）C型肝炎

　C型肝炎は，C型肝炎ウイルスに感染している人の血液や体液を介して発症する。感染経路はB型肝炎と同じく垂直感染（母子感染）と水平感染になるが，垂直感染はB型肝炎ほど多くはない。

　患者の感染は輸血や血液製剤の使用，覚せい剤の常用，刺青などが契機となっている。C型肝炎ウイルスの初感染後，60～70％が慢性肝炎に移行する。その後，約25年かけて慢性肝炎から肝硬変へ進展し，肝がんへと進行していく。一部は劇症肝炎を引き起こし死に至る場合もあるが，患者の多くは自覚症状が乏しい。様々な治療法があるため，早期発見・早期治療によって肝硬変へ進展させないこと，さらにはがん化させないことが大切である。

3）脂肪性肝疾患（SLD）

　近年，B型・C型などのウイルス肝炎患者が減少する一方で，代謝異常やアルコール多飲による脂肪性肝疾患（steatotic liver disease：SLD）が増加の一途をたどっている。それに伴い，診断名に関しても，従来は「非アルコール性脂肪肝炎（NASH）」「非アルコール性脂肪性肝疾患（NAFLD）」などといわれてきたが，現在は代謝異常に着目した「metabolic dysfunction associated steatotic liver disease（MASLD）」に変わった[1]。また複合的な要因で肝障害を起こす患者も多く，原因に関しては慎重に見極めていく必要がある。日本肝臓学会はそれを世間へ発信するため，第59回日本肝臓学会総会で「奈良宣言2023」を発表した（図3-1）。

4）クローン病

　クローン病は，非連続性に分布する全層性肉芽腫性炎症や瘻孔を特徴とする原因不明の慢性炎症性疾患であり，消化管壁は全層性に侵害される。口腔から肛門まで消化管のどの部位にも起こりうるが，小腸・大腸（特に回盲部），肛門周囲に好発する。10歳代後半から20歳代に好発し，多くの場合，病気は緩徐に進行する。

　主な症状は，下痢や腹痛などの消化管症状と，発熱や体重減少・栄養障害などの全身症状であり，腸管狭窄や腸閉塞，腸瘻孔（皮膚瘻，膀胱瘻，腟瘻）などの腸管合併症や，関節病変（関節炎，関節痛），眼病変（虹彩炎），皮膚病変（口内アフタ，結節性紅斑，壊疽性膿皮症）などの腸管外合併症も多い。

　これら合併症の有無や疾患パターン（炎症型，狭窄型，穿通型），クローン病に特徴的な縦走潰瘍や敷石像などの病変部位（小腸型，小腸大腸型，大腸型），活動性（寛解期・活動期）によって，また患者個々によって症状は様々である。現在，わが国で共通に使えるクローン病の重症度分類はないが，寛解期か活動期かを区別する簡便な活動度の指標として，IOIBDスコアが指定難病の医療費助成のための臨床調査個人票にも用いられている（表

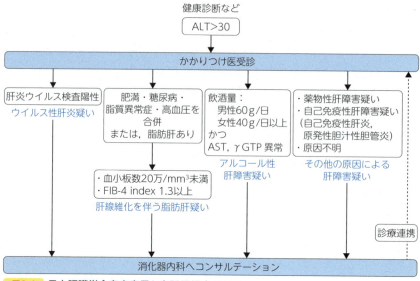

図3-1 日本肝臓学会奈良宣言と専門医紹介のフロー
第59回日本肝臓学会総会：奈良宣言2023.

表3-1 クローン病　IOIBDスコア

①腹痛
②1日6回以上の下痢または粘血便
③肛門部病変
④瘻孔
⑤その他の合併症
⑥腹部腫瘤
⑦体重減少
⑧38℃以上の発熱
⑨腹部圧痛
⑩10g/dL以下の血色素

1項目1点とし，2点以上を医療費助成の対象とする

難病情報センターホームページ　http://www.nanbyou.or.jp/entry/219（2024年4月情報更新）　より引用

表3-2 クローン病の重症度分類

	CDAI*	合併症	炎症（CRP値）	治療反応
軽症	150–220	なし	わずかな上昇	
中等症	220–450	明らかな腸閉塞などなし	明らかな上昇	軽症治療に反応しない
重症	450<	腸閉塞，膿瘍など	高度上昇	治療反応不良

*CDAI：Crohn's disease activity index
潰瘍性大腸炎・クローン病診断基準・治療指針（令和5年度改訂版），「難治性炎症性腸管障害に関する調査研究」（久松班）令和5年度分担研究報告書，2024，p.34．より転載

3-1）．診療ガイドラインでは治療法の選択や治療効果の判定を目的に，クローン病活動指数（Crohn's disease activity index：CDAI），合併症，炎症（CRP値），治療反応の4項目からなる重症度分類が示されている（表3-2）．CDAIは患者自身に1週間の腹痛や下痢などの症状を日記に記してもらい点数化するもので，計算式が複雑なため日常的に用いるには困

難とされている。

クローン病は，症状が軽微または消失する「寛解」*と症状が出現する「再燃」を繰り返しながら長期間持続し，食事や排泄，活動などの日常生活に支障をきたす。

＊寛解：病気が完全に治った「治癒」という状態ではないが，病気による症状や検査異常が消失した状態を「寛解」とよぶ（難病情報センター　用語集より引用）と解説され，治療指針などでも「寛解」が用いられる。炎症性腸疾患においては，医学的評価として「寛解」であっても，患者は睡眠や排泄の状態，食事や体調を整え症状をコントロールしている。この"症状が（消失ではなく）緩やかになっている"という状況から「緩解」が用いられることもある。「診断基準・治療指針」では，CDAIが150未満（IOIBDスコアが0または1），CRP陰性，血沈正常の状態とされている。

5）潰瘍性大腸炎

潰瘍性大腸炎は，大腸粘膜を直腸側から連続性に侵し，しばしばびらんや潰瘍を形成する原因不明のびまん性非特異性炎症である。大腸の粘膜，粘膜下層を中心に炎症が生じ，重症になると潰瘍が筋層に達することもある（深掘れ潰瘍）。病変は直腸から始まり，S状結腸→下行結腸→横行結腸→上行結腸のように口側に連続性に広がる。30歳以下の若年者に好発するが，小児から高齢者まで発症する。

主な症状は，血便や粘血便（膿や粘液が混在）を伴う下痢で，症状が進むと排便回数が増加し，毎回のように水様の血便となる。痙攣性または持続的な腹痛を伴う。発熱，体重減少，倦怠感，貧血などの全身症状や，関節病変，皮疹（結節性紅斑，壊疽性膿皮症など），虹彩炎などの腸管外合併症も多彩である。クローン病と同様に寛解と再燃を繰り返しながら長期経過をたどる。

症状の程度により，重症・中等症・軽症に分類され，排便回数1日4回以下で血便はあってもわずかであり，全身症状がなければ「軽症」となる（表3-3）。病変の範囲（直腸炎型，左側大腸炎型，全大腸炎型など）や，臨床経過（再燃寛解型，慢性持続型，急性劇症型，初回

表3-3　潰瘍性大腸炎の臨床的重症度による分類

	重　症	中等症	軽　症
1）排便回数	6回以上		4回以下
2）顕血便*	（+++）		（+）～（−）
3）発熱	37.5℃以上		37.5℃以上の発熱がない
4）頻脈	90/分以上	重症と軽症の中間	90/分以上の頻脈がない
5）貧血	Hb 10g/dL以下		Hb 10g/dL以下の貧血がない
6）赤沈 　またはCRP	30mm/h 以上 3.0mg/dL 以上		正常 正常（施設の基準値）

注）軽　症：上記の6項目をすべて満たすもの
　　中等症：上記の軽症，重症の中間にあたるもの
　　重　症：1）及び2）の他に全身症状である3）又は4）のいずれかを満たし，かつ6項目のうち4項目を満たすもの
　　劇　症：重症の中でも特に症状が激しく重篤なものをいう。発症の経過により急性電撃型と再燃劇症型に分けられる。
　　劇症の診断基準は以下の5項目をすべて満たすもの
　　　　　　（1）重症基準を満たしている。（2）15回/日以上の血性下痢が続いている。
　　　　　　（3）38.5℃以上の持続する高熱である。（4）10,000/mm³以上の白血球増多がある。（5）強い腹痛がある。
＊顕血便の判定
　　　　（−）血便なし　　　（+）排便の半数以下でわずかに血液が付着　　　（++）ほとんどの排便時に明らかな血液の混入
　　　　（+++）大部分が血液
潰瘍性大腸炎・クローン病診断基準・治療指針（令和5年度改訂版），「難治性炎症性腸管障害に関する調査研究」（久松班）令和5年度分担研究報告書，2024，p.5.より転載，一部改変

発作型）によっても分類され，劇症の場合は，死の転帰をとる場合もある。また，長期かつ広範囲に大腸を侵す場合にはがん化の傾向があるとされている。

2 消化器疾患の治療

内科的治療には，薬物療法と安静療法，栄養療法・食事療法などがある。治療には様々な制限や苦痛，不安を伴い，特に治療法が確立されていない場合は不確かさを伴う。また，治療としての食事制限は，患者にとって負担となり，つらい体験になる。外科的治療は，疾患の経過や患者の様態によって適応となる。

慢性疾患において，治療目標を設定し，その達成度を症状の改善に留まらず客観的な方法で確認しながら適切に治療法を見直し，長期予後の改善を目指すという考え方「Treat to Target（目標に向けた治療）」が提唱されている（日本消化器病学会，2020）。この治療目標決定に際しては，主治医と患者が相互に話し合い合意のもとに決定するShared Decision Makingの実践，多職種からなるチーム医療体制の確立が重要とされており，看護職の果たす役割は大きい。

なお，B型肝炎，C型肝炎などの治療ガイドラインは日本肝臓学会のホームページで公開されている。潰瘍性大腸炎とクローン病の診断基準・治療指針は，厚生労働省の「難治性炎症性腸管障害に関する調査研究」報告書としてウェブサイトで公開され，定期的に更新されている。

1）B型肝炎

B型肝炎の治療は内服治療が中心であるが，場合によってはインターフェロン治療を行う場合もある。B型肝炎ウイルスは一度体内へ取り込まれると，現在の医療では排除することができない。目指すはB型肝炎ウイルスとの共存である。自己免疫とB型肝炎ウイルスのバランスがとれている場合は，経過観察で様子をみることもある。しかし，ステロイド薬や免疫抑制薬を用いた治療やがんに対して抗がん剤を用いて治療を開始するときには，B型肝炎ウイルスの再活性を予防するために，それら治療の開始前に内服治療を開始することが多い。B型肝炎ウイルス再活性化予防は，医療現場にいる医療従事者は必ず念頭に置き，B型肝炎ウイルス検査を行ったうえで抗がん剤治療などを開始することが必須となっている。

2）C型肝炎（図3-2）

C型肝炎の治療は，2015年から内服薬によってC型肝炎ウイルス排除が行われるようになった。C型肝炎ウイルスに感染した人は，内服治療でC型肝炎ウイルスを排除するのが一般的である。内服治療では，これまでの治療歴や現在の肝臓の状態によって内服する薬剤が選定され，8〜12週の内服で約95％の人がC型肝炎ウイルスの排除が可能となっている。内服治療は慢性肝炎患者だけでなく，肝硬変の患者も対象となる。これは画期的な治療の進歩であるが，いまだC型肝炎ウイルスの排除にはつらいインターフェロン治療がなされていると思っている医師や患者もいるため，治療方法がアップデートされていることを伝えていく必要性がある。

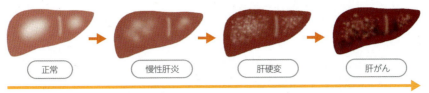

- 10～30年かけて確実に悪化していく
- 肝硬変初期までの病状では，自覚症状はほとんどない

図3-2　C型慢性肝炎の自然経過

　C型肝炎ウイルスを体内から排除できる患者は確実に増えているが，ウイルス排除を達成した後も継続通院が必要である。なぜなら，C型肝炎ウイルスにさらされた肝臓は，健康な肝臓よりも肝がんを発生する確率が高いためである。初期の肝がんは自覚症状のないことがほとんどであり，そのような時期に肝がんを発見するためには血液検査や画像検査を行う定期通院が必須となる。

3）脂肪性肝疾患（SLD）

　現在，脂肪性肝疾患（SLD）に対する根本治療薬はなく，糖尿病や脂質異常症などを併発している患者にはまずその治療を優先させることで，病状の改善を目指している。そして古典的ではあるが，食事・運動療法が病状改善の一番の方策である。まずは患者が食事の量や内容，摂取回数，食べるスピードなどを振り返り，現状を把握し見直す必要がある。これには管理栄養士や看護師，場合によっては臨床心理士・公認心理師などの支援を受けながら実施することも考える。

　アルコール関連肝疾患では，断酒が一番ではあるが，難しい場合は減酒から進める場合もある。アルコール使用障害のスクリーニングテストであるAUDIT（オーディット）の自記式記載でアルコール依存症が疑われるような場合は，精神科やアルコール依存症の専門病院へ紹介する必要がある（図3-3）。

4）クローン病

　根治的治療が確立していないため，治療の目的は，できるだけ長く寛解を維持し患者のQOLを高めることである。さらに，腸管合併症による腸管切除やその後の再手術の適応となる場合も多く，進行性に消化管機能の低下傾向を示すという臨床経過の特徴から，腸管切除回避などの長期予後改善のための粘膜治癒を発症早期から達成することの重要性が示されている。このような治療原則に基づき，初発・診断時や活動期には炎症を抑え症状を消失・軽快させる寛解導入療法，寛解導入後は長期に寛解を維持する寛解維持療法が，患者個々の状態や社会的背景，環境を考慮して選択され，治療は長期にわたる。

　クローン病では，栄養療法や薬物療法などの内科的治療が主体であり，栄養状態の改善，腸管の安静，食事からの刺激（食事抗原）除去，腸管病変の改善のための栄養療法が中心となる。薬物療法では免疫抑制を伴うものが多く，感染などの合併症に注意する必要がある。また，喫煙は増悪因子であるため，禁煙教育も重要である。外科的治療は，腸閉塞や穿孔，膿瘍などの合併症が生じた場合に必要となる（表3-4）。

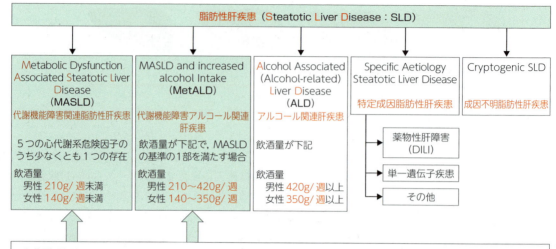

図3-3 NAFLDからMASLDへのパラダイムシフト

Rinella ME, Lazarus JV, Ratziu V, et al : A multisociety Delphi consensus statement on new fatty liver disease nomenclature, *J Hepatol* , 79 (6): 1542-1556, 2023. より米田ら翻訳
米田正人, 他 : 肝臓 2024；65 (9)：420-432

（1）栄養療法・食事療法

　クローン病の栄養療法には，中心静脈栄養（total parenteral nutrition：TPN）と経腸栄養（enteral nutrition：EN）がある．中心静脈栄養は，完全静脈栄養ともよばれる．

　中心静脈栄養は，必要な栄養を上大静脈に留置したカテーテルから高カロリー輸液で補給する方法で，病状が重篤な場合や高度な腸管の狭窄，広範囲の小腸病変が存在する場合などに用いられる．病状が安定すれば，経腸栄養に移行する．

　経腸栄養には，成分栄養剤（elemental diet：ED）などを経口的に摂取する方法と，細い経鼻栄養チューブを胃または十二指腸まで自己挿入し，夜間就寝中などに時間をかけてポンプで注入する経管法がある（図3-4）．経腸栄養には，成分栄養剤（エレンタール®），消化態栄養剤（ツインライン®など），半消化態栄養剤（ラコール®など）が用いられる（表3-5）．独特の味や臭みがある成分栄養剤や消化態栄養剤は経口摂取が難しく，経管法を用いる場合が多い．最初は低濃度で少量から開始し，徐々に投与量と濃度を増し，数日以上かけて維持量に移行する．維持量は理想体重1kgあたり30kcal以上が目標とされるが，病状と患者の受容性やQOLに配慮し，量の増減や摂取方法を患者と話し合い工夫する．

　成分栄養剤は，クローン病の再燃の要因とされている食事の抗原物質であるたんぱく質をアミノ酸まで分解し，低脂質（1～2％）で消化をほとんど必要としない栄養剤であり，吸収されやすく腸への負担がきわめて少ない．寛解導入および寛解維持に有効であるとされているが，成分栄養剤のみで栄養管理を行う場合には，亜鉛や銅，セレン，ビタミンB_{12}

表3-4 クローン病の重症度と治療法

活動期の治療 (病状や受容性により，栄養療法・薬物療法・あるいは両者の組み合わせを行う)		
軽症～中等症 ➡	中等症～重症 ➡	重症 (病勢が重篤，高度な合併症を有する場合)
薬物療法 ・ステロイド薬 (ブデソニド) ・5-ASA製剤 ペンタサ®顆粒/錠，サラゾピリン®錠 (大腸病変)	**薬物療法** ・経口ステロイド (プレドニゾロン) ・抗菌薬 ※ステロイド減量・離脱が困難な場合：免疫抑制薬 ※ステロイド・栄養療法などの通常治療が無効/不耐な場合：抗TNF-α抗体製剤	外科治療の適応を検討したうえで内科治療 **薬物療法** ・ステロイド経口または静注 ・抗TNF-α抗体製剤
栄養療法 (経腸栄養療法) 許容性があれば栄養療法 経腸栄養剤の第一選択は ・成分栄養剤 (エレンタール®) ・消化態栄養剤 (ツインラインなど) ※受容性が低い場合は半消化態栄養剤を用いてもよい ※効果不十分の場合は中等症～重症に準じる	**栄養療法 (経腸栄養療法)** ・成分栄養剤 (エレンタール®) ・消化態栄養剤 (ツインライン®など) ※受容性が低い場合は半消化態栄養剤を用いてもよい **血球成分除去療法の併用** ・顆粒球吸着療法	**栄養療法** ・絶食のうえ，完全静脈栄養療法 (合併症や重症度が特に高い場合) ※合併症が改善すれば経腸栄養療法へ ※通過障害や膿瘍がない場合は抗TNF-α抗体製剤を併用してもよい

寛解維持療法	肛門病変の治療	狭窄/瘻孔の治療	術後の再燃予防
薬物療法 ・5-ASA製剤 　ペンタサ®顆粒/錠 　サラゾピリン®錠 　　　(大腸病変) ・免疫抑制薬(アザチオプリン) ・6-MP ・抗TNF-α抗体製剤 (インフリキシマブ，アダリムマブなど) **在宅経腸栄養療法** ・第一選択：エレンタール®，ツインライン®など ※受容性が低い場合は半消化態栄養剤も可 ※栄養管理困難例では在宅中心静脈栄養法を考慮 (短腸症候群など)	外科治療の適応検討 内科的治療 ・抗菌薬・抗生物質 ・抗TNF-α抗体製剤 **ヒト (同種) 脂肪組織由来幹細胞**	外科治療の適応検討 内科的治療 ・狭窄：内視鏡的バルーン拡張術 ・瘻孔：抗TNF-α抗体製剤，免疫抑制薬	寛解維持療法に準ずる **薬物療法** **栄養療法** ・経腸栄養療法 ※薬物療法との併用

潰瘍性大腸炎・クローン病診断基準・治療指針 (令和5年度改訂版)，「難治性炎症性腸管障害に関する調査研究」(久松班) 令和5年度分担研究報告書，2024，p.41. を参考に作成

などの微量元素欠乏に注意する。脂肪乳剤の点滴静注が実施される場合もある。

　クローン病が寛解し食事が可能となった場合も，食事による病態の悪化を避けることが重要であり，食事療法として，腸管の安静を図るための低脂質・低刺激食が勧められる。

　脂質は，1日の摂取量が30gを超えると再燃率が高くなるので，腸管の安静のために制限が必要になる。寛解期に腸管を安静に保ちながら食物繊維を摂取するためには，調理方法を工夫し，腸管への刺激が少ない水溶性食物繊維で補う。

　また，クローン病は消耗性疾患であり，低栄養状態を改善するために高カロリー食 (35～

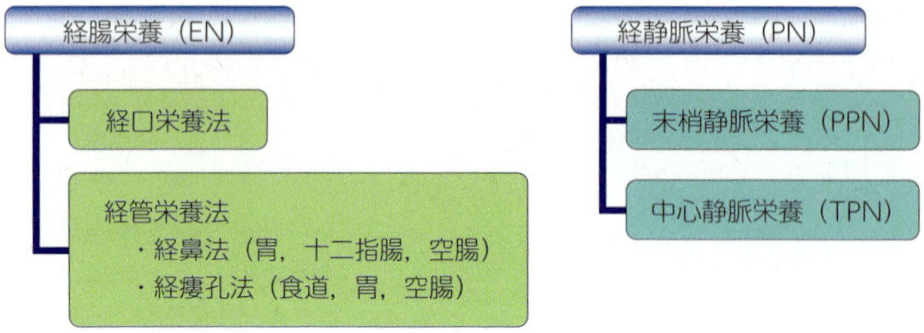

第Ⅲ章 慢性的な機能障害のある人への支援技術

図3-4 栄養管理法

表3-5 経腸栄養剤の種類と特徴

	成分栄養剤	消化態栄養剤	半消化態栄養剤
腸管への負担	軽		重
適 応	高度の消化吸収障害がある場合も可	消化吸収障害が高度でない場合は可	消化吸収障害が高度でない場合は可
商品名 (例)	エレンタール	ツインライン	ラコール，エンシュア
窒素源	アミノ酸 (分解の必要がない)	ペプチド (高度に分解)	たんぱく質 (中等度に分解)
消 化	ほとんど不必要	多少必要	かなり必要
脂 肪	ほとんど含まれない (1〜2％)	少ない	多い (20〜30％)
熱 源	糖質	糖質・脂質	糖質・脂質
浸透圧	高い	高い	比較的低い
味，におい	独特 (まずい)	独特 (まずい)	比較的飲みやすい
性 状	粉末 (水で溶解)	粉末，液体	
栄養チューブサイズ (Fr＝1/3mm)	5 Fr以上	8 Fr以上 (ポンプ使用時は細い径でも可)	

東口高志編：全科に必要な栄養管理Q&A－初歩的な知識からNSTの実際まで，総合医学社，2008，p.143. および
医療情報科学研究所編：病気が見える vol.1 消化器，第5版，メディックメディア，2016，p.458. を参考に作成

40kcal/kg/日）が必要となる。エネルギー源としては，消化吸収がよく，消化管に負担をかけない炭水化物を主体とする。米は安全で，抗原となりにくい。

（2）薬物療法（表3-4）

症状のある活動期には，5-アミノサリチル酸（5-ASA）製剤（ペンタサ®，サラゾピリン®），副腎皮質ステロイド薬（ブデソニドやプレドニゾロンなど）や免疫調節薬のアザチオプリン（イムラン®，アザニン®）などが用いられる（寛解導入療法）。アザチオプリンは効果発現までに3〜4か月を要することもある。5-アミノサリチル酸製剤や副腎皮質ステロイド薬の効果が不十分な場合は，抗菌薬が併用される。5-アミノサリチル酸製剤は，症状改善後も再燃予防のために継続して服用する（寛解維持療法）。

難治例では，生物学的製剤である抗TNF-α抗体製剤（インフリキシマブ，アダリムマブ）などの注射薬が使用される。

インフリキシマブ（レミケード®）は，初回5mg/kgを2時間以上かけて点滴静注する。初回投与後2週，6週に投与し，寛解維持療法として以後8週間の間隔で投与を行う。2週

間後に炎症所見の軽減や症状の改善がみられ，数週間持続する。アダリムマブ（ヒュミラ®）は初回160mgの皮下注射を行い，２週間後に80mgの皮下注射を行う。その後は 40mgの皮下注射を２週間ごとに寛解維持療法として行う。条件が満たされれば，患者自身による自己注射も可能である。ウステキヌマブ（ステラーラ®）は，初回のみ体重に応じた用量で点滴静注により投与し，その８週後に90mgを皮下投与，以降は12週間隔で90mgを皮下投与する。ベドリズマブ（エンタイビオ®）は，１回300mgを初回点滴静注投与後２週，６週に投与し，寛解維持療法として以後８週間の間隔で投与を行う。リサンキズマブ（スキリージ®）は600mgを４週間隔で３回（初回，４週，８週）点滴静注し，初回投与の12週後から寛解維持療法として360mgを８週間隔で皮下投与する。

　これらの生物学的製剤は，いずれも 投与中に効果が減弱，次回注射時までに症状が悪化することがある。その場合，投与量や投与期間の変更，ほかの薬剤への変更，免疫調整薬の追加や最適化などが検討される。

（3）その他
①血球成分除去療法（顆粒球吸着療法：GMA）
　血液を体外に循環させ，炎症を起こしている白血球を吸着させて除去する。栄養療法や既存の薬物療法が無効または適用できない場合で，大腸病変に起因する症状がある中等症から重症の患者に，寛解導入を目的として一連の治療につき10回を限度に実施できる。

②外科的治療
　内科的治療では解決できない高度の狭窄（腸閉塞）や穿孔，膿瘍などの腸管合併症や，難治性の肛門部病変が生じた場合などに手術が行われる。

③内視鏡的治療
　腸管合併症の狭窄に対し，内視鏡的に狭窄部を拡張する。狭窄は主として小腸に生じるため，内視鏡的バルーン拡張術が試みられることが多い。

5）潰瘍性大腸炎（図3-5）
　完治が可能な内科的治療はなく，クローン病と同様に，治療の目的は炎症を抑え症状をコントロールし，寛解を長く維持することである。内科的治療として薬物療法が主体となり，補助療法としてのTPNを除き栄養療法の有効性は認められていない。重症例や薬物療法が奏効しない場合，副作用などで内科的治療ができない場合，穿孔や大量の出血，がんの疑いなどの場合は，外科的治療（大腸全摘術）が必要となる。

（1）薬物療法
　5-アミノサリチル酸（5-ASA）製剤（ペンタサ®，サラゾピリン®，アサコール®）を基本に，無効な場合や重症例で副腎皮質ステロイドが併用され寛解導入が行われる。寛解維持には，5-アミノサリチル酸製剤が有効で，ステロイド薬を中止すると悪化する場合には免疫調節薬の使用が考慮される。ステロイド薬が無効な場合，クローン病と同様の抗TNF-α抗体製剤であるインフリキシマブ（レミケード®）やアダリムマブ（ヒュミラ®），抗インターロイキン（IL）-12/23p40抗体製剤であるウステキヌマブ（ステラーラ®）のほかに，抗IL-23p19抗体製剤であるミリキズマブ（オンボー®）などの生物学的製剤の注射薬が投与される。ミリキズマブは３回目投与まで点滴静注で，４回目以降は皮下投与（自己注射）となる。5-アミノサ

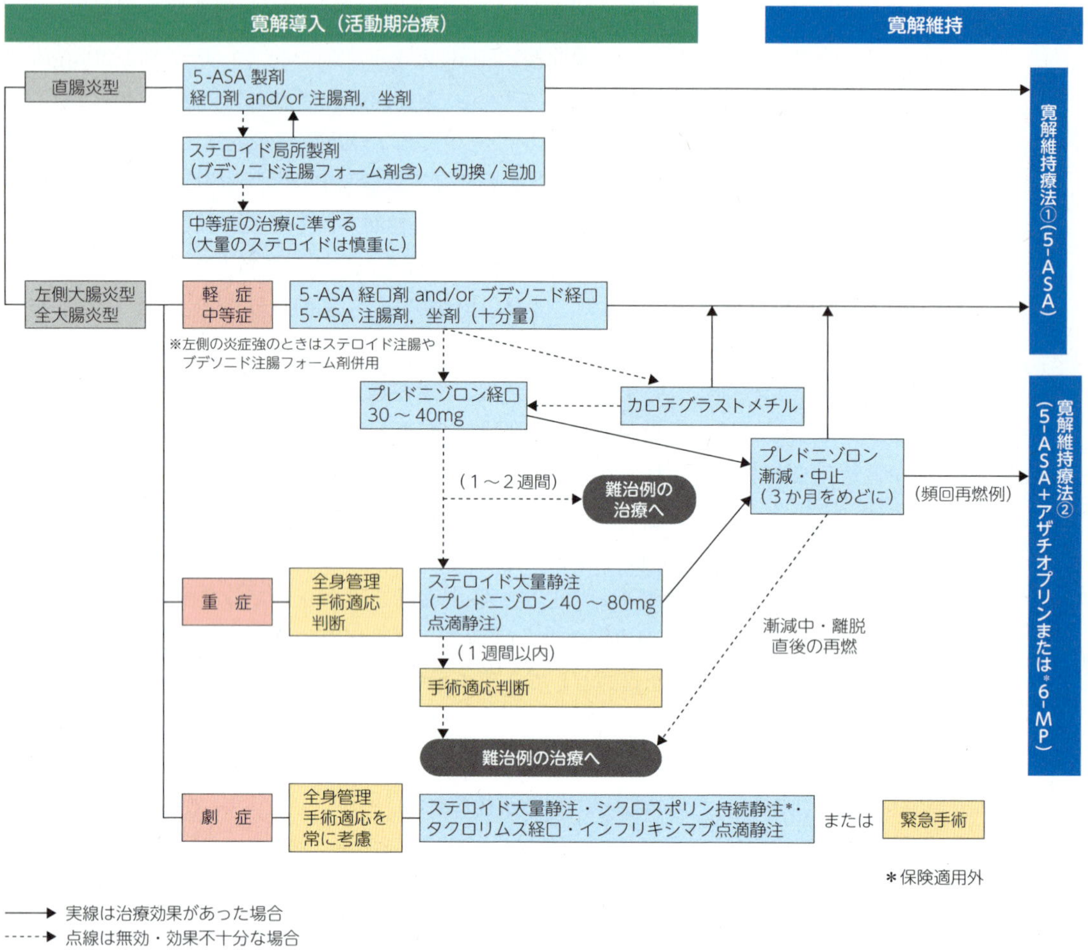

第Ⅲ章　慢性的な機能障害のある人への支援技術

寛解導入（活動期治療）　　　　　　　　　　　　　　寛解維持

直腸炎型
5-ASA 製剤
経口剤 and/or 注腸剤，坐剤

ステロイド局所製剤
（ブデソニド注腸フォーム剤含）へ切換 / 追加

中等症の治療に準ずる
（大量のステロイドは慎重に）

左側大腸炎型
全大腸炎型

軽 症
中等症
5-ASA 経口剤 and/or ブデソニド経口
5-ASA 注腸剤，坐剤（十分量）

※左側の炎症強のときはステロイド注腸や
　ブデソニド注腸フォーム剤併用

プレドニゾロン経口
30 〜 40mg

カロテグラストメチル

（1 〜 2 週間）

難治例の治療へ

プレドニゾロン
漸減・中止
（3 か月をめどに）

（頻回再燃例）

重 症
全身管理
手術適応
判断
ステロイド大量静注
（プレドニゾロン 40 〜 80mg
点滴静注）

（1 週間以内）

手術適応判断

漸減中・離脱
直後の再燃

難治例の治療へ

劇 症
全身管理
手術適応を
常に考慮
ステロイド大量静注・シクロスポリン持続静注*・
タクロリムス経口・インフリキシマブ点滴静注
または　緊急手術

＊保険適用外

寛解維持療法①（5-ASA）

寛解維持療法②（5-ASA＋アザチオプリンまたは®6-MP）

──▶ 実線は治療効果があった場合
----▶ 点線は無効・効果不十分な場合

※（治療原則）内科治療への反応性や薬物による副作用あるいは合併症などに注意し，必要に応じて専門家の意見を聞き，外科治療のタイミングなどを誤らないようにする。薬用量や治療の使い分け，小児や外科治療など詳細は報告書の本文を参照のこと。

図3-5　潰瘍性大腸炎治療フローチャート

潰瘍性大腸炎・クローン病診断基準・治療指針（令和 5 年度改訂版），「難治性炎症性腸管障害に関する調査研究」（久松班）令和 5 年度分担研究報告書，2024，p.18. より転載

リチル酸製剤には，経口薬，坐薬，注腸薬などがあり，患者個々の病変部位などを考慮して選択される。

（2）食事療法

　潰瘍性大腸炎における食事・栄養療法に寛解導入・寛解維持効果はないとされており，症状がある場合は腸管の安静を保ち，粘膜の創傷治癒促進のために低栄養状態の改善が目的となる。直腸炎型で栄養状態に問題がなければ食事療法の必要はない。頻回の下痢やストーマからの排出が多い場合は，脱水や電解質が不足する場合があるので補給する。

　活動期には，症状緩和と腸管の安静のために絶食となる。炎症によるエネルギー消費や血液・たんぱく漏出のためエネルギー 30 〜 35kcal/kg，たんぱく質1.5 〜 2.0g/kgを目安とした経静脈栄養が必要となる。症状が改善し経口食が開始になれば，栄養状態の改善と腸管の安静のために高カロリー，高たんぱく，低脂肪，低残渣（低繊維），低刺激で消化のよい食品に移行する。腸管の蠕動運動を刺激する脂肪の多い食品や油の使用，残渣が残りや

106

すい食材を控えた食事ということになる。また，腸内細菌に有益にはたらく乳酸菌を含むヨーグルトや乳酸菌飲料などの摂取も推奨されている。

寛解維持期には，食事により再燃をきたすことはまれであるといわれているが，暴飲暴食を避け，刺激物を摂り過ぎないなどの注意は必要である。

（3）その他

①血球成分除去療法（顆粒球除去療法：GMA）

血球成分吸着除去療法のうちアダカラム®を用いて顆粒球・単球を吸着除去する顆粒球除去療法（GMA）は，副腎皮質ステロイド薬など既存の薬物治療が奏効しない，または適用できない難治例の寛解維持療法として有効性が確認された。原則1クール計10回とし，劇症では計11回まで保険適用となっている。

②外科的治療

多くの場合，病変部だけではなく大腸全摘術が行われる。便をためる機能をもつ直腸がなくなるため，小腸（回腸）で袋状の回腸嚢を作成し肛門につなぐ手術が主流となっている。術後に便が吻合部を通過しないように小腸に一時的なストーマを造設し，3～6か月後にストーマを閉鎖する方法が一般的である。

3 セルフマネジメント

1）B型肝炎患者のセルフマネジメント

（1）病状の理解と管理

①患者と家族の周辺でのB型肝炎患者の有無

B型肝炎は，C型肝炎と同じく自覚症状に乏しいことが多い。基本的には，戸惑いを抱えて受診する患者・家族が多いことを念頭に置いて話を聞く。また，B型肝炎は母子感染対策法が実施される前の世代では母子感染（垂直感染）の患者も多い。この場合は身近にB型肝炎患者がおり，その人と経過を重ね合わせて考える患者・家族がいるが，病態や経過は一人ひとり異なるため，継続受診することの必要性を伝えていく。

②最新の治療・支援情報を得ているか

近年のB型肝炎治療は，内服によってウイルスのコントロールが可能となっている。しかし，C型肝炎とは異なり病態の進行予測が難しい側面がある。肝臓の状態は画像などを用いて定期的に確認していく必要がある。B型肝炎ウイルスを排除できる治療薬の開発が進められているが，現時点では内服を継続しながら付き合っていく病気となっている。

（2）服薬管理（薬物療法の継続）

①患者による確実な内服行動

B型肝炎で処方されている内服薬は，食事に影響される薬と食事には影響されない薬の2つに大別される。患者にとっては食事に関係なく服薬できるほうが便利ではあるが，この薬剤は薬価が高く，助成制度などがない地域では継続内服を難しくさせている。いずれにしても，患者による継続内服が病状のコントロールに直結しているため，内服忘れを防ぐ対策が大切である。内服薬を数回分は常に持ち歩く，職場にも置いておくなどの工夫が必要となる。

②内服が継続できるよう助成制度を利用

B型肝炎は病状によって国や自治体の助成制度が利用できる。患者がその条件に当てはまるか主治医と確認し，必要時は申請方法を説明する。

（3）食事管理

過去には肝臓が悪い人は高カロリー・高たんぱくの食事がよいといわれていたが，現在は栄養を偏りなく摂ることがよいとされている。一つだけでB型肝炎をコントロールできるような食材はない。患者や家族がどのような食生活を送っているのか教えてもらい，科学的根拠のない食生活は改善していくことが必要である。食事はただ栄養を得るだけでなく，食事を共にすることで社会的役割も同時に果たしていることを念頭に置き，食事療法の支援を行っていかなければならない。

B型肝炎以外に脂肪性肝疾患なども併発していれば，体重やアルコール摂取量を減らすことも重要である。

（4）日常生活管理
①感染予防管理

B型肝炎は血液や体液を介して感染することがあるが，C型肝炎とは異なり感染を予防するワクチンがある。B型肝炎患者の血液や体液に触れる可能性がある家族などにはB型肝炎ワクチンを接種してもらうことが望ましい。B型肝炎ワクチンは，2016年10月1日から小児の定期接種として実施されている。

②日常生活の再調整

B型肝炎があるために生活が制限されることはない。しかし，肝臓は代償機能があるために，なかなか体調の変化に気づくことが難しい。肝臓をいたわりながら生活を維持できるよう，あまり無理をしない生活調整が必要である。

2）C型肝炎患者のセルフマネジメント
（1）病状の理解と管理
①患者と家族がなぜ受診行動をとったのかを知る

C型肝炎は特に初期は自覚症状がほとんどない。受診するときは，自分の知らないところでC型肝炎ウイルスに感染し，ある日突然に自覚症状が出現して受診したか，ある日突然C型肝炎ウイルスに感染していることを指摘されたかである。初診時に，患者と家族が驚きと戸惑いをかかえていることを理解する必要がある。そのうえで，受診行動につながったきっかけや病院選択の理由を教えてもらうと今後の受診継続につながるヒントを得ることができる。現時点でどのようにC型肝炎の状態をとらえているかを教えてもらうことは必須である。

②患者と家族が病状をどのように理解しているかを把握する

肝臓の状態は，外から観察することはできない。定期的に受診し，血液検査や肝臓画像検査（CT検査，MRI検査，エコー検査）を受けることで肝臓の状態を把握できる。患者と家族が，血液検査・画像検査から自分の病状をどのように理解しているかを看護師が把握することは重要である。自覚症状がなく，体調に変化がないため受診が途絶えてしまうことが少なくない。看護師は定期受診・定期検査の必要性を理解し，患者と家族に伝える役割がある。

③最新の治療・支援情報を得られるよう支援する

　C型肝炎を取り巻く治療と支援の状況は，この20年で劇的に変化している。最新の治療情報は，主治医からだけでなく，肝臓病教室や市民公開講座からも収集するように伝える。これらを利用することで，治療に伴う制度や支援の情報を得ることもできる。C型肝炎患者は一見しても病気がわからないため，家族をはじめ周囲の人が理解しにくい側面がある。患者だけでなく，家族や周囲の人と一緒に肝臓病教室などに参加するよう勧める必要がある。

（2）服薬管理（薬物療法の継続）
①患者による確実な内服行動

　C型肝炎で内服中の患者は，抗ウイルス薬の飲み忘れに注意する。内服薬を飲み忘れると血中濃度を一定に保つことができず，治療効果を十分に得ることができないことになる。

②肝硬変患者は内服薬で症状をコントロールできているか

　肝硬変の患者は，肝庇護，また体内のアンモニア濃度を上げないように体液量コントロールのための薬剤を内服している。各薬剤がどのような役割を果たしているのか，何のために内服する必要があるのかという説明は，看護師や薬剤師から十分に行う。肝不全用経口栄養剤は患者の肝庇護の観点からも重要な内服薬であるが，そのままでの内服が難しい場合もあるため，飲み方の工夫方法を伝え，無理なく継続内服できる方法を探す必要ある。特に肝硬変患者の排便コントロールは，肝性脳症の発症に直結するため，内服管理が大切である。

（3）食事管理

　B型肝炎に準ずる。

（4）日常生活管理
①感染予防管理

　C型肝炎は血液や体液を介して感染することがあるため，世間からの不当な扱いや間違った感染予防対策によって，傷つく患者も多くいる。看護師は患者や家族が正しい知識で感染予防対策をとることができるよう教育・支援することが必要である。患者の社会的孤立があまりに強いときは，肝臓病教室や患者会を紹介し，同じ病いの体験をしている人の話を聞く機会をもってもらう。

②日常生活の再調整

　B型肝炎に準ずる。

　肝硬変になった場合は，体重測定を行うことで腹水や胸水の貯留に気づくことができるため，体重測定し，毎朝記録することを推奨していく。

3）脂肪性肝疾患（SLD）患者のセルフマネジメント

（1）病状の理解と管理

　病気を指摘されるときには自覚症状がない場合が多く，かつ長年の生活習慣からの発症であるため，病気を受け入れることは困難を極める。患者が現在の状況を変えたいという気持ちがある場合は，管理栄養士をはじめとする専門家の支援も得ながら病気を悪化させないような方法を患者と共に考えることが必要となる。消化器内科としては減酒やダイエットの勧奨を行い，原因となっているものを1つでも除くことで患者の健康被害を減らす

第Ⅲ章 慢性的な機能障害のある人への支援技術

支援を行う。

（2）服薬管理・服薬継続への支援

脂肪性肝疾患の発症で何らかの代謝異常が見つかり，血糖コントロールなど治療方法がある場合はそれを優先する。アルコール摂取が原因で断酒や減酒を希望している場合は，減酒薬の処方や患者会などを紹介[2]，場合によっては精神科や依存症専門病院への紹介を行う。

（3）食事管理

食事に関しては，まず現状を把握することが大切である。そこから患者が課題を見つけられるように支援する。その後，患者と医療者で課題を共通認識できることが理想ではあるが，実際には難しいことが多い。入院経験のある患者であれば，入院前の食事と病院の食事の量や摂取する時間と比較して，どのようなことが違うかを確認してみる。毎日の体重測定を継続してみるなど，スモールステップでかつ継続できそうなことを患者と共に考える必要がある。

（4）日常生活管理

患者が毎日どのような日常生活を送っているのかを教えてもらえるようにかかわる。何時に起床し，食事はどのようにとっているのか，移動するときはどのような手段が多いのか，患者一人ひとりに合わせた具体策を患者とともに考える必要がある。具体策を考えるときには，患者にとって得意なことや好きなことを主軸に置くと解決の糸口がつかみやすい。

4）クローン病患者のセルフマネジメント

再燃や合併症を予防し長期に寛解を維持するためには，患者が自分の症状や徴候を察知し生活や腸の状態に合わせて栄養療法を調整することや，薬物療法を継続し，体調を管理できるようになることが必要になる。患者が多くのことを自分なりのペースで整えることの困難さを理解したうえで，日々の生活やライフイベントへの影響を少なくできるよう支援していく。

（1）病状の理解と管理

①クローン病について理解し，患者が病いの行路を方向づける準備をする

難病であるクローン病は再燃と寛解を繰り返しながら徐々に進行していくが，食事やストレスをうまくコントロールすれば長期に寛解を維持できることを伝える。患者が安心できるように，専門的知識やうまく付き合っていくための方法やコツを情報提供する。また，再燃により狭窄などの合併症が生じると手術が必要になること，病変部を切除する手術を繰り返すと短腸症候群になり，場合によってはストーマが必要になることなども患者・家族に応じて情報提供する。活用できる社会資源についても情報提供し，今後どのように生活していけばよいのかを予測し思い描くことを助ける。

②クローン病の症状や徴候，病勢が自分の身体でわかる

便の回数や性状・色，腹痛の部位・程度，発熱の程度・時期，体重などに注意を払い，下痢，腹痛，発熱，体重減少などの症状や徴候がクローン病の炎症の程度や腸管の状態を知る指標となることを伝え，自分の身体でわかるように支援する。セルフモニタリングの結

果や症状に合わせた自分なりの生活を調整する方法や受診の判断・時期について助言する。

③再燃や悪化の要因に気づき，自分なりの管理方法を考える

寛解を維持できているときの食事や栄養療法の状況，睡眠や生活，ストレスの状況，再燃したときのきっかけなどを患者と共に振り返り，患者の気づきや頑張りをフィードバックしながら，患者が自分に合った病気の管理方法を見いだし，維持できるように支援する。

④受診行動を継続する

定期的に受診し，医師の所見や検査データなどで自分の状態を確認し，症状や生活の状況と関連させて体調管理に生かせるように助言する。

⑤必要なサポートを得る

・病院では，患者が医療スタッフに自分の症状や困りごとを伝え，理解や支援，必要な社会資源などの情報が得られるように調整する。
・学校では，周囲に病気が理解され協力が得られるように，教員とコミュニケーションを図り相談しておくことを促す。頻回の下痢は我慢がきかず授業中も頻繁にトイレに行くこと，体調によって体育や遠足などの学校行事への参加が困難になること，定期的な受診が必要であり病状が悪化した場合は長期に欠席になる場合もあること，食事に制限があり給食が摂れない場合もあることなどである。
・職場では，トイレに行く頻度や栄養療法（成分栄養剤の摂取），外来受診や入院のための休暇取得などについて，理解や協力が得られることが望ましいことを説明する。

（2）服薬管理（薬物療法の継続）

①症状や徴候を医療者に伝える

病状に応じて薬物や服薬量を調整していくため，セルフモニタリングの結果や症状を正確に医療者に伝え，パートナーシップの関係のなかで適切な薬物療法を継続できるように支援する。

②再燃予防のために薬物療法を継続する

寛解期になっても，栄養療法とともに薬物療法を継続することが，再燃を予防し，長期の寛解維持に有効であることを説明し，外来などで継続的にかかわる。

（3）栄養療法，食事管理

①経腸栄養の必要性を理解する

経腸栄養を開始するときや在宅経腸栄養（home enteral nutrition：HEN）を継続する場合，その必要性・有効性を理解し，自分なりに受け止められるようにかかわる。

②経腸栄養の管理方法をマスターする

患者のペースに合わせて，経腸栄養法の技術が習得できるよう教育・支援する。また，継続するために必要な準備を患者と共に整える。

③症状マネジメントを活かし，栄養療法を調整する

症状や徴候をもとに，経腸栄養の方法・量・時間などを調整し，継続できる方法で自己管理できるように支援する。また，体調に合わせて成分栄養剤と食事量の割合を調整し，1日摂取カロリーの半分を経腸栄養剤で摂ると寛解維持効果がある*ことを伝える。

＊「潰瘍性大腸炎・クローン病診断基準・治療指針」（令和5年度改訂版）では，在宅栄養療法において1日摂取カロリーの半分量以上に相当する成分栄養剤や消化態栄養剤が寛解維持に有効であるが，患者個々

のQOLやADL，受容性などを考慮すべきで，受容性が低い場合は半消化態栄養剤を用いてもよいとしている。

④自分なりの食事療法を工夫する

食事が可能となった寛解期の食事は，腸の負担を少なくし再燃を予防するために，低脂肪・低刺激食を心がけ，食事量の調整ができるように支援する。また，食べると調子が悪くなる食品類や調理法を経験的に理解し，避けるように助言する。

⑤周囲の理解を得る

在宅で経腸栄養を継続する場合，成分栄養剤や物品の管理が必要になる。また，食事においても低脂肪・低刺激食に制限される。病気を管理し，長期の療養を継続するために，家族や周囲の人々の理解とサポートが得られるよう支援する。

（4）ストレス管理

①ストレスを避ける・ため込まない

心理的ストレスと再燃との関係性も示されているため，できるだけストレスを避け，ため込まないように工夫するよう助言する。

②ピアサポートを活用する

症状や治療のために，食事や活動，つきあいなど社会生活で制限されることが多い。患者のニーズに合わせて，療養生活の困難さを分かち合ったり情報を交換・共有したりできる場を提供し，ピアサポートを活用できるように整える。

③状況に応じて「病気を伝える」

内臓疾患であるため他者から病気がわかりにくいが，それは周囲の理解が得られにくいというデメリットにもなる。「病気を伝える」ことやその方法・時期について取捨選択し，必要な理解とサポートが得られるよう調整する力をもてるように長期的にかかわる。

（5）日常生活行動

①解熱鎮痛薬の服用に留意する

感冒や頭痛などで鎮痛解熱薬を服用する必要がある場合，非ステロイド性抗炎症薬（NSAIDs）はクローン病を悪化させる危険性があるため，受診し医師に相談するよう説明する。

②感染症を予防する

ステロイド薬や免疫抑制薬，抗TNF-α抗体製剤などは免疫を抑制するため，感染予防を心がけるよう説明し，具体策を共に考える。

③飲酒を控える

飲酒は，クローン病への関与が明らかになっていないが，一般的に腸の粘膜を傷害しやすいため，過度の飲酒は控えるように説明する。

④禁煙する

喫煙は，クローン病の発症や再燃に関与するとされているため，禁煙を指導する。

⑤十分な休息をとる

過労や睡眠不足はクローン病を増悪させるため，仕事や学業，家事労働を調整し，十分な休息で体調を整えられるように助言する。

5）潰瘍性大腸炎患者のセルフマネジメント

　再燃を予防し，できるだけ長期に寛解を維持するために，薬物療法を中心とした療養を継続していく必要がある。症状や症状を悪化させる要因に対処することの困難さを理解したうえで，患者が自分なりのペースで体調を整え，日々の生活やライフイベントへの影響を少なくできるよう支援していく。

（1）病状の理解と管理

①潰瘍性大腸炎について理解し，患者が病いの行路を方向づける準備をする

　潰瘍性大腸炎は再燃と寛解を繰り返す難病で，病気の経過は人それぞれだが，病気をうまくコントロールすれば通常の生活ができることを理解し，前向きに療養に臨めるよう準備する。

②潰瘍性大腸炎の症状や徴候，病勢が自分の身体でわかる

　便の性状や回数・色，出血の程度・量，腹痛の部位・程度，発熱の程度・時期，睡眠状況，疲労などに注意を払い，その結果をもとに体調や生活を整え，必要な受診行動がとれるように助言する。

③再燃や悪化の要因に気づき，自分なりの管理方法を考える

　炎症の程度を示す症状は人それぞれであるため，患者自身が自分の病勢を示す症状とその悪化要因を察知できるように支援する。寛解を維持できているときの生活や再燃のきっかけなどを共に振り返り，日々の頑張りをフィードバックしながら，必要な調整ができるように支援する。

④受診行動を継続する

　定期的に受診し，医師の所見や検査データなどで自分の状態を確認し，自身の症状や生活の状況と関連させて体調管理に生かせるように助言する。また，治療内容の評価・調整やがん化に早期対処するために，医師と相談しながら定期的に内視鏡検査を受けるように助言する。

⑤必要なサポートを得る

・家族にも病気を理解してもらい，必要な協力を求める。
・病院では，医療者に自分の症状や困りごとを伝え，理解や支援，「特定医療費（指定難病）受給者証」の交付などの社会資源について情報が得られるように調整する。
・学校では，周囲に病気が理解され協力が得られるように，教員とコミュニケーションを図り相談しておくことを促す。授業中も頻繁にトイレに行くこと，体調によって体育や遠足などの学校行事への参加が困難になること，定期的な受診が必要であり病状が悪化した場合は長期に欠席になることもあるなどである。
・職場では，トイレに行く頻度や外来受診，入院のための休暇取得などについて理解や協力が得られることが望ましいことを説明する。

（2）服薬管理（薬物療法の継続）

①症状や徴候を医療者に伝える

　重症度（重症・中等症・軽症）によって薬剤が選択されるため，適切な薬物療法の処方を受けられるように，症状や徴候を正確に医療者に伝え，パートナーシップの関係性のなかで適切な薬物療法を継続できるように支援する。

②再燃・悪化予防のための薬物療法を継続する

その時々の薬物療法の目的や薬剤の種類，服薬方法を理解し，どのようにすれば継続できるか（時間・場所・投与方法…内服，坐薬，注腸）を一緒に考える。注腸薬の場合，手技や投与に時間がかかり困難を伴うため，具体的な使用方法やピアサポートなどの情報を提供する。

（3）食事管理

①腸への負担を少なくする

消耗性疾患であるため十分な栄養摂取は必要だが，腸への負担を考え，症状に応じて低残渣・低刺激の食事が望ましいことの理解を求める。

②自分なりの食事療法を工夫する

調子のよいときに，食べたいものを食べても大丈夫かどうか，食品・食材・量について試行し把握しておくことを提案する。

（4）ストレス管理

①ストレスにうまく対処する

潰瘍性大腸炎は環境による影響を受けると推測されている。精神的に安定した状態で日々の生活が送れるように気分転換を図れるよう，また，自分なりのストレス解消法をもてるよう助言する。

②ピアサポートを活用する

療養生活の困難さを分かち合ったり，情報交換や共有したりできる場を提供し，ピアサポートを活用できるように整える。

③過度の食事制限を避ける

食事との関連性は明らかではないため，過度に食事を制限しないように助言する。

（5）日常生活行動

①薬剤（抗生物質や解熱鎮痛薬など）の服用に留意する

鎮痛解熱薬などは再燃の誘因となるため，必要時は受診し医師に相談するよう助言する。

②感染症を予防する

ステロイド薬や免疫抑制薬，抗TNF-α抗体製剤などは，免疫を抑制するため，感染予防を心がけるよう説明し，具体策を共に考える。

下痢などで栄養状態が低下している場合や，寛解期であっても感染が引き金となって再燃することがあるため，感染予防行動を心がけるよう助言する。予防注射は医師と相談したうえで接種するよう助言する。

③十分な休息をとる

過労や睡眠不足にならないように，自分の症状をみながら活動や休息を調整していくように助言する。

④大腸全摘術後の排便に対処する

大腸全摘術を受けた場合，水分を吸収して便を固める機能をもつ大腸がないため，下痢や軟便となり，便回数が多く，また漏便することがある。食事を調整することや，外出先のトイレの有無や場所の情報を得ておくことを助言する。

⑤ストーマを自己管理する

　一時的にストーマが造設された場合は，ストーマの自己管理が必要となる。ストーマ装具の交換やパウチの交換，便の処理，衣類の調整，入浴方法など自己管理できるように支援する。

看護技術の実際

A C型肝炎患者の内服療法時の支援

- ●目　　的：（1）患者が規定の治療を完遂する
　　　　　　（2）患者の治療期間に合わせて，そのとき起こりうる副作用を早期に発見し，支援する
- ●適　　応：C型慢性肝炎・肝硬変の患者で，内服治療によるウイルス除去が必要な人
- ●使用物品：患者用パンフレットなど

	方　法	留意点と根拠
1	**患者の状況と治療目的を知る** 患者の治療の目的が，ウイルス除去か，がん化予防かを理解する	●慢性肝炎か肝硬変であるか，また腎機能によって選択薬が異なる
2	**薬剤と内服期間を知る** 患者の内服治療は，どの薬剤でどれだけの期間行うのかを知る（➡❶）	❶治療目的が同じであっても，患者の肝臓の状況やこれまでの治療歴によって使用薬剤が異なる ●どの薬剤も剤形が少し大きいため，誤嚥がないように気をつける（図3-6）
3	**治療経験を確認する** 患者がこれまでどのような治療経験があるか確認する（➡❷）	❷前回の治療を振り返ることで，治療に対する患者の考えや苦痛に感じる副作用がわかる
4	**家族などの状況を知る** 家族など治療を身近で支えてくれる人の有無とその人の状況を知る（➡❸）	❸確実な内服が何よりも重要であるため，身近な人のサポートを受けられるように調整する ●患者の生活パターンに合うように内服のタイミングを設定する

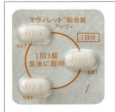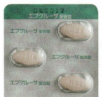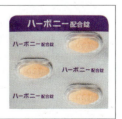

図3-6　C型肝炎の治療薬
写真提供：アッヴィ合同会社（左），ギリアド・サイエンシズ株式会社（中，右）

第Ⅲ章　慢性的な機能障害のある人への支援技術

方　法	留意点と根拠
5　**医療費の助成申請方法を説明する** 　C型慢性肝炎の内服治療は国の肝炎助成制度があるため，助成申請を必ず行うよう説明する（➡❹）	❹申請窓口は各都道府県で異なるため，確認して伝える ●「肝炎治療受給者証」が手元にない状況で治療を開始する場合は，薬剤費が高額なため，患者の支払い額について医事課や薬局に確認し，本人の了承を得る必要がある ●迷うときは，院内の肝炎医療コーディネーター（コラム参照）や肝疾患連携拠点病院に確認する ●生活保護受給者や住民税非課税世帯では，医療費が本人に請求されないため，即日の治療開始が可能である
6　**治療前に，助成申請ができているか確認する** 　助成申請ができているか治療開始前に確認し，場合によっては肝炎治療受給者証が届いてからの治療開始とする（➡❺）	❺肝炎治療受給者証が手元に届くまでには約3か月の時間を要する
7　**内服療法開始から1か月以内の教育支援** 　・ウイルス量検査の結果（➡❻） 　・副作用の有無（倦怠感，頭痛，瘙痒感など）（➡❼） 　・内服することを生活に組み込む支援 　・医療費助成を使えているか（➡❽）	❻ウイルス量を測定することで治療の効果がわかる。結果は精神面に大きく影響するので，主治医から結果をどのように伝えられているかを把握し，治療継続の支援を行う ❼副作用は1か月以内に起こることがほとんどであるため，副作用があれば受診時に対策を提示する ●受信ができないときは電話相談してもらうように伝え，決して自己中断しないように説明する ❽医療費助成制度に関して不明点がないか確認する
8　**内服治療終了時の教育支援** 　・ウイルス量検査の結果（➡❾）	❾C型肝炎ウイルスが体内に存在する期間に比例して，発がんリスクが上昇する。ウイルス排除後も，半年～1年に1回程度の定期通院（血液検査，画像検査）が必要であることを伝える

コラム　　　　　　　　　　　　肝炎医療コーディネーター

　　B型・C型肝炎を中心としたウイルス性肝炎は，わが国最大の感染症といわれる。ウイルスが未知のものであったことも一因であるが，国の対策が十分でなかったことから被害が拡大したとされている。こうしたことから肝炎対策基本法が制定され，2010年に施行された。医療コーディネーターの養成やフォローアップ研修は，各都道府県に設置された肝疾患診療連携拠点病院（2024年8月現在72施設が認定）と各都道府県が協力して行っている。

　　肝炎医療コーディネーターの役割は，肝炎に関する啓発活動や肝炎ウイルス検査実施のよびかけ，患者支援などである。様々な領域のコーディネーターがそれぞれの強みを生かして患者を皆でサポートして肝炎医療が適切に促進されるように調整する。肝硬変や肝がんへの移行者を減らすことが目標である。2022年時点で全国に約3万人の肝炎医療コーディネーターがおり，状況に合わせて協働して活動している。肝炎医療コーディネーターには認定バッジと認定書を発行する都道府県が多い（右の写真は北海道肝炎医療コーディネーターのバッジ。各都道府県でデザインが異なる）。

厚生労働省「肝炎医療コーディネーターとは」を参考に作成
https://www.mhlw.go.jp/stf/seisakunitsuite/bunya/kenkou_iryou/kenkou/kekkaku-kansenshou/kanen/kangan/kanencoordinator.html（アクセス日：2024/10/3）

B 腹腔穿刺（図3-7）

- ●目　　的：（1）腹腔内へ針を刺し，腹水を採取して，その性状を確認する
  - （2）腹水を減らすことで，腹部膨満などの症状を改善，緩和する
- ●適　　応：肝硬変患者，がん性腹膜炎，腎不全など画像で腹水を認めた患者
- ●使用物品：（1）患者・実施者・介助者の服装とリネン：ディスポーザブル手袋，エプロン，マスク，メディカルキャップ，処置用防水シーツ，バスタオル，安楽枕
  - （2）穿刺部位の選定：超音波検査装置，皮膚ペン
  - （3）穿刺実施：鑷子，イソジン綿球，膿盆，5〜10mLの注射器，注射針（23G），局所麻酔薬（0.5％もしくは1％プロカイン塩酸塩またはキシロカイン），滅菌穴あきシーツ，滅菌ガーゼ，フィルムドレッシング材もしくは医療用テープ，アスピレーションキット（穿刺針，注射器，三方活栓，延長チューブ，排液チューブが一包化されている）
  - （4）検査用の検体採取：検体採取容器

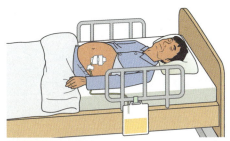

図3-7　腹腔穿刺

	方　法	留意点と根拠
1	患者に腹腔穿刺の目的と必要性を説明し，同意を確認する（➡❶） 説明内容 ・目的，方法，所要時間 ・穿刺実施中に起こりうることと対処方法 ・穿刺終了後の注意点	❶患者の不安を軽減して，理解と協力を得る ●医師から説明された内容を理解できているか，合意しているかを確認する
2	排尿を促す（➡❷）	❷膀胱に尿が充満していると，腸管損傷を招くことがある。また，患者が検査途中にトイレに行くことは危険を伴うため
3	バイタルサイン，腹囲を測定する（➡❸）	❸穿刺実施中・終了後の数値と比較し，異常を早期に発見できる
4	物品をそろえて病室へ向かう	●部屋は患者にとって感染リスクや負担の少ない場所を選定する

第Ⅲ章 慢性的な機能障害のある人への支援技術

方 法	留意点と根拠
5 患者の準備を整える 1）腹部を露出する 2）穿刺に適した体位を整える	●必要最低限の露出とする。プライバシーの保護と保温に留意する ●体位は患者の腹水量による。胸水貯留を併発している患者も多いため，呼吸状態にも気をつける ●安楽枕を用いて，穿刺針が固定できて患者が苦しくない体位に固定する
6 医師が超音波検査で穿刺部位を決定するのを介助する	●穿刺位置は皮膚ペンでマーキングする
7 穿刺部位の消毒を介助する 1）医師に鑷子を渡し，イソジン綿球を渡す 2）滅菌物品を開封する 3）医師が滅菌手袋装着後に必要物品を無菌操作で渡す	●無菌操作を励行する ●滅菌物は期限切れや破損がないか確認する
8 局所麻酔の介助を行う 1）薬剤を医師と確認する 2）医師が薬液を吸引しやすい位置にアンプルを固定する（➡❺） 3）局所麻酔を行うことを伝え（➡❻），薬液注入中は患者の様子を観察する（➡❼）	●薬剤は薬剤ラベルを医師に見せ，読み上げて確認する（➡❹） ❹視覚と聴覚を使い，医師と看護師で確認して間違いを防ぐ ❺医師の手指や注射器が不潔にならずに安全に吸引できるようにする ●穿刺時と薬液注入時に痛みがあることを伝え，からだに触れて安心感を伝える ❻事前予告することで，不意に動くことを予防する ❼麻酔による異常を早期発見するため ●顔色，呼吸状態，脈拍を観察する
9 医師が穿刺を行う間，穿刺の実施を介助する 1）患者の体位を固定する 2）穿刺時は声をかける（➡❽） 3）検体採取を行う場合は検体を受け取る 4）患者一般状態を観察する	●物品は医師の使用しやすい場所へ配置する ❽患者が痛みなどで不意に動き，針で臓器を損傷しないようにする ●検体は無菌的に受け取る ●患者の表情，気分不快の有無，脈拍，呼吸状態を観察する
10 刺入部を固定し，保護する 1）挿入部はガーゼもしくはフィルムドレシング材で保護する（➡❾） 2）ルートは医療用テープで固定する 3）患者のバイタルサインを測定する（➡❿）	●フィルムドレッシング材や医療用テープで皮膚にかぶれを起こす場合もあるため注意する ❾患者の腹圧や呼吸で針が抜けることを防ぐ ●穿刺前のバイタルサインと比較し，また，患者の表情，気分不快の有無，脈拍，呼吸状態を観察する ❿異常を早期に発見する。穿刺時は腸管損傷や体液の急激な喪失による血圧低下が起こりやすい
11 排液を行う場合 1）排液を観察する（表3-6） 2）医師に指示を確認し，排液スピードを調整する（➡⓬） 3）安楽枕を使い，体位の調整を行う **表3-6 腹水の性状** | 血 性	がん性腹膜炎，腹腔内出血など
膿 性	化膿性腹膜炎，真菌性腹膜炎など
乳び性	リンパ管の閉塞，フィラリア症など
胆汁性	急性胆囊炎など		●排液が患者の目に触れないようにする（➡⓫） ⓫特に血性の腹水は患者の心理的ダメージが大きい ⓬腹水が多い場合は，腹圧によって大量の排液が出やすく，体位でスピードが変化するため ●排液の予定量と時間を確認する。当初は排液の勢いがあるため，排液速度に注意し調整する

方　法	留意点と根拠
12 **医師が穿刺針を抜針するのを介助する** 1）医師に滅菌ガーゼを渡す（➡⓭） 2）穿刺部位を消毒し，滅菌ガーゼで圧迫固定する（➡⓮）	⓭抜針直後は，数分間，穿刺部の圧迫を行うことで出血などを防ぐ ⓮腹水の滲出の可能性があるため，持続して圧迫する ● 固定するテープは，患者の皮膚状態を考えて選択する
13 **腹腔穿刺終了時の患者の観察を行う** 1）患者に気分不快の有無をたずねる 2）バイタルサインと腹囲測定 3）腹水の性状を観察する（➡⓯）	⓯腹水採取後は，気分不快，悪寒，腹部の疼痛や不快感が起こる可能性がある。発熱のある場合は感染を疑う ● 患者の観察は終了直後から30分間隔で行い，異常がなければ間隔をあけて24時間実施する

C 経腸栄養（成分栄養剤）

● **目　　的**：食事からの刺激（食事抗原）除去，腸管の安静，栄養状態の改善，腸管病変の改善に有効とされている成分栄養剤を経口法もしくは経管法で摂取し，自己管理できるようになることで，クローン病患者の寛解導入および寛解維持を図る

● **適　　応**：消化管の消化・吸収機能が期待できる患者

● **禁　　忌**：腸管が使用できない患者（腸閉塞，難治性嘔吐・下痢症，汎発性腹膜炎，消化管虚血）

● **使用物品**：（1）経腸栄養や成分栄養剤の経口法・経管法の患者用パンフレット
（2）成分栄養剤（エレンタール®）1包，水または微温湯250mL，溶解ボトル，フレーバー各種
（3）経鼻栄養チューブ（5Frまたは6.5Fr），カテーテルチップシリンジ（10mL程度），コップと少量の水（水道水），医療用テープ（経鼻栄養チューブ固定用），ハサミ，鏡，聴診器，トレイ，ガーグルベースン，ティッシュペーパー
（4）経腸栄養用ポンプ，成分栄養剤用バッグ，輸液用スタンド

1）経腸栄養法の導入　　【使用物品（1）】

方　法	留意点と根拠
1 **患者の状況を把握する** ・病態 ・治療計画 ・治療の受け入れ状況 ・患者の生活パターン	● クローン病の活動度，重症度，栄養状態，病変の範囲，今後の治療計画，必要栄養量，経腸栄養の理解度，食事や睡眠・仕事などの生活パターンを情報収集する（➡❶） ❶下痢や腹痛などの症状による食事摂取量の不足，消化吸収障害，腸管病変からのたんぱく漏出などにより低栄養をきたしやすいので，腸管病変や栄養状態に応じて経腸栄養を生活のなかに組み入れていく必要がある ● 病態や患者の生活から再燃のリスクをアセスメントする
2 **経腸栄養を受け入れやすくするための準備をする** ・説明：病みの行路，経腸栄養の意義・方法 ・情報提供：ピアの存在・体験，サポートグループ，物品の準備，経済的負担への方策 ・症状緩和 ・信頼関係を築く：心身の苦痛の理解，落ち込みへの配慮，個々に応じた対応	● クローン病の病みの行路や経腸栄養の方法・意義について説明する。家族にも具体的な協力内容を伝える ● 経腸栄養への先入観や偏見があったり具体的にイメージできない場合は，ピア（同病者）の体験を伝えたり，ピアから話を聞く場を設定したりして，負担感や不安が緩和するように助ける。必要ならば，患者会などサポートグループに関する情報提供を行う ● 在宅成分栄養経管栄養法指導管理料の算定により必要物品は過不足なく準備できること，「特定医療費（指定難病）受給者証」を申請し交付されると，自己負担限度額を上回った医療費は助成されることを説明する ● 腹痛，下痢，発熱，貧血，肛門部病変に関連する苦痛を緩和し，今後のことを考えられるように心身を整える

119

方　法	留意点と根拠
	●急性増悪期は，入院や絶食，完全静脈栄養，内視鏡検査などで心身の負担が大きいことを理解し対応する。初発時は特に落ち込みが大きいことを考慮しケアを提供する（➡❷） ❷経腸栄養は安全面でも優れているが，受容性の維持が難しい。初発患者の落ち込みや病気と折り合いをつけていくプロセスへのかかわりは，栄養療法への動機づけの機会となり，その後の自己管理につながる
3 患者，医師と共に栄養療法の目標を設定し，摂取スケジュールを検討する ・必要栄養量 ・成分栄養剤と食事の割合 ・成分栄養剤の1日量 ・成分栄養剤の濃度 ・経管法の場合は注入速度 ・継続可能な摂取方法 ・1日の摂取パターン	●広範な小腸病変や狭窄を有する小腸型では，成分栄養剤による栄養摂取を増やす必要があるが，日中の経口法では限界があるため経管法が必要になる ●活動期クローン病では，下痢などの合併症に留意しながら，成分栄養剤の濃度や量を段階的にアップし，1〜2週間かけて維持投与量とする（表3-7） ●毎日の生活のなかで長期に継続できるかどうかという視点でのアセスメントが，中断による再燃のリスクを避けるために重要となる（➡❸） ❸クローン病の治療指針（2024年3月改訂）では，「1日の維持投与量として理想体重1kgあたり30kcal以上を目標として投与する。病状と患者の受容性やQOLに配慮して適宜投与量の増減や経口法の併用，調理の工夫などを行っても良い」としている。栄養状態を維持し再燃を予防するために医療者の目標は高くなりがちで，患者の許容量や生活のなかで可能と考える量とはズレが生じやすい

表3-7　経腸栄養剤の投与量と注入速度

日　程	投与量 (mL/日)	濃　度 (kcal/mL)	注入速度 (mL/時)
(A)　1日目	400	0.5	30〜50
2〜3日目	600〜800	0.5	
(B)　4〜5日目	600	1.0	40〜60
6〜7日目	800	1.0	
8〜9日目	1000	1.0	
10〜12日目	1000	1.5	60〜100
13〜15日目	1400	1.5	

1）下痢がある，禁食期間2週間以上：(A) ⇒ (B)
2）下痢がない，禁食期間2週間以内：(B) より開始

福島恒男編：IBDチーム医療ハンドブック，第2版，文光堂，2012，p.227（小林清典著）．より転載

方　法	留意点と根拠
4 経腸栄養の方法を選択する 経口法か経管法かを選択する（表3-8）	●必要栄養量が確保できる方法かどうかを判断する ●経口法の場合でも，栄養補給や在宅での対処法として経管法を習得しておくことが望ましいかどうか判断する（➡❹） ❹独特の臭いがある成分栄養剤を経口法で大量に摂取することはフレーバーを使用したとしても困難さを伴う。患者が自分の生活のパターンや場に応じて選択し併用できるように準備しておくことが，安心や長期の体調管理につながる
5 経腸栄養の継続への支援について伝える それぞれの環境で経腸栄養を継続できるように，共に対応策を考え支援していくことを伝える（➡❺）	●自覚症状，検査所見などから，寛解が維持できているか，栄養療法の困難さが増大していないか，療養に影響する生活環境の変化はないかなどを把握していく ●在宅経腸栄養によっても栄養管理が困難な場合は，在宅中心静脈栄養を考慮する必要があり，その場合も自己管理に向けた患者教育と支援を行う ❺個々の患者に応じた経腸栄養がサポートを得ながら導入されることで，療養上の困難さが軽減し，アドヒアランスが向上する。在宅療養では，学業や仕事の中断が最小限となることで自己効力が高まる

表3-8 経口法と経管法の比較

	経口法	経管法（注入ポンプ使用）
使用物品 （成分栄養剤以外）	水または微温湯，フレーバー，溶解ボトル（ボトル入り製剤では不要）	（経口法の使用物品に加えて）経鼻栄養チューブ，注射器，水，医療用テープ，聴診器，（鏡），成分栄養剤用バッグ，経腸栄養用ポンプ，輸液用スタンド*
準備	成分栄養剤の溶解	成分栄養剤の溶解と成分栄養剤用バッグへのセット，ポンプ設定
摂取場所・時間	随時（外出先でも可）	限定：ポンプ設置が必要　（睡眠中も可能）
摂取所要時間	短い（1日数回に分け摂取）	長い（摂取量によるが，一定の時間が必要）
摂取速度	個別：個々の飲む早さ	一定：ポンプ使用で細かく正確に調節できる
アミノ酸臭の影響	あり	少ない（注入後の曖気時にあり）
フレーバー	必須	不要（見た目や曖気を考慮して使用する場合もある）
下痢・腹痛	多い（摂取量・摂取速度による）	少ない（注入速度の調節が可能）
睡眠への支障	なし	あり　（チューブ挿入中，ポンプアラーム音，排泄回数など）

*在宅用の経腸栄養用ポンプにセットされている場合もある。在宅ではS字フックなどを活用することもできる。

2）経口法による自己管理　【使用物品（2）】

	方　法	留意点と根拠
1	**説明と同意** 成分栄養剤を経口で摂取する準備を始めることを説明し，同意を得て，患者の都合のよい時間と場所を確認する	●経腸栄養法を開始することをどのように受け止めているかを知る機会とする。また，ケアを予告することで気持ちの準備を整える ●患者がリラックスして臨めるように環境を調整する
2	**成分栄養剤を準備する**（図3-8） ・成分栄養剤（エレンタール®）1包と溶解ボトルまたはボトル入り製剤1本 ・水または微温湯250mL 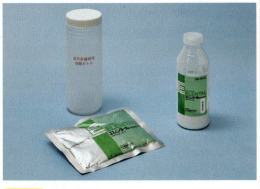 図3-8　成分栄養剤	●アルミ袋入り製剤とボトル入り製剤の2種類を紹介し，生活に合わせて使い分けられるように情報提供する（➡❶） ❶2種類の製剤を準備することで，患者が溶解し服用しやすい製剤を選択できる ●微温湯は40℃以下で準備する（➡❷） ❷40℃以上の湯は，成分栄養剤中のアスコルビン酸の分解を進行させる
3	患者自身で成分栄養剤を作成できるように作成方法を説明し，見守る	●エレンタール®80g（粉末）を水または微温湯250mLに溶解すると，300mLで1kcal/mLの栄養となる ●濃度は0.5kcal/mLから開始する場合もある。通常は1kcal/mLまでとする ●エレンタール®は，水分を含むと粘稠性があるため，溶解時や持ち運び時に注意する

第Ⅲ章　慢性的な機能障害のある人への支援技術

	方　法	留意点と根拠
4	好みのフレーバーを選定するための試飲の場をもつ（➡❸） ・作成したエレンタール® ・フレーバー各種（図3-9） ・数mLずつ入る小さなカップ（フレーバーの全種類分） ・マドラー 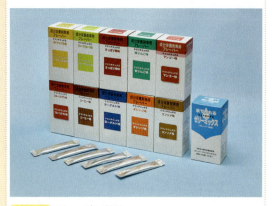 図3-9　フレーバー各種	●少量ずつのエレンタール®に成分栄養剤専用のフレーバー（2024年現在10種類）を少量ずつ入れ、味見をして好みのフレーバーを選択できるように準備する ●エレンタール®80gに1袋（6g，19.1～23.4kcal）使用する。好みにより量を調整したり組み合わせたりできる ❸エレンタール®は独特のアミノ酸臭を有し，そのまま飲用することは難しく，フレーバーを使用してもおいしいものではない。しかし，食事が制限されたなかでバリエーションを楽しみながら選択する「味見」の場をもつことは，患者の困難さを一時的にでも緩和し，学習者としての経験にもなる
5	成分栄養剤を摂取する時間や量，速度，調剤・保管方法について患者と共に計画する	●必要な成分栄養剤の量を朝・昼・夜など，どの時間帯に作成し，1回どれだけの量を摂取するかを計画する（➡❹） ❹溶解後は12時間以内に摂取する必要がある。通常の溶解は25℃で12時間以降から細菌増加が認められている。溶解後すぐに使用できない場合は冷蔵庫（5℃前後）に入れ，24時間以内に使用するよう注意する ●少量ずつゆっくり摂取できることが望ましいが，患者個々の生活時間に合わせて継続できる方法を選択する
6	使用した物品の片づけ方を説明する	●溶解ボトルを使用した場合は，食器と同様に家庭用の中性洗剤で洗浄し，乾燥させる

3）経鼻栄養チューブを用いた経管法による自己管理　【使用物品（2）（3）（4）】

	方　法	留意点と根拠
1	説明と同意 経鼻栄養チューブを自己挿入して成分栄養剤を注入する練習を始めることを説明し，同意を得る	●患者の都合や希望を確認し，練習の日時・場所を決定する ●患者がリラックスして臨めるように準備する（➡❶） ❶環境を準備することにより，患者が心身の準備を整え，自分のこととして取り組めるようにする
2	準備の概要と使用物品について説明する（図3-10） ・経鼻栄養チューブの挿入 ・成分栄養剤の作成 ・成分栄養剤バッグのセット ・経腸栄養用ポンプの設定 ・在宅療養に向けた計画	●経鼻法による経腸栄養の一連の流れと使用物品を示し，オリエンテーションする（➡❷） ❷患者が教育計画に参加し学習の段階を知ることで，主体的に取り組みやすくなる ●自然滴下での注入も可能だが，経腸栄養用ポンプは大量を一定速度で注入でき，所要時間が計算できる，注入量がチェックできるなどの有用性があり，下痢の発現率が少ない

方　法	留意点と根拠

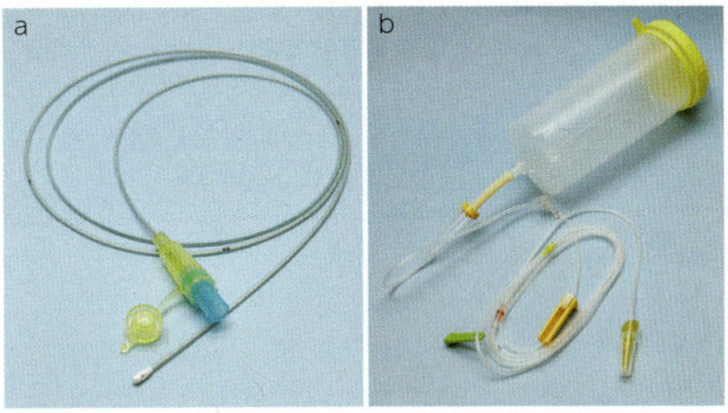

経鼻栄養チューブ　　　　　成分栄養剤バッグのセット

図3-10　経管法の使用物品

方　法	留意点と根拠
3　経鼻栄養チューブ挿入時の不安に対処する モデリングを活用する（➡❸） ・挿入時の痛みや不快について ・挿入の難しさについて	●細い経鼻栄養チューブを使用することで痛みや不快は少なくできること，挿入が容易になるように先端におもりがついていること，慣れれば話しながらでも挿入できるようになることなどを説明する ●DVDやピアの実演を見て，「意外と楽にできそう」「簡単そう」というイメージをもてるようにする ❸適切なモデルを選定し，体験やデモンストレーションを見聞きすることで擬似的な達成経験となり，自己効力を高めることができる
4　経鼻栄養チューブの自己挿入を行う 1）手指洗浄を行う 2）チューブのサイズを選択する 3）挿入する長さとチューブのマークの位置を確認する 4）チューブの破損や不良の有無，スタイレット＊の滑りを確認する（➡❹） 　＊経鼻栄養チューブを挿入しやすくするためにチューブ内にセットされているステンレス製の柔らかいガイドワイヤー 5）利き鼻を選択する 6）経鼻栄養チューブの先端を水で濡らす（➡❺） 7）チューブを利き鼻から奥に向かって挿入する 8）チューブが咽頭に達したら，ゴクッと飲み込むタイミングでチューブを押し進める 9）嚥下を繰り返しながら少しずつ奥に進めていく 10）予定の長さまで入れる 　　　胃：50～60cm 　　　十二指腸：約70cm	●5Frもしくは6.5Frを使用する。最初は太いほう（6.5Fr）が入れやすい場合もある ●経鼻栄養チューブのマークの位置（10cmごとなど）で挿入予定の長さを確認する。鼻孔から外耳道を通り剣状突起までの長さを噴門部までの長さの目安（40～50cm）とし，幽門部まではさらに約10～15cm進める ●スタイレットがチューブ先端まで挿入されているか，チューブ内をスムーズに移動するか，アダプター（図3-10aの青い部分）にカテーテルチップシリンジがセットできるかなどを確認する。2回目以降はスタイレットの滑りが悪い場合があるため，スタイレットを水で湿らすなどして対処する ❹自己挿入で成功体験が得られても，物品のトラブルが生じると今後の自己管理に不安を抱くため ●利き鼻は，通りのよいほうを選択する ❺キシロカインゼリーなどの潤滑剤は苦味を感じ，個人差はあるが，悪心を招きやすい ●挿入時はチューブ先端を上向きではなく奥に向かう感じで挿入する。鏡があるとやりやすい ●一度止まるところ（これ以上進まなくなるところ）があるので，そこで少し上を向いてゴクンと水を飲むように飲み込み，飲んだと同時にチューブを進める ●慣れないと悪心を催すが，慣れてくると楽になる。咽頭を通過すると進みやすくなるので押し進める ●できれば十二指腸まで入れる（70cm程度）（➡❻） ❻胃内だと悪心を催しやすい ●スムーズに入らないときは無理せずにいったん抜いて入れ直す

Ⅲ-3

消化機能障害のある患者への支援技術

第Ⅲ章 慢性的な機能障害のある人への支援技術

方　法	留意点と根拠
5 経鼻栄養チューブを固定する 1）5mm幅×5cm程度に切ったテープで，チューブを1周回した後，鼻翼にとめる 2）1）の上を0.5〜1.5×2cm程度の四角形に切ったテープで抑えるようにして鼻翼に固定する	● テープは皮膚への刺激が少ないものを選択し，カットしておく ● 固定方法やテープのサイズは，チューブが抜けないように患者がやりやすい方法を工夫すればよいことを説明する ● チューブは長いので，スタイレットを抜いた後，残りの部分は不潔にならないように耳にゆるく巻き付けておく
6 スタイレットを抜く	● スタイレットは通常はすっと抜ける ● スタイレットも不潔にならないようにゆるく巻いて保管する
7 胃・十二指腸に入ったことを確認する 1）経鼻栄養チューブのアダプターにカテーテルチップシリンジを接続する（図3-11） 2）腹部（幽門部付近）に聴診器を当てる 3）注射器で10mL程度，一気に空気を入れる 図3-11 カテーテルチップシリンジの接続	● チューブのタイプによってはスタイレットを抜く前に確認することもできる ● 気泡音「グルグルグル」などを聴いて確認するか，胃液・腸液を吸引し確認する（➡❼） ❼ X線撮影が最も正確に確認できるが，毎日の経鼻栄養チューブ挿入では難しく，放射線被曝の問題もある。挿入したチューブの長さ，患者の咳嗽の有無などで安全を確認することもできる。在宅療養などで自己挿入に慣れてくると，患者自身で経鼻栄養チューブが胃内に入った感覚がわかるようになる
8 成分栄養剤を作成する ・成分栄養剤（エレンタール®） ・溶解ボトル ・エレンタール®1包（80g）に微温湯250mL	● 300mLで1kcal/mLの栄養となる ● 経腸栄養剤は38〜40℃の微温湯で溶解し，固まりがないように十分に撹拌し振盪する（➡❽） ❽ 経鼻栄養チューブの内腔が狭いため，固まりがあると閉塞しやすく，場合によっては再挿入が必要となる ● 室温で12時間以内に注入する。室温が高い場合は，少しずつ調整するか，冷所保存したものを用いる（➡❾） ❾ 経腸栄養剤は細菌の繁殖条件（温度，水分，栄養）を兼ね備えているため，適度の室温で使用する ● 濃度は0.5kcal/mLから開始する場合もある
9 成分栄養剤用バッグをセットする 1）クレンメを操作しクランプする 2）溶解した成分栄養剤をボトルから成分栄養剤用バッグに移す 3）注入バッグとチューブを接続する	● 成分栄養剤が漏出しないように留意する（➡❿） ❿ 漏出すると，必要な栄養量が不足し，また，周囲を汚染しアミノ酸臭で患者に不快感を与える ● 同じ製品を長く使用すると接続部がゆるむことがあるので，使用前に必ず確認する

124

方　法	留意点と根拠
10　**経腸栄養用ポンプをセットする**（図3-12） ・ポンプのON・OFF ・速度の設定 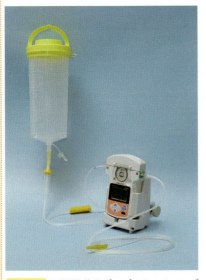 図3-12　経腸栄養用ポンプのセッティング	●患者に応じたポンプを選定する（操作の簡便さ，アラーム音，作動音，大きさなど） ●最初は30～50mL/時から開始する。1～2週間かけて維持量を増量，速度も100～150mL/時前後になっていくことを説明し，注入速度設定の操作の練習を行う ●速度を速めると下痢をきたすことがあるため，速度は適宜変更する
11　**成分栄養剤を注入する** 量・温度・速度に注意する	●注入速度は医師と相談し，自分に合った速さに調整する。最初は40mL/時程度に設定し，徐々に上げていく（➡⓫） （維持カロリーは，30kcal/kg） ●夜間の注入は，就寝中900～1500kcalの成分栄養剤を目標とし，1時間に100～150mL前後の速度でセットすることを説明する ⓫速度が速いと腸に負担がかかる。合併症の下痢は，浸透圧が高いことよりも注入速度が問題となる
12　**注入終了後，栄養チューブを抜去する**	●チューブをいったん咽頭部まで引いておき，その後は，息を止めて（下に向けて）一気に抜く（➡⓬） ⓬味や不快感が口腔内に残らない
13　**物品の片づけ・管理を行う** 経鼻栄養チューブや成分栄養剤用バッグ，カテーテルチップシリンジなどを清潔に保管する方法について説明する	●経腸栄養チューブは，外側をしごくようにぬるま湯で洗浄し，内側は注射器を使ってぬるま湯を数回入れて洗浄後，空気を2～3回押し入れて水分を出す ●成分栄養剤用バッグは，ぬるま湯を入れ振り洗いする。食器と同じように中性洗剤で洗浄する方法もある ●洗浄した物品，注射器は，乾燥機にかけずに自然乾燥する（➡⓭） ⓭チューブ類を熱湯で洗浄したり乾燥機を使用すると，材質が変質するリスクがある
14　**患者の受容度や習得度のアセスメントと教育計画の評価・修正を行う**	●初回の自己挿入や注入結果の状況をアセスメントし，無理のない教育計画に修正する ●患者が「できそうだ」と自信がもてるようになるまで，患者のペースや体調を見ながら練習を支援する

方　法	留意点と根拠
15　**在宅経腸栄養（HEN）に向けて必要な情報を提供し助言する** ・合併症が生じた場合の対策 ・物品の代用 ・在宅での物品管理方法 ・必要物品の交換 ・食事療法を併用する場合 ・不安への対処 　①注入しながら眠れるのか 　②睡眠中にチューブが抜けることはないか	●生じやすい合併症とその対策を説明する（表3-9） ●輸液用スタンドの代用にS字フックが活用できる ●注入用ポンプは使用しない時間帯に充電しておく ●成分栄養剤用バッグや経腸栄養チューブは，使用後に洗浄し自然乾燥させ，使用前に水道水を通して洗浄する ●施設や使用状況によるが，経鼻栄養チューブは1本/週，成分栄養剤用バッグは1～2個/週を目安に交換する ●寛解維持には1日摂取カロリーの半分量以上に相当する成分栄養療法が有効で，状態に応じて経口摂取食事量と成分栄養剤の量を調整する ●夜間は寝返りをしてもチューブが巻き付かないようにポンプの置き方やルートを工夫する ●チューブが引っ張られると鼻が引っ張られ目が覚めるため，気づいて対処できる ●経腸栄養用ポンプは固定器からはずして携帯できること（図3-13），移動時の成分栄養剤バッグの扱い方を情報提供する

表3-9　経腸栄養で起こりうる問題と対策

起こりうる問題	対　策
消化器合併症 ・下痢，腹痛　　注入速度が速い場合 　　　　　　　　水分が多い場合 ・嘔吐，腹部膨満	注入速度を遅くする（60～100mL/時） 溶解量を全量200mLとし，60～100mL/時でゆっくり注入する 注入を中止し，医師や看護師に相談する
経鼻栄養チューブ管理上の問題 ・鼻粘膜や咽頭への刺激，痛み ・鼻翼のテープかぶれ ・チューブの閉塞 ・ポンプの不具合	チューブの挿入操作をゆっくりソフトに行う 低刺激性のテープを使用し，最小限の接着面積にする チューブの引っ張りによる摩擦を避ける できればチューブ挿入の鼻腔を適宜変更する 注入終了後のチューブ内の洗浄を十分に行う，あるいは新しいチューブに交換する ポンプのセット，センサー部の汚れ，充電状況などを確認
代謝に関する合併症 糖代謝・たんぱく代謝・脂質代謝の異常，肝機能異常，電解質異常	注入量・速度の調整，必要な薬剤投与

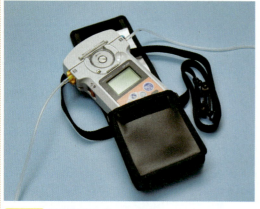

図3-13　経腸栄養用ポンプの携帯

D 消化器ストーマサイトマーキング

- 目　　的：ストーマ造設後の自己管理や日常生活に支障をきたさないようにストーマの位置を手術前に決め，合併症予防と患者のQOL維持を図る
- 適　　応：ストーマ造設術を予定している患者
- 使用物品：図3-14参照

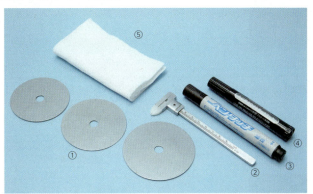

①マーキングディスク（成人用：7cm，肥満用：7.5cm，小児用：6cm）
②測定用定規（ノギス）③水性ペン（下書き用）④皮膚ペン（ポイントマーキング用）⑤温タオル（水性ペンの線の消去用）
⑥記録用紙，カメラ（画像での記録用）

図3-14　消化器ストーマサイトマーキングの使用物品

	方　法	留意点と根拠
1	ストーマを造設する腸管の位置と患者への説明内容を医師に確認する（➡❶）	●回腸ストーマか大腸ストーマ（上行結腸，横行結腸，下行結腸，S状結腸）かを確認する ❶ストーマの種類によって造設場所が異なるため，造設目的・種類，説明内容を事前に確認しておく
2	患者の準備状況を確認する（➡❷）	●患者がストーマおよびマーキングについて，医師から説明を受けていることを確認する ●患者・家族の理解や心理状況を確認する ❷マーキングはストーマの受け入れや管理を左右する重要なプロセスであり，患者や家族がストーマについてどのように理解しているかを把握しておく必要がある
3	使用物品を準備する	
4	オリエンテーション 1）患者にストーマサイトマーキングを実施することを説明する 2）目的，方法，所要時間を伝える 3）可能ならば，日常着用している衣類やベルト，仕事上必要な装具などを持参してもらう	●患者が自分のストーマをイメージしやすくなるようかかわる ●患者の不安の程度に応じてストーマ装具を準備し，患者が見たり触れたりできる場をもつこともイメージしやすくする ●個室でない場合，会話が同室者に聞かれることについて患者の意向を確認し，必要ならばプライバシーが確保でき，臥床できる場所を準備する（➡❸） ❸マーキングは患者参加型のオリエンテーションであり，患者の生活や仕事に支障がない位置を検討する共同作業が必要となる

第Ⅲ章 慢性的な機能障害のある人への支援技術

方　法	留意点と根拠
5 **腹部を露出してもらう**（臥位）（図3-15） 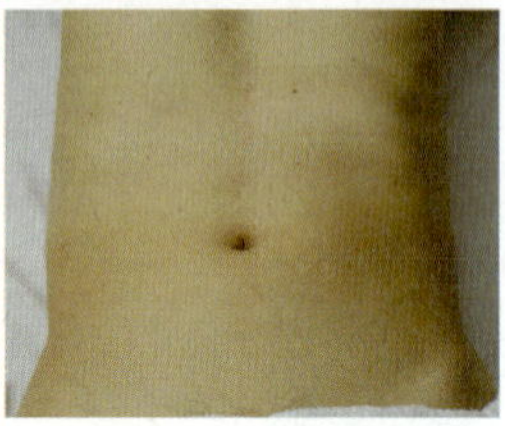 **図3-15** 腹部の露出	●露出は最小限にし，不必要な露出は避ける ●瘢痕やくぼみの有無を確認する
6 **腹部の基本線を確認し，水性ペンで印を付ける**（6本の線）（図3-16） ①肋骨弓下線（左右） ②上前腸骨棘（左右） ③臍を中心に正中および左右 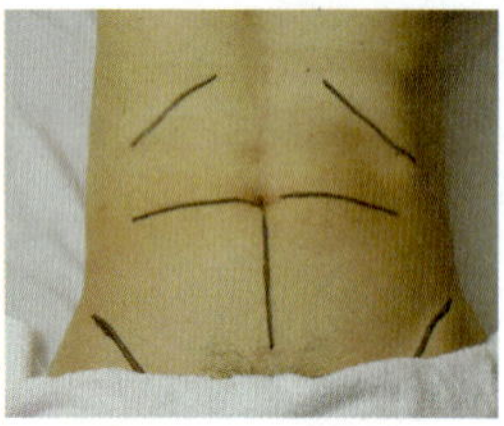 **図3-16** 腹部の基本線	●腹部に計6本の線で印を付けることを患者に説明し，合意を得て線を引く ●基本線は，骨の位置を確認するための線を斜めに4本（①②），正中線に沿って創部ができるため創部とストーマが当たらないようにするための正中線と臍の上下を分ける横線の2本（③）
7 **腹直筋を確認する**（2本の線）（図3-17） 1）臥位で頭部を軽度挙上してもらい，腹壁を緊張させる 2）手掌および第5指側でゆっくりと腹直筋外縁と思われる部位を軽く圧迫しながら確認し，外縁に沿って水性ペンで印を付ける 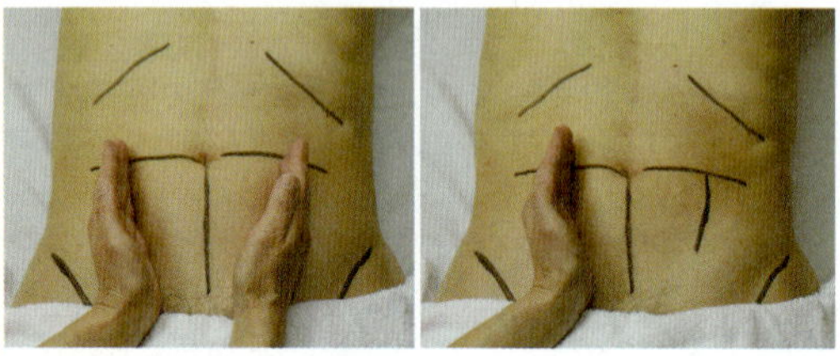 **図3-17** 腹直筋の確認	●臍をのぞく姿勢をとってもらうと腹直筋が隆起し外縁を確認しやすいが，患者の状態を把握し，可能な範囲でできるだけ手早く確認する（➡❹） ❹臥床したまま頭部を挙上し腹筋を緊張させる体位は，体力が消耗した患者では苦痛となる ●腹直筋は腹部のふくよかな女性などではわかりにくいことも多く，測定者によって外縁の位置が一定になりにくいので注意する（➡❺） ❺ストーマは，確実に筋肉に固定されないと合併症のリスクが高く管理困難によるQOL低下をきたすため，腹直筋を貫く位置が望ましい
8 **腹部のしわ，くぼみ，瘢痕を確認する**	●しわ・くぼみ・瘢痕がある部位にストーマを造設すると，排泄物が漏れやすく，装具の装着が難しくなるため，極力避ける（➡❻） ❻しわやくぼみ，瘢痕部への装着は皮膚保護剤が必要であったりケアに時間がかかったりして，経済性も含めて患者の負担が大きく，自己管理を困難にする

128

方　法	留意点と根拠
9　**マーキングする**（図3-18，3-19） しわの状態を確認し，マーキングディスクを当て，得られる平面の面積を確認しながら，中央に水性ペンで印を付ける 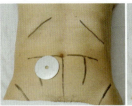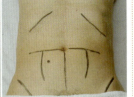 臥位で確認する 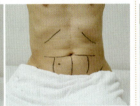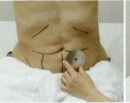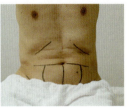 座位で確認する　　　　　　　　座位で確認する 図3-18　回腸ストーマのマーキング　　図3-19　大腸ストーマのマーキング	● マーキングディスクは，体格や骨突出の程度を考慮し使用するサイズを決める（一般的な体格の場合は7cm） ● 金属製のマーキングディスクを使用する場合は，必ず手で温めてから患者の腹部に当てるようにする（➡❼） ❼ 体温より冷たい金属は患者に冷感を与え，不快に感じさせる ● 臥位→座位→立位→臥位での確認は，患者の体力や状態を見ながら行う ● 回腸ストーマの場合は図3-18，大腸ストーマ（下行結腸，S状結腸）の場合は図3-19のような位置になる
10　（座位や立位で）印の位置が見えるか確認する（図3-20） 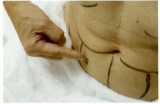 図3-20　座位・立位での確認	● ストーマケアを行う姿勢（座位・立位など）を確認する ● 肥満した患者の場合は，しわやくぼみの位置を確認し，立位で自身から見える範囲を確定する（➡❽） ❽ 自分でストーマが直視できず，手が届かないとセルフケアに支障をきたす
11　（前屈位で）しわの深さや平面の変化を確認する（図3-21） 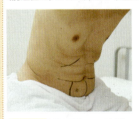 図3-21　前屈位での確認	● 臥位で見られなかった深いしわやくぼみ・脂肪層の変化を確認しながら最も安定する位置を見定め，マーキングの位置を微調整する（➡❾） ❾ 回腸ストーマから排出される便は水分を多く含むため量が多く，ストーマ装具からの漏れを生じやすい．また，アルカリ性の消化酵素を多く含み，皮膚に触れると皮膚トラブルを引き起こすため，ストーマ造設は装具が皮膚に密着しやすく漏れが生じにくい位置の選択が重要となる
12　生活に支障がない位置かを確認する	● ふだん着用しているベルト，ズボンや特殊な安全ベルトなどがある場合は，それらを装着して支障がないか，どれくらいの重みがどの部位にかかるのかを確認する ● 生活行動（車の運転，自転車利用など）も考慮する ● ストーマ造設後の日常生活をイメージできるように支援するが，患者の不安が増大しないように留意する

第Ⅲ章　慢性的な機能障害のある人への支援技術

方　法	留意点と根拠
13　決定した位置に（臥位で）皮膚ペンで印を付ける	●マーキングの位置について患者に了承を得ておき，皮膚ペンでマーキングした位置を患者と確認する ●入浴や衣類の摩擦，汗でペンの色が薄くなった場合は皮膚ペンで重ね書きすることを伝える（➡❿） ❿手術までマーキングが消えないように保持するが，フィルムドレッシング材などの使用は皮膚の角質を剝離するため好ましくない
14　マーキングした位置を測定し記録する（図3-22） 　　必要に応じて写真を撮る 図3-22　マーキング位置の測定	●客観的に計測できる3か所（臍の高さからの距離，正中線からの距離，臍からの距離）や腹直筋外縁からの距離，しわやくぼみからの距離などの測定値を記録する（➡⓫） ⓫腹直筋外縁からの距離は正確な測定が難しく，麻酔下では筋肉が弛緩し，測定した位置とずれる危険性がある（CTや超音波画像では正確に確認できる）
15　不要な線を消去する（図3-23） 図3-23　マーキング終了	●温タオルを用いて水性ペンの線を消去する。アルコール綿を使用する場合は，アルコール過敏でないかを確認して使用する
16　ストーマサイトマーキングが終了したことを伝え，患者をねぎらう	●ストーマの自己管理に向けて，最初の共同作業が終了したこと，術後もストーマケアを支援することを説明する。質問があれば応じる
17　主治医にマーキングした位置と理由を報告する	●患者の生活状況や優先したい事項を伝え，共有する

E 消化器ストーマの管理

●目　　的：皮膚障害やストーマ合併症を予防し日常生活を維持するために，消化器ストーマおよびストーマ装具を適切に管理する。

●適　　応：消化器ストーマを造設した患者の術後から退院準備の時期

●必要物品：剝離剤（リムーバー），石けん（できれば弱酸性石けん），採便袋，ゴミ用ビニール袋，拭き取り用タオル（キッチンペーパーも可），パウダー（必要時），新しいストーマ装具（面板，ストーマ袋，補強用の皮膚保護剤），微温湯，洗浄ボトル

方　法	留意点と根拠
1　必要物品を準備する	●シャワー浴ができるようになったら浴室で行う（その場合，微温湯と洗浄ボトルは不要）（➡❶） ❶入浴時にストーマ装具を交換すると，便で汚染されてもすぐに洗い流すことができ，患者の負担が軽減する

方　法	留意点と根拠
2 オリエンテーションを行う ストーマ装具を看護師と一緒に交換することを説明する	●ストーマ装具の交換，排泄物の処理について患者の同意を得る ●6で装具をはがす前に，ストーマ袋内の便をトイレに排出しておくことを説明し，最初は一緒に行う（➡❷） ❷交換時の便流出による汚染を最小限にし，失敗体験にならないようにする
3 手を洗う	●粘膜や皮膚を触るため手を清潔にする。患者自身の習慣となることを意図して行う
4 新しい装具を準備する 1）面板をストーマの大きさに合わせてカットする 2）必要時，皮膚保護剤で面板を補強する	●必要物品の準備も一緒に行う ●新しいストーマ装具に水分がつくと皮膚に密着しないため，湿気や水滴が付かないように保つ ●ツーピース装具の場合，面板とストーマ袋を事前に合わせておく
5 環境を整える 1）場所，椅子の準備 2）衣類の工夫	●座位で衣類がじゃまになったり汚染したりしないように，洗濯バサミなどを活用する（➡❸） ❸ストーマ装具の交換を落ち着いて集中してできるように，場所，衣類を整える
6 装具を優しくはがす 1）上方から面板と皮膚の間に指を入れる 2）皮膚を押すようにしながら面板をはがす 3）ストーマおよび皮膚を観察する	●皮膚を引っ張って傷つけないようにする（➡❹） ❹勢いよくはがすと皮膚も一緒に剥離し，かぶれの原因になり，さらに皮膚が固くなってしまう。また，下からはがすと袋にたまった便があふれ出てしまう ●はがしにくい場合は剥離面に剥離剤を使用する（➡❺） ❺剥離剤は痛みを少なくし，恐怖心や緊張感を緩和する ●回腸ストーマでは多量の水様便が排出しやすいため，漏れないようにペーパーなどで対処する。食後を避けて交換することが望ましい
7 ストーマ周囲の皮膚を洗浄する 1）付着した排泄物を除去する 2）石けんをしっかり泡立てる 3）ストーマから離れた部分からストーマに向かって泡で洗う 4）石けん成分を残さないよう洗浄または濡れたペーパーで拭き取る 5）ストーマを包むように押さえ，水分を拭き取る	●皮膚を傷つけないように，こすらず優しく洗う。装具をはがした開放感で強くこすりたくなる気持ちを理解し助言する（➡❻） ❻強くこすると，皮膚の保護成分が取れて皮膚が傷つきやすくなり，かぶれなどの皮膚障害が生じやすくなる ●皮膚保護剤の粘着剤が残っている場合は，ペーパーで摘み取るか，剥離剤を使用する ●乾いたタオルやキッチンペーパーで皮膚をこすらないように水分を拭き取る。ドライヤーは使用しない（➡❼） ❼ドライヤーの熱風はストーマに刺激となり皮膚を乾燥させる
8 ストーマ周囲のしわを伸ばす	●しわを伸ばす方法は自分に合った方法を工夫するように助言する。例：手でしわを伸ばす，立ち上がり姿勢をよくして貼る，椅子にもたれて腹部を伸ばす，など（➡❽） ❽しわを伸ばして貼らないと，しわに沿って便が漏れる
9 準備した装具（面板）を貼る 1）カットした面板の裏紙をはがす 2）内側から外側へ押さえる 3）皮膚になじむように両手で包み込むように押さえる	●最初にストーマ外縁（面板の内側）の部分をしっかりと押さえて皮膚に密着させるように貼る（➡❾） ❾排泄物の漏れを予防する

Ⅲ-3 消化機能障害のある患者への支援技術

方　法	留意点と根拠
10 後片づけを行う 1）ストーマ袋などを廃棄する 2）在宅での廃棄方法を伝える	●排泄物が付着したペーパーなどをビニール袋に入れ汚物や臭いが漏れないように閉じて廃棄する ●在宅では一般的に，ストーマ袋の排泄物をトイレに捨ててから新聞紙などで包み，臭いが漏れないようにして燃えるゴミとして廃棄することを説明する ●自治体によって異なるため，確認しておくよう伝える
11 自己管理に向けて支援する 1）退院までに一連の手順を自分でできるように見守る 2）外来や在宅サポートにつなげる 3）ストーマの自己管理に必要な情報・役立つ情報を提供する ・食事：臭いやガスの発生に影響する食品 ・衣類：サスペンダーの使用やストーマカバーの利用 ・入浴：ストーマ袋の処理のしかた ・旅行時の注意事項 ・ストーマ装具の保管方法 ・災害対策など	●装具交換時に潤滑・消臭剤を活用する ●脱臭フィルターは，ガスが多量の場合に充満してしまうこと，2～3日で目詰まりを起こすこと，ガスが少ないと真空状態になり便が下方に下りなくなることがあり，食品の工夫など対策が必要になる ●炎症性腸疾患に多い回腸ストーマでは，水様便になりやすくストーマ袋が漏れやすくなる。ストーマ固定用ベルトや水様性排泄用ストーマ袋，高分子ポリマー吸水シートの使用を試みる。脱臭フィルターも詰まりやすくなる ●人前でガスの音が気になる場合，ガスが出そうな感覚があったときに，ストーマを軽く手で押さえ少しずつガスを逃がしていくと音を小さくすることができる ●消化酵素が皮膚に付着すると発赤・ただれが生じ，装具がはがれやすくなり悪循環となる。個々に合った装具や皮膚保護剤を選択し，漏れた場合は速やかに装具を交換する ●体重変化はストーマの形に影響するため，体重維持を心がける

文　献

1）中島淳・小林貴・米田正人：近年のNASH/NAFLDの動向，診断と治療，111（12）：1560-1566，2023.

2）金田一賢顕・河西有奈・山﨑茂樹：ハームリダクショングループにおける本人が語る "harm（害）" 低減の実践；飲酒量からみたその評価，日本アルコール関連問題学会雑誌，24（2）：82-88，2023.

3）泉並木：ウイルス肝炎治療の変遷と展望－ウイルス性肝炎学2023，日本臨牀，81（増刊号7）：27-32，2023.

4）日本肝臓学会編：C型肝炎治療ガイドライン改訂第8.2版，2023.

5）日本肝臓学会編：B型肝炎治療ガイドライン改訂第4版，2022.

6）西口修平：実地医家が知っておくべき臨床栄養学 肝疾患への対応，日本臨床内科医会会誌，37（5）：379-384，2023.

7）竹原徹郎：ウイルス肝炎診療の現状と課題，日本消化器病学会雑誌，119（9）：787-792，2022.

8）黒崎雅之：C型肝炎診療の要点と課題，日本消化器病学会雑誌，119（9）：793-801，2022.

9）江口有一郎：わが国における肝炎の拾い上げの現状と課題，日本消化器病学会雑誌，119（9）：821-829，2022.

10）藤原直人・中川勇人：NASH/NAFLDの病態，診断と治療，111（12）：1571-1575，2023.

11）高比良祥子・小林裕美：熟練看護師が外来で行う肝疾患患者への療養支援のあり様，看護科学学会誌，41：269-278，2021.

12）高比良祥子・山口多恵・堂下陽子：肝炎医療コーディネーターの認定を受けた看護師の実践の工夫，日本看護福祉学会誌，27（2）：67-74，2022.

13）消化器ナーシング編集室編：消化器内科ナース必修！ 肝疾患の内科的治療とケア，消化器ナーシング，28（1），2023.

14）米田昭子編者：不安に寄り添い，支援するC型肝炎患者の看護，日本看護協会出版，23（13）：10-36，2008.

15）大池美也子・川本利恵子編：根拠がわかる成人看護技術，メヂカルフレンド社，2008，p.137-140.

16）日本消化器病学会・日本肝臓学会編：NAFLD/NASH診療ガイドライン2020，2020.

17）日本消化器病学会・日本肝臓学会編：肝硬変診療ガイドライン2020，2020.

18）米田正人・小林貴・岩城慶大他：脂肪性肝疾患（Steatotic liver disease：SLD）のパラダイムシフト：NAFLD からMASLD へ，肝臓，65（9）：420-432，2024.

19）日比紀文編：炎症性腸疾患，医学書院，2010.

20）日本消化器病学会編：患者さんとご家族のための炎症性腸疾患（IBD）ガイド 2023　https://www.jsge.or.jp/committees/guideline/disease/pdf/ibd_2023.pdf（アクセス日：2024/9/30）

21) 難病情報センター　http://www.nanbyou.or.jp/（アクセス日：2024/10/3）
22) 川村佐和子監，中山優季編：難病看護の基礎と実践－すべての看護の原点として，桐書房，2014.
23) 鈴木久美・籏持知恵子・佐藤直美編：成人看護学 慢性期看護－病気とともに生活する人を支える，改訂第4版，南江堂，2023.
24) 東口髙志編：全科に必要な栄養管理Q&A－初歩的な知識からNSTの実際まで，総合医学社，2008.
25) 吉村直樹：炎症性腸疾患を知る，看護技術，54(8)：10-14，2008.
26) 吉村直樹：クローン病に対する栄養療法，看護技術，54(8)：34-37，2008.
27) 田邊智春・他：炎症性腸疾患に対するHPN・HENと患者指導，看護技術，54(8)：38-43，2008.
28) 医療情報科学研究所編：病気が見える vol.1 消化器 第5版，メディックメディア，2016.
29) 福島恒男編：IBDチーム医療ハンドブック－潰瘍性大腸炎・クローン病患者を支援するために，文光堂，2006.
30) 藪下八重：炎症性腸疾患患者の食事や生活への支援，消化器肝胆膵ケア，13(4)：48-52，2008.
31) 山中英治：栄養アセスメント&ケアプラン，メディカ出版，2009.
32) 松原康美：ストーマケア実践ガイド－術前から始める継続看護，学研メディカル秀潤社，2013.
33) 松浦信子・他：快適！ストーマ生活－日常のお手入れから旅行まで，医学書院，2012.
34) 潰瘍性大腸炎・クローン病診断基準・治療指針（令和5年度改訂版），「難治性炎症性腸管障害に関する調査研究」(久松班) 令和5年度分担研究報告書，2024．http://www.ibdjapan.org/pdf/doc15.pdf（アクセス日：2024/10/3）
35) 日本消化器病学会編：炎症性腸疾患(IBD)診療ガイドライン2020，改訂第2版，南江堂，2020.

4 脳神経機能障害のある患者への支援技術

学習目標
- 筋萎縮性側索硬化症（ALS）の症状・治療・セルフマネジメントを理解する。
- パーキンソン病の症状・治療・セルフマネジメントを理解する。
- 神経変性疾患患者に必要な看護技術の内容・根拠・留意点を理解する。

本節では脳神経機能障害のうち，神経変性疾患である筋萎縮性側索硬化症とパーキンソン病を取り上げる。

1 筋萎縮性側索硬化症の病態と症状・治療・セルフマネジメント

筋萎縮性側索硬化症（amyotrophic lateral sclerosis：ALS）は，上位運動ニューロン（大脳皮質運動野の運動神経細胞）と下位運動ニューロン（脊髄前角・脳幹の運動神経細胞）の両方が選択的かつ系統的に障害され，進行性に全身の筋力低下や筋萎縮（図4-1）をきたす神経変性疾患である。

日本のALSの発症率は2.2人/10万人/年，有病率は9.9人/10万人と推計され，患者数は増加傾向にある。ALSの発症率は40歳代以降年齢が上がるごとに上昇し，60歳代から70歳代にピークとなる。男性は女性に比べて1.3～1.5倍発症率が高い。家族歴のある家族性ALSの割合は約5％である。

ALSの診断は，上位および下位運動ニューロンの両方の障害の存在，進行性の経過，除外診断によってなされる。ALSの生化学的診断マーカーは現時点で存在しないことから，臨床所見と電気生理学的検査や神経画像などの補助検査所見を総合して診断する。上位運

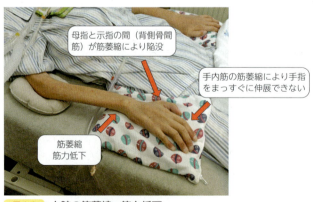

図4-1　上肢の筋萎縮・筋力低下

| 表4-1 | 筋萎縮性側索硬化症の診断基準（厚生労働省，2024） |

【主要項目】
（1）以下の①～④のすべてを満たすものを，筋萎縮性側索硬化症と診断する
　①成人発症である
　②経過は進行性である
　③神経所見・検査所見で，下記の1か2のいずれかを満たす
　　身体の領域を4領域に分ける（領域の分け方は【参考事項】の（5）を参照）
　　下位運動ニューロン徴候は，（2）針筋電図所見（①または②）でも代用できる
　　1．1つ以上の領域に上位運動ニューロン徴候を認め，かつ2つ以上の領域に下位運動ニューロン徴候がある
　　2．SOD1遺伝子変異など既知の家族性筋萎縮性側索硬化症に関与する遺伝子異常があり，身体の1領域以上に上位及び下位運動ニューロン徴候がある
　④（3）鑑別診断で挙げられた疾患のいずれでもない
（2）針筋電図所見
　①進行性脱神経所見：線維性収縮電位，陽性鋭波など
　②慢性脱神経所見：長持続時間，多相性電位，高振幅の大運動単位電位など
（3）鑑別診断
　①脳幹・脊髄疾患：腫瘍，多発性硬化症，頸椎症，後縦靱帯骨化症など
　②末梢神経疾患：多巣性運動ニューロパチー，遺伝性ニューロパチーなど
　③筋疾患：筋ジストロフィー，多発筋炎など
　④下位運動ニューロン障害のみを示す変性疾患：脊髄性進行性筋萎縮症など
　⑤上位運動ニューロン障害のみを示す変性疾患：原発性側索硬化症など

【参考事項】
（1）SOD1遺伝子異常例以外にも遺伝性を示す例がある
（2）まれに初期から認知症を伴うことがある
（3）感覚障害，膀胱直腸障害，小脳症状を欠く，ただし一部の例でこれらが認められることがある
（4）下肢から発症する場合は早期から下肢の腱反射が低下，消失することがある
（5）身体の領域の分け方と上位及び下位ニューロン徴候は以下のようである

	a. 脳神経領域	b. 頸部・上肢領域	c. 体幹領域（胸髄領域）	d. 腰部・下肢領域
上位運動ニューロン徴候	下顎反射亢進 口尖らし反射亢進 偽性球麻痺 強制泣き・笑い	上肢腱反射亢進 ホフマン反射亢進 上肢痙縮 萎縮筋の腱反射残存	腹壁皮膚反射消失 体幹部腱反射亢進	下肢腱反射亢進 下肢痙縮 バビンスキー徴候 萎縮筋の腱反射残存
下位運動ニューロン徴候	顎，顔面 舌，咽・喉頭	頸部，上肢帯，上腕	胸腹部，背部	腰帯，大腿，下腿，足

厚生労働省：筋萎縮性側索硬化症　https://www.mhlw.go.jp/file/06-Seisakujouhou-10900000-Kenkoukyoku/0000089881.pdf（アクセス日：2024/8/6）より作成

動ニューロン徴候には腱反射の亢進，痙縮，病的反射，下位運動ニューロン徴候には筋萎縮，線維束性収縮がある（表4-1）。ALSには診断を決定づける検査データは現時点では存在しないことから，類似の症状をきたす疾患と鑑別するための除外診断が必要である。

　ALSの治療は，診断から病期・病態に応じて対症療法が中心となる（図4-2）。発症から死亡もしくは気管切開下人工換気（tracheostomy invasive ventilation：TIV）*が必要となるまでの期間は，20～48か月と報告されているが，10％程度の患者が発症後1年以内に死亡する一方で，5～10％の患者が発症10年後に生存していることが示されるなど進行の個人差が大きい。ALS患者の日常生活機能を評価するための評価尺度として日本版改訂機能評価尺度（ALS Functional Rating Scale：ALSFRS-R，表4-2）がある。言語，嚥下，身の回りの動作，歩行，呼吸の項目で構成されており，病気の進行に伴い経時的に機能評価する

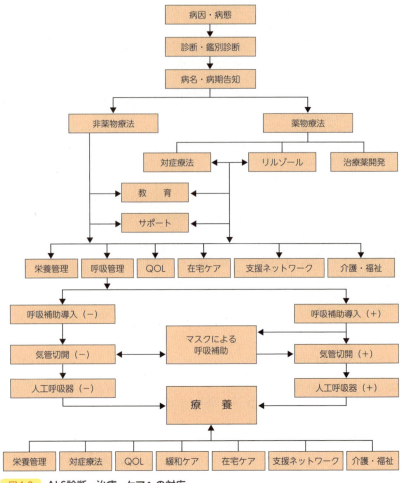

図4-2 ALS診断・治療・ケアへの対応

のに役立つ。
＊気管切開下陽圧換気療法（trancheostomy positive pressure ventilation：TPPV）ともいう。

1）症　状

　主症状は，筋萎縮と筋力低下であり，上位運動ニューロン障害と下位運動ニューロン障害による症状が組み合わさって出現する。運動系以外の系統は障害されないため，眼球運動障害，感覚障害，膀胱直腸障害，褥瘡はきたしにくい。これは，四大陰性徴候とよばれているが，TIVを実施し長期療養している患者では，眼球運動障害や褥瘡などを生じる場合がある。随意筋が選択的に障害されるため，四肢の筋萎縮，筋力低下以外に，咽頭・喉頭・舌の筋群の障害によって起こる①嚥下障害，②構音障害（コミュニケーション障害），呼吸筋群の障害によって起こる③呼吸機能障害が生じ，この①〜③の3つの障害への対応（表4-3）が患者の苦痛軽減や生活の質（quality of life：QOL）の低下予防に特に重要となる。
　呼吸機能障害への対応としては，TIV（図4-3）と非侵襲的人工換気（non-invasive ventilation：NIV）＊の2つの方法があり，それぞれにメリット，デメリットがあるため（表

表4-2 改訂ALS機能評価尺度 (ALSFRS-R)

各項目で該当する数字一つに○をつけて下さい

言語
4：会話は正常
3：会話障害が認められる
2：繰り返し聞くと意味が分かる
1：声以外の伝達手段と会話を併用
0：実用的会話の喪失

唾液分泌
4：正常
3：口内の唾液はわずかだが，明らかに過剰（夜間はよだれが垂れることがある）
2：中等度に過剰な唾液（わずかによだれが垂れることがある）
1：顕著に過剰な唾液（よだれが垂れる）
0：著しいよだれ（絶えずティッシュペーパーやハンカチを必要とする）

嚥下
4：正常な食事習慣
3：初期の摂食障害（時に食物をのどにつまらせる）
2：食物の内容が変化（継続して食べられない）
1：補助的なチューブ栄養を必要とする
0：全面的に非経口性または腸管性栄養

書字
4：正常
3：遅い，または書きなぐる（すべての単語が判読可能）
2：一部の単語が判読不可能
1：ペンは握れるが，字を書けない
0：ペンが握れない

摂食動作（胃瘻設置の有無により（1），（2）のいずれか一方で評価する）
（1）（胃瘻なし）食事用具の使い方
4：正常
3：いくぶん遅く，ぎこちないが，他人の助けを必要としない
2：フォーク・スプーンは使えるが，はしは使えない
1：食物は誰かに切ってもらわなくてはならないが，何とかフォークまたはスプーンで食べることができる
0：誰かに食べさせてもらわなくてはいけない
（2）（胃瘻あり）指先の動作
4：正常
3：ぎこちないが全ての手先の作業ができる
2：ボタンやファスナーを留めるのにある程度手助けが必要
1：介護者にわずかに面倒をかける（身の回りの動作に手助けが必要）
0：全く何もできない

着衣，身の回りの動作
4：障害なく正常に着る
3：努力を要するが（あるいは効率が悪いが）ひとりで完全にできる
2：時折手助けまたは代わりの方法が必要
1：身の回りの動作に手助けが必要
0：全面的に他人に依存

寝床での動作
4：正常
3：いくぶん遅く，ぎこちないが，他人の助けを必要としない
2：独りで寝返りをうったり，寝具を整えられるが非常に苦労する
1：寝返りを始めることはできるが，ひとりで寝返りをうったり，寝具を整えることができない
0：自分ではどうすることもできない

歩行
4：正常
3：やや歩行が困難
2：補助歩行
1：歩行は不可能
0：脚を動かすことができない

階段をのぼる
4：正常
3：遅い
2：軽度に不安定，疲れやすい
1：介助を要する
0：のぼれない

呼吸（呼吸困難・起座呼吸・呼吸不全の3項目を評価）
（1）呼吸困難
4：なし
3：歩行中に起こる
2：日常動作（食事，入浴，着替え）のいずれかで起こる
1：座位または臥位いずれかで起こる
0：極めて困難で呼吸補助装置を考慮する
（2）起座呼吸
4：なし
3：息切れのため夜間の睡眠がやや困難
2：眠るのに支えとする枕が必要
1：座位でないと眠れない
0：全く眠ることができない
（3）呼吸不全
4：なし
3：間欠的に呼吸補助装置（bipap）が必要
2：夜間に継続的に呼吸補助装置（bipap）が必要
1：1日中呼吸補助装置（bipap）が必要
0：挿管または気管切開による人工呼吸が必要

日本版改訂 ALS Functional rating scale（評価日）

	項　目	点　数		項　目	点　数
1	言語		7	寝床での動作	
2	唾液分泌		8	歩行	
3	嚥下		9	階段をのぼる	
4	書字		10	呼吸困難	
5	摂食動作（食事/指先）		11	起座呼吸	
6	着衣，身の回りの動作		12	呼吸不全	
			合計点数（48点満点）		

大橋靖雄・田代邦雄・糸山泰人・他：筋萎縮性側索硬化症（ALS）患者の日常活動における機能評価尺度日本版改訂ALS Functional Rating Scaleの検討，脳と神経，53（4）：346-355，2001.より作成

第Ⅲ章　慢性的な機能障害のある人への支援技術

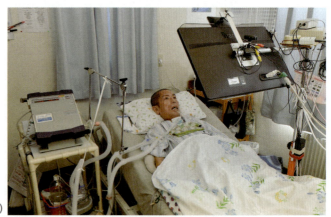

図4-3　気管切開下人工換気（TIV）

表4-3　障害の特徴と障害への対応

障　害	障害の特徴	障害への対応
①嚥下障害	●ALS患者の代謝障害は病期により病態が異なる。病初期には著明な代謝亢進がみられるが，進行期にはエネルギー消費が減少していく。栄養不良，特に病気発症前よりBMIが10％以上の体重減少は生命予後に影響するため病初期より定期的に栄養評価，体重をモニタリングし体重減少を最小限に抑えることが重要である ●嚥下障害への対応として一般的に経皮内視鏡的胃瘻造設術（percutaneous endoscopic gastrostomy：PEG）が行われる。しかし，胃瘻造設には侵襲が伴うことから，安全に配慮して％FVCが50％以上の時期に施行することが推奨されている。そのほかの対応としては，経鼻経管栄養法，間欠的経管栄養法，高カロリー輸液などがある ●誤嚥があっても経口摂取を強く希望する場合は，誤嚥性肺炎のリスクを減らすために，喉頭気管分離術が考慮される。また，誤嚥などによる痰の増加に対しては吸引を確実に行うために気管切開を考慮する	●PEG（図4-4） ●経鼻経管栄養法 ●間欠的経管栄養法 ●高カロリー輸液 ●喉頭気管分離術（図4-5） ●気管切開術
②構音障害，コミュニケーション障害	●構音障害や上肢筋力低下・筋萎縮に伴う書字などの障害によりコミュニケーション機能が障害され，時には完全閉じ込め状態（totally locked-in state：TLS）に陥ることがある。そのため，障害の部位と程度に応じて，筆談，指文字，文字盤，そして文字盤を使用せず介助者が五十音を読み患者のサインで読み取る口文字盤などがある。加えて，四肢，眼瞼，下顎，眼球運動など随意運動可能な部位の運動などによって作動させる意思伝達装置などを活用してコミュニケーションを図る ●コミュニケーション障害に対する補助機器の導入は，事前に検討することが望ましいが，機能が残っているにもかかわらず代替療法を先行的に取り入れることは，心理的に受け入れられないことも少なくないため，患者の受け入れ状況に応じた配慮が必要である	●筆談 ●指文字 ●文字盤（図4-6） ●口文字盤 ●意思伝達装置（図4-7）
③呼吸機能障害	●ALSは慢性に経過することから，呼吸障害の初期段階では，自覚症状に乏しい場合がある。呼吸障害は，気管切開術やTIV，NIVといった人工呼吸療法の導入時期を検討する重大な意思決定が必要となることから，呼吸障害の早期発見が重要である。そのため，息切れや不眠，頭痛などの自覚症状とともに咳嗽力低下や声量低下の有無などの症状に病初期から注意するとともに，客観的指標である呼吸機能検査結果と併せてみていく必要がある ●病院から自宅へ退院し在宅人工呼吸療法を開始するにあたっては，災害時の電源確保（図4-8）や緊急時の対応（図4-9）などの整備が重要となる ●補助呼吸を開始する基準を表4-4に示す。呼吸器合併症予防のためには，口腔ケアといった清潔ケアや吸引などの日常的なケアが重要となる。また，排痰は呼吸リハビリテーションとして重要であり，体位ドレナージなどの用手排痰法とともにMAC（mechanically assisted coughing）を用いた咳嗽介助が有効である	●気管切開術 ●人工呼吸療法 ・NIV ・TIV ●MAC（図4-10）

138

表4-4 呼吸補助開始の基準

1. $PaCO_2$が45mmHg以上
2. 睡眠中に動脈血酸素飽和度が88％以下の時間が5分以上持続
3. ％FVCが50％以下か，最大吸気圧（MIP）が60cmH_2O以下
   （以上の3項目のうち1項目が満たされればよい）

＊ NPPVでの基準であるがTPPVにも応用できる
Clinical indications for noninvasive positive pressure ventilation in chronic respiratory failure due to restrictive lung disease, COPD, and nocturnal hypoventila-tion-A consensus conference report, *Chest*, 116（2）：521-534, 1999. より引用

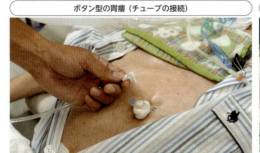
ボタン型の胃瘻（チューブの接続）

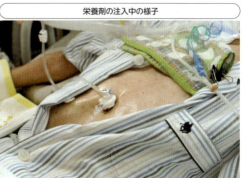
栄養剤の注入中の様子

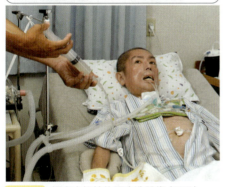
栄養剤注入後のシリンジによる通水の様子

図4-4 経皮内視鏡的胃瘻造設術（PEG）

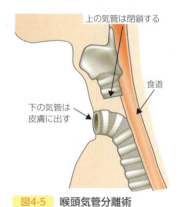

図4-5 喉頭気管分離術

左上：透明アクリル板を使用して患者家族が自作。大きさはB5判。中央の文字列の文字を大きくし，左右の区別がつきやすい工夫がなされている。また，すぐ手に取れるように下部に黄色のテープを貼って目立ちやすく工夫している
左下：介助者に伝えやすいように要望の多い単語を文字盤1枚にして工夫をしている
右上，右下：文字盤1枚で対応できるよう，よく使う単語と50音を合わせて作成している

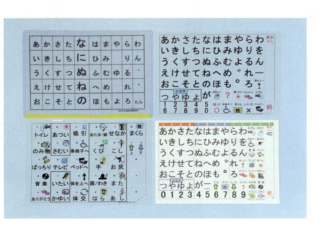

図4-6 文字盤

第Ⅲ章 慢性的な機能障害のある人への支援技術

モニターを見ながらパソコンを操作している
（オペレートナビ使用）

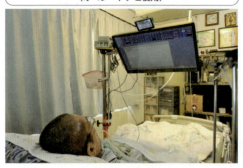

モニターの様子

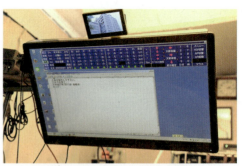

モニターには，キーボードが表示されスキャンされていく。スキャンカーソルが選択したいキーに来た時にスイッチに合図を送ることでオペレートナビを操作している。
文字にしたり音声による読み上げ機能もついており他者へ意思を伝えることができる

スイッチ

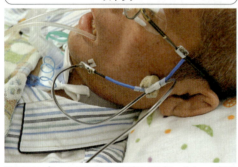

ナースコール

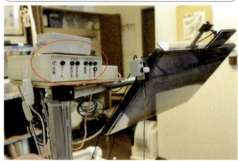

眼鏡のテンプルから左の頬下まで伸びているブルーのチューブの先には光ファイバースイッチが取り付けられている。口元の動きでスイッチが作動しオペレートナビを操作している

スイッチを使い，コール，ベッドの上下，パソコンの電源を自身で操作できる

図4-7 意思伝達装置

外部バッテリー

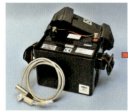

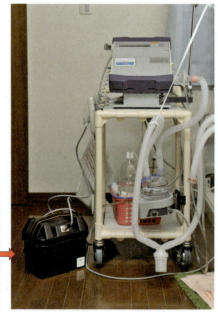

図4-8 災害時対応用の外部バッテリーに接続した人工呼吸器

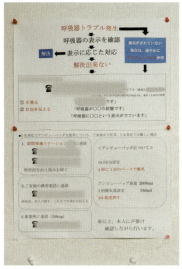
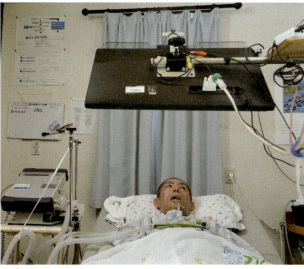

緊急時にすぐ対応できるように人工呼吸器のすぐそばの目立つ場所に貼っている

図4-9 緊急時対応のための連絡一覧

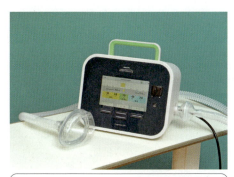
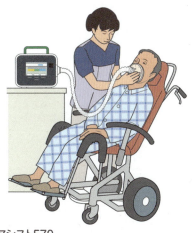

病気の進行により咳嗽の力が弱く，排痰が効果的に行えない患者が対象。マスクを口にあて咳嗽を器械が補助し排痰を促す。右は使用中の様子

図4-10 MAC (mechanically assisted coughing) カフアシストE70
（撮影協力：株式会社フィリップス・ジャパン）

表4-5 NIVとTPVのメリット，デメリット

	メリット	デメリット
NIV	・非侵襲的 ・いつでも中止することができる	・換気効率が悪い ・いずれは呼吸不全に至る ・気道の直接吸引ができない ・マスクの圧迫により皮膚障害が生じることがある ・球麻痺の症状が強い場合は導入できないことがある
TPV	・換気効率がよい ・気道の直接吸引ができる	・侵襲的 ・一度装着するとはずすことができない ・気管切開部の感染リスクがある ・痰の分泌増加に伴い頻回な吸引が必要である ・気管チューブの定期的な交換が必要である

表4-6 ALSの進行に伴う症状

随伴症状	特徴
認知症（前頭側頭型認知症を含む）	60〜70歳代に発症しやすい。ALS全体の5〜10％は、特に行動障害型の前頭側頭型認知症を合併する
精神症状（不安・うつ）	ALSの症状進行とその受容、生活の変化、各種医療処置の選択など多くの課題に直面するなかで、反応性の不安やうつを生じやすい
情動調節障害	感情とは関係なく制御できない突発的に泣く（あるいは笑う）症状
不眠	不眠の要因として、睡眠時の低換気や線維束性収縮、夜間下肢に起きやすい有痛性筋痙攣、痙縮や不動による痛み、嚥下障害に伴う流涎や気道分泌物の排除不良、不安うつなどがある
疲れやすさ	ALSでは安静や休息によっても部分的にしか回復しない疲れやすさが44〜83％とよくみられ、生活の質低下につながる
痛み	ALS患者の15〜85％が痛みを経験している。痛みの原因としては、有痛性筋痙攣、痙縮、拘縮、不動や圧迫などがある
呼吸苦	NIVを導入しない例、導入済みだがTIVを希望しない場合は、早期にオピオイドを導入し呼吸苦の緩和を図る。低酸素血症には、CO_2ナルコーシスに注意しながら酸素吸入を考慮する
痙縮	痙縮が強い場合、クローヌス*、有痛性筋痙攣や疼痛を伴うことが多く、関節拘縮や容姿の変化にもつながる。関節拘縮予防のために他動運動などの理学療法、抗痙縮薬などの薬物療法を行う
流涎	口腔内から適切に唾液を排除できないことで生じる。話しづらさを助長し、睡眠を妨げたり社会的参加の回避につながることがある。唾液専用の低圧持続吸引器（図4-11）が有用なことがある
便秘	ALSでは、運動量の低下、腹圧の低下、食事内容の変化、食事量の減少、対症療法に用いる薬剤（抗うつ薬、抗コリン薬、オピオイド）の副作用による場合がある
褥瘡	褥瘡は、ALSの陰性徴候の一つとされていたが、進行期の不動に伴い褥瘡が生じる場合があるため、予防を行うことが必要である

＊クローヌス：筋肉や腱を不意に伸張したときに生じる規則的かつ律動的に筋収縮を反復する運動
日本神経学会監，筋萎縮性側索硬化症診療ガイドライン作成委員会編：筋萎縮性側索硬化症（ALS）診療ガイドライン2023，南江堂，2023，p.106-124．を参考に筆者が作成

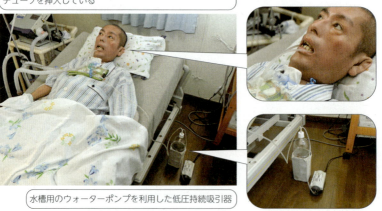

図4-11 低圧持続吸引器

4-5)，患者・家族が納得した治療の意思決定ができるよう支援することが重要である。また，病気の進行には様々な随伴症状（表4-6）が生じることから，症状に合わせた対症療法が重要となる。

＊非侵襲的陽圧換気療法（noninvasive positive pressure ventilation：NPPV）ともいう。

2）治　　療

　現段階でALSの進行を抑制する有効な治療法は確立されていないが，症状に対する治療は多くある。ALSの進行により身体可動性が低下することで患者に大きな苦痛をもたらしQOLを低下させるため，対症療法を行い，症状を緩和・軽減させることが重要である。

　発症から死亡もしくはTIV療法が必要となるまでの期間は，20～48か月と報告されているが，10％程度の患者が発症後1年以内に死亡する一方で，5～10％の患者が発症10年後に生存していることが示されるなど進行の個人差が大きい。ALS患者の日常生活機能を評価するための評価尺度として改訂ALSFRS-R（表4-2）がある。言語，嚥下，身の回りの動作，歩行，呼吸の項目で構成されており，病気の経過を評価するのに役立ち，ALSの進行経過や治療について検討する際の参考となる。

（1）薬物療法

　ALSに対する薬剤としてリルゾールとエダラボンの保険適用が認められている。リルゾールは，18か月間の投与で生存期間を2～3か月延長し，エダラボンは6か月の投与でALSFRS-Rの低下を33％抑制するとの報告がある[1]。しかし，いずれの薬剤も筋力や呼吸機能の改善効果は証明されていない[2]。

コラム　　　　ALSに対する幹細胞を用いた再生療法

　当初は，胚性幹細胞や多能性幹細胞を用いて運動ニューロンを作成し，ALS患者に移植する戦略が考えられていたが，現時点では有効性を示す科学的根拠が乏しく，再生医療は確立していない。運動ニューロンの再生は現実的ではなかったが，運動ニューロンにとって有害な環境を改善し，神経変性や神経細胞死を遅延させるという方法が主流になっている。今後は，ALSに対する再生医療の有効性を評価するために，大規模な比較試験が望まれる。

（2）栄養療法

　ALSは，運動症状が軽度で嚥下機能が保たれている病初期から，体重減少がみられることが多い。体重減少の要因は様々あるが，背景にエネルギー代謝の亢進（消費エネルギー量の増大）があるとされている[3]。病初期の体重減少は，生命予後を予測する因子であり，疾患に特異的な現象である。そのため，栄養療法は，生命予後改善の位置づけである。体重を維持するために高エネルギー食を摂取することが必要であり，病初期のALS患者のための至適摂取エネルギー量の算出式が提唱されている（表4-7）。

　しかし，TIV療法導入前までは代謝亢進状態が続くが，TIV開始後の進行期は呼吸によるエネルギー消費がなくなるため，低代謝状態へと移行する[6), 7)]。また，完全閉じ込め状態（totally locked-in state：TLS）に至るとエネルギー代謝が低下するため，摂取エネルギー量の調整が必要である[8]。

　ALSでは，経皮内視鏡的胃瘻造設術（percutaneous endoscopic gastrostomy：PEG）（図4-4）を，体重維持のための栄養療法としてとらえることが推奨されている。ALS発症前の体重から10％以上の体重減少，むせ，食事量の減少などの嚥下障害の初期症状が認められる場合は胃瘻造設を検討する。また，胃瘻造設術は，胃瘻造設後の呼吸機能悪化のリスク

表4-7	至適摂取エネルギー量の算出式 [4), 5)]

① TEE＝1.68×BEE＋11.8×ALSFRS-R－680
　・TEE：1日総消費エネルギー量 (total energy expenditure，kcal/日)
　・BEE：Harris-Benedict式*から算出した基礎代謝推定量 (basal energy expenditure，kcal/日)
　・ALSFRS-R：改訂ALS機能評価尺度の総点

② REE＝1.000251×BEE＋313.3507×TV－112.036
　・REE：安静時エネルギー消費量 (resting energy expenditure，kcal/日)
　・TV：1回換気量 (tidal volume，L)
　・TEEはREE×活動係数で求める

＊Harris-Benedict式 [W：体重 (kg)，H：身長 (cm)，A：年齢]
[男性] BEE＝66.47＋13.75W＋5.00H－6.76A
[女性] BEE＝655.1＋9.56W＋1.85H－4.68A

を回避するため，原則として，努力肺活量が50％以上の時期に行う[9]。特に誤嚥のリスクがある場合は，胃瘻や経鼻胃管などによる経管栄養を早めに導入する必要がある[10]。

　誤嚥性肺炎の反復，嚥下機能の回復が期待できない場合は，誤嚥防止手術の適応となる。誤嚥防止手術には複数の術式があり，喉頭全摘術，喉頭閉鎖術，気管食道吻合術，喉頭気管分離術 (図4-5) などがある[11]。

（3）人工呼吸療法

　ALSの主な死因は呼吸不全であり，呼吸機能障害は，生活の質や生存期間に直接影響する[12]。ALSの呼吸機能障害に対してNIV療法とTIV療法 (図4-3) の2つの人工呼吸療法がある。それぞれにメリット，デメリットがあるため (表4-5)，患者・家族が納得した治療の意思決定ができるよう支援することが重要である。NIV療法は，呼吸症状緩和および生存期間延長，QOL改善を目的に行われる。TIV療法は，主に生存期間延長を目的に行われる。ALSの呼吸機能障害は，呼吸困難や起座呼吸，朝の頭痛など症状や呼吸補助筋の使用などの徴候があげられる[13]が，初期には自覚症状に乏しいことが多い。そのため，定期的な努力肺活量 (forced vital capacity：FVC) をはじめとした検査を行うことが必要であり，進行性であるため初期には3か月ごと[14]，その後は1か月ごとに評価する必要がある。TIV療法開始の最適なタイミングに関する明確なエビデンスは少ないが，NIV療法は早期に開始したほうが，診断から死亡までの期間が長い[15]。

　病院から自宅へ退院し在宅人工呼吸療法を開始するにあたっては，災害時の電源確保 (図4-8) や緊急時の対応 (図4-9) などの整備が重要となる。

（4）リハビリテーション

　ALSのリハビリテーションの目的は，全病期を通じて機能の回復ではなく，心身機能・日常生活活動を可能な限り維持・改善し，社会参加を促し，患者と家族のQOLを維持・向上させることである。特に発症早期は機能回復が見込まれる時期のため，診断後，速やかに支援を開始することが推奨されている[16]。関節可動域 (range of motion：ROM) 維持訓練は全病期を通じて有効である。頸部・肩・関節・胸郭・肩甲帯のROM制限は，呼吸機能低下につながるため，早期から対応する。頸部・体幹・上下肢のリハビリテーションにおいても，過剰な運動負荷は筋力低下を悪化させる可能性があるため，やりすぎないように注意する。

　呼吸機能障害に対するリハビリテーションは生存期間に影響するため，一般的に吸気筋

表4-8	AACの分類と主な手段・機器の例
IT機器によらない方法	・ジェスチャー ・筆談（空書，ボード） ・瞬き ・口文字 ・透明文字盤，文字盤など
IT機器を活用する方法	・パソコン，タブレット（特別なソフトや装置の併用） ・専用機器：キーボード型（携帯用会話補助装置など），文字など走査型（意思伝達装置など），生体現象型（脳波・脳血流量など）

「日本神経学会監修：筋萎縮性側索硬化症（ALS）診療ガイドライン2023，p.88，2023，南江堂」より許諾を得て改変し転載

トレーニング（inspiratory muscle training：IMT），肺活量を増やすためのトレーニング（lung volume recruitment training：LVRT），徒手的咳嗽補助（mechanically assisted coughing：MAC）（図4-10）などが行われている[17]。

　構音障害については，進行予防につながる有効なリハビリテーションは確立されていない。残存する構音機能の維持に努めながら，構音障害によりコミュニケーションに困難が出始める前から，代償的手段の指導などで拡大・代替コミュニケーション（augmentative and alternative communication：AAC）（表4-8）の早期指導・導入が望ましい[18]。AACには，情報通信技術（information technology：IT）機器を利用しない手段として口文字や透明文字盤（図4-6）などがある。また，IT機器を活用する方法としては，パソコンやスマートフォン，タブレットの活用に加え，専用機器として意思伝達装置（図4-7）などがある。このとき，人工音声を発するだけでなく，自分の声を記録し，自らの声に似せた音声を発する方法も開発されている[19]。IT機器には多機能なものもあり，患者が操作方法を習得するだけでなく，家族・支援者などによる設定や設置の負担も大きくなるため，家族介護者の状況や必要なコミュニケーション場面・相手を含めた生活環境でのニーズとの合致も必要である[20]。

　AACによるコミュニケーションの確保は，患者の自律性を高め，抑うつや心理的苦痛に対して肯定的な効果があり，患者のQOLを高め介護者のQOLを改善する。特に病状の進行した状況では，コミュニケーションは患者の自律性と尊厳を維持するために最も重要である[21]。

3）セルフマネジメント

　ALSは進行性の神経難病であり有効な治療法がないことから，病気の進行を止めたり緩やかにしたりすることは今のところできない。しかし，症状や障害に対する対症療法は多くある。そのため進行に伴い対症療法を行いながら，各病期において患者の希望する生活ができるよう支援することが重要である。

　表4-9に，①発症初期，②診断期，③進行期：医療処置導入前，④進行期：医療処置導入後，⑤終末期の5つの病期に分けて，病期の特徴と看護のポイントを示す。

2 パーキンソン病の病態と症状・治療・セルフマネジメント

　パーキンソン病（Parkinson's disease：PD）は，中脳黒質のドパミン細胞がレビー小体（Lewy body）をつくりながら変性・脱落し，ドパミンの産生が減少するために起こる。4

第Ⅲ章 慢性的な機能障害のある人への支援技術

表4-9 ALSの病期の特徴と看護のポイント

病　期	病期の特徴	検査・処置・手続き・療養・治療の場	看護のポイント
発症初期	悪い病気ではないかと不安が強い 診断がつかず，整形外科を受診したり医療機関を転々としたり，確定診断までに時間がかかることがある	●他の疾患（頸椎症，多巣性運動ニューロパチー，多発性硬化症など）と鑑別診断を行う ●検査：筋電図，末梢神経伝達速度，髄液検査，筋生検，呼吸機能検査，血液検査，尿検査，頭部MRIなど ●外来通院で行われることが多い	●診断がつくまでの期間，患者は多くの検査を受けながら不安な時間を過ごすため，診察や検査説明などへの患者の反応に注意しながら不安の緩和に努める ●また，ある程度確定診断がつく段階では，患者の背景などを理解する目的で意図的にコミュニケーションを図り，信頼関係を構築しながら告知をサポートするための準備を整えていく
診断期	確定診断がついてほっとする半面，ALSの疾患の特性上，告知における衝撃が強い。進行パターンは個人差が大きいため，いつか（間もなく）自分で動くことも呼吸さえもできなくなると知り強いショックを受け危機的状況に陥る	●告知 ●指定難病申請 必要時，介護保険申請，身体障害者手帳申請，障害年金申請 ●入院または外来通院で行われる	●告知前の患者の経過と様子を把握して主治医に情報提供し，主介護者となる家族および心の支えとなる家族，知識が豊富な家族など，告知に家族が同席できるよう前もって調整する ●告知後の患者の理解状況を確認し，追加で説明が必要な場合は主治医へ報告し相談する。患者の不安が強い場合は，面接の機会を継続的にもち，不安の緩和に努める
進行期（医療処置導入前）	進行の早さおよび障害される部位は個人差が大きいため，進行パターンを見極めることが重要。病気の進行に伴い，以下のような障害が起こってくる ・運動機能障害 ・嚥下障害 ・コミュニケーション障害 ・呼吸機能障害 障害が進み，仕事や家庭内にも支障が出てくるため，生活の再編が必要になる	●医療処置（PEG，NIV，TIVなど）の導入について検討する。特にTPPVについては事前指示書の作成も考慮する ●検査：嚥下造影，呼吸機能検査，血液検査 ●在宅療養環境整備 ●症状が増悪した場合は入院して検査や治療が行われることが多い	●機能が失われていくことで悲嘆に暮れるのではなく，残された機能に目を向け，最大限活用できるよう生活環境を整えることが重要である ●訪問診療，訪問看護，訪問リハビリ，訪問介護，介護支援専門員や地域の保健師，難病医療専門員*など地域の資源と連携できるよう，退院にあたっては退院支援看護師や医療ソーシャルワーカーなどの病院と在宅をつなぐ担当者と協働して在宅療養環境を整備する ●PEGやTIVなど治療の意思決定が必要な時期であることから，患者，家族との信頼関係を構築するとともに，揺れ動く患者の気持ちを受け止めながら，患者の意思決定を支える支援が求められる ●PEGやTIVについては，できるだけ決断を先延ばしにしたいという思いを抱くことが多いため，医療者が先走りし過ぎないように患者の状況に寄り添うことに留意する ●仕事，育児，介護，家事といった役割機能を喪失することが多く，家族の生活にも大きな変化をもたらしていくため，患者へのケアと合わせて家族へのケアが重要である
進行期（医療処置導入後）	障害に対して，患者の意向に沿って治療が行われる。治療の導入過程において，「これで本当に良かったのか…？」と患者の思いは揺れ動く	●医療処置（胃瘻，人工呼吸器など）を導入する ●退院後の医療処置の管理方法の指導 ●在宅療養環境設備 ●入院して治療が導入され，その後在宅療養へと移行することが多い	●社会資源を活用して，患者が自分らしい生活を送ることができるよう支援する ●PEGやNIV，TIVなど家族が安心して管理できるよう退院前に指導し準備する ●特にTIVを導入した場合は，家族の介護負担が重くならないよう他職種と協働して十分なサービスを導入できるよう準備する ●揺れ動く患者・家族の思いに寄り添う姿勢を大切にし，肯定的に生きることができるようサポートする
終末期	TIVを選択した場合は，呼吸器合併症や他疾患の発症により終末期を迎える。TIVを選択しない場合は，呼吸機能障害の進行による呼吸不全が原因で終末期を迎える	●終末期ケア：呼吸困難，不安，苦痛に対応する ●最期の迎え方について，患者，家族，医療者間で相談する ●患者，家族の希望に沿い，在宅療養もしくは入院して行われる	●TIVの装着，非装着により終末期の状態は大きく異なるが，苦痛緩和が最も重要なケアとなる。終末期の苦痛の緩和のための様々な方法を提示したうえで，患者，家族が納得した最期を迎えられるようケアしていく ●家族へのグリーフケアを考慮する

＊難病医療専門員：国の難病対策（重症難病患者入院施設確保事業）の調整役として都道府県に配置されている

大症状として，①安静時振戦，②筋強剛（筋固縮），③無動・寡動，④姿勢反射障害を特徴とする。このほか，⑤同時に2つの動作をする能力の低下，⑥自由にリズムを作る能力の低下[22]などの運動症状，自律神経障害などが出現する錐体外路系の進行性神経変性疾患である。わが国でのパーキンソン病の罹患率は10～18人/10万人・年，有病率は100～180人/10万人程度[23]であるが，年齢とともに患者数が増え，65歳以上では，罹患率はおおむね10倍となる。一方で，40歳未満での罹患率は低く，1人未満/10万人・年であると推計され[24]，40歳以下での発症を若年性パーキンソン病という。罹患率は女性に比して男性のほうが高いとされるが，有病率については性差がないとする報告が多い。このなかには遺伝子異常が明らかになる場合もある。多くは孤発性で，若年性パーキンソン病の場合は家族性発症の頻度が高くなる。

　診断は表4-10に示す診断基準に加え，経過，家族歴，既往歴，服用薬物などを参考に行う。また，生活への影響から重症度を分類する（ホーン・ヤール分類，表4-11）。重要なことは，適切な薬物療法，運動療法を行い，患者がどのような生活を送りたいかを聞き取り，それに向けた生活支援を行うことである。また，ドパミン分泌を促すために，患者が楽しいと思うこと，好きなことを行えるように支援することも必要である。

　また，重症度が進行しないように維持すること，重症度に合った支援を行うことが重要

表4-10 パーキンソン病の診断基準（厚生労働省，2024）

＜診断基準＞以下の診断基準を満たすものを対象とする（Probableは対象としない）
1. パーキンソニズムがある＊
2. 脳CT又はMRIに特異的異常がない＊＊
3. パーキンソニズムを起こす薬物・毒物への曝露がない
4. 抗パーキンソン病薬にてパーキンソニズムに改善がみられる＊＊＊
以上4項目を満たした場合，パーキンソン病と診断する（Definite）
なお，1，2，3は満たすが，薬物反応を未検討の症例は，パーキンソン病疑い症例（Probable）とする

＊パーキンソニズムの定義は，次のいずれかに該当する場合とする。
　（1）典型的な左右差のある安静時振戦（静止時振戦：4～6Hz）がある
　（2）歯車様強剛，動作緩慢（運動緩慢），姿勢反射障害（姿勢保持障害）のうち2つ以上が存在する
＊＊脳CT又はMRIにおける特異的異常とは，多発脳梗塞，被殻萎縮，脳幹萎縮，著明な脳室拡大，著明な大脳萎縮など他の原因によるパーキンソニズムであることを明らかに示す所見の存在をいう
＊＊＊薬物に対する反応はできるだけドパミンアゴニストまたはL-dopa製剤により判定することが望ましい
厚生労働省：パーキンソン病　https://www.mhlw.go.jp/content/10905000/001173440.pdf（アクセス日：2024/8/6）より作成

表4-11 ホーン・ヤールの重症度分類と生活機能障害度

	ホーン・ヤールの重症度分類		生活機能障害度
0度	パーキンソニズムなし		
1度	一側性パーキンソニズム	I度	日常生活，通院にほとんど介助を要しない
2度	両側性パーキンソニズム		
3度	軽～中等度パーキンソニズム，姿勢反射障害（姿勢保持障害）あり。日常生活に介助不要	II度	日常生活，通院に部分的に介助を要する
4度	高度障害を示すが，歩行は介助なしにどうにか可能		
5度	介助なしにはベッド又は車いす生活	III度	日常生活に全面的介助を要し，独立では歩行起立不能

＊厚生労働省の医療費助成対象疾病や介護保険で特定疾病として認定されるのは重症度3度以上，生活機能障害度II度以上である（表の色付きの部分）

である。加えて，患者は治療による経済的負担も大きいため，難病医療助成制度の活用方法も理解し支援する。

1）症　状

（1）発症のメカニズムと初発症状

ドパミン（神経伝達物質）は大脳皮質からの運動指令を筋肉に伝える働きをしており，このドパミンが減少すると，随意運動を正確に滑らかに行えなくなる。また，ドパミンが減少することで，アセチルコリンが相対的に過剰になり，バランスが崩れるために，身体の動きが悪くなる（図4-12）。上下肢の安静時振戦や引きずり歩行で発症することが多く，片側性に始まり，進行すると両側性になる。

（2）主な症状

表4-12参照。

2）治　療

治療の目標は症状を改善しQOLを高めることである。薬物療法が主体であるが，運動療法も同時に行い日常生活行動（activities of daily living：ADL）を維持し，患者の生活満足度向上を目指す。また，手術療法が適応になる場合もある。

（1）薬物療法

ドパミン補充薬（L-ドーパ製剤）と，ドパミン受容体機能促進薬（ドパミンアゴニスト）が中心となる。ドパミンは水溶性で，血液脳関門（脳と脊髄の毛細血管にある）を通過できないため，脂溶性のL-ドーパを経口投与する。

L-ドーパ製剤の長期服用により，薬効の日内変動（図4-21）（on-off現象*，wearing-off現象**）や不随意運動***，悪心・嘔吐，食欲不振，幻覚などの副作用が出現するため，患者の訴えをよく聴き，症状を観察することが重要である。また，悪性症候群****の出現にも注意する。

時間ごとに正確かつ確実に内服するための服薬管理が重要であり，本人の理解はもちろんのこと，家族の協力も必要である。具体的方法としては，服薬カレンダーを作成するなどして管理を工夫する（セルフマネジメントの項，p.152参照）。近年，治療薬の改良が進み，即効性の注射薬や，安定した効果が期待できる貼付薬などが使われるようになってきた。

*on-off現象：薬剤の服薬時間，血中濃度に関係なく，スイッチを切り替えるように症状が改善したり悪化したりする現象。
＊＊wearing-off現象：薬効時間が短縮し，次の服薬の前に薬効が切れ，症状が悪化する減少。
＊＊＊不随意運動：ジスキネジア（自分の意志とは無関係に手足や首，口などが動く），ジストニア（足が持続的に引っぱられ，引きつるような運動）などがある。痛みを伴うこともある。
＊＊＊＊悪性症候群：L-ドーパの中断，抗精神病薬の服用，脱水などのため，自律神経症状（発汗，発熱，尿閉など），精神症状（意識障害，昏迷など），錐体外路症状（振戦，固縮など）を起こす。重症例では死亡する場合もある。神経系の急激な機能低下が関係しているといわれている。

（2）運動療法（セルフマネジメントの項参照）

運動療法の目的は，身体機能を維持・向上させ，ADLを維持・拡大することである。運動療法は，症状の進行を遅らせるだけでなく，精神的ストレスの解放にもつながり，よい効果が期待できる。看護の視点で積極的に運動療法にかかわり，自宅でも継続できるよう

表4-12 パーキンソン病の症状

	症　状	特　徴
4大症状 （図4-13）	①安静時振戦 （図4-14）	・安静時（静止時）に振戦（ふるえ）が起こる。緊張時に強くなり，動作とともに消失する ・振戦は四肢に限らず，下顎，舌，口唇，頭頸部にも現れる <特徴> ・非対称性に出現する ・1秒間に4～5回の振戦 ・ピル・ローリング・トレマー（pill rolling tremor）：指先（母指・示指・中指）で丸薬を丸めているような動作 ・タッピング（tapping）様振戦：踵で床を打つような動き
	②筋強剛（筋固縮） （図4-15）	・筋緊張が亢進するため，筋の収縮と弛緩のバランスが崩れ，四肢関節を他動的に曲げ伸ばしすると抵抗する <特徴> ・歯車現象：カクンカクンと断続的な抵抗がある ・鉛管現象：連続的な抵抗がある ・この症状は他動的に関節を動かしたときにわかるものであり，患者自身が訴えることはない
	③無動・寡動	・動作の開始に時間がかかり，すべての動作が緩慢になる。寡動とは無動より軽度の場合をいう <特徴> 以下の動作をしてもらうと，動きの幅が小さく，ゆっくりとしかできない（図4-16） ・母指と示指をできるだけ速く打ち合わせてもらう ・手の回内と回外をできるだけ速くしてもらう
	④姿勢反射障害	・身体が傾いたとき，筋肉を収縮させてバランスをとり，反射的に姿勢を治すことができなくなる ・特徴的な姿勢：姿勢が前かがみになり，背中が丸くなり，膝関節が屈曲し，肘関節も軽度に屈曲する（図4-17） ・歩行時や立ち上がり時などに転倒し，無動のため腕などで保護できず，骨折につながる ・後方に向かって軽く押す（引く）と，そのまま後ろへ倒れる。または，後ろに小刻みに歩き出す（図4-18）
歩行障害 （図4-19）	小刻み歩行	歩幅が小さく，床を擦るように小刻みに歩く。前かがみで，上肢を振らずに歩く
	すくみ足	一歩目を踏み出せない。方向転換をするとき，狭いところで足がすくみ，前に出せない
	加速歩行	歩き始めると前のめりになり，加速していく
	突進現象	加速し止まれなくなり，壁や物に突進する
その他の身体症状 （図4-20）	仮面様顔貌	仮面をかぶったように無表情になる
	構音障害	小声で抑揚がなく，ろれつが回らなくなる
	小字症	文字に力がなくなり，徐々に小さくなる
	巧緻性障害	ボタンがはめにくい，小銭が取り出せないなど，細かな動作ができない
非運動症状	自律神経障害：副交感神経の緊張と交感神経の部分的な緊張によって出現する	
	・排便障害	腸蠕動運動が低下し，排便回数の減少，排便困難感などの便秘症状がみられる。原因として，消化管周辺の神経叢の神経細胞の脱落・変性，抗パーキンソン病薬の影響が考えられる
	・排尿障害	頻尿，尿意切迫，尿失禁などの刺激症状がみられる。黒質や線条体が障害されることにより，排尿反射が亢進し，刺激症状が起こると考えられている
	・嚥下障害	舌の運動機能や咀嚼機能の低下，喉頭蓋閉鎖不全のため，嚥下が困難となる。二次的に，食事摂取量の低下，体重減少，口腔内の唾液貯留，流涎，誤嚥性肺炎などが起こる
	・起立性低血圧 ・発汗過多 ・脂漏性顔貌 　（あぶら顔）	罹病期間が長く，重症度が高く，抗パーキンソン病薬の服用量が多い場合に発症率が高い
	精神症状 ・抑うつ症状 ・不安 ・思考が遅くなる ・睡眠障害（昼間の過眠，レム睡眠行動異常など） ・認知機能障害（注意障害，遂行機能障害，記憶障害，性格変化など）	・ドパミンは運動系だけでなく，前頭葉において精神系でも使われている。病状の進行とともに精神系のドパミンが減少すると意欲の低下が目立つようになる ・レビー小体が前脳基底部や大脳皮質に広がると，認知機能障害や幻覚が出現する ・幻覚は抗パーキンソン病薬の副作用でも出現する
その他の症状	・嗅覚の低下 ・痛み・しびれ	

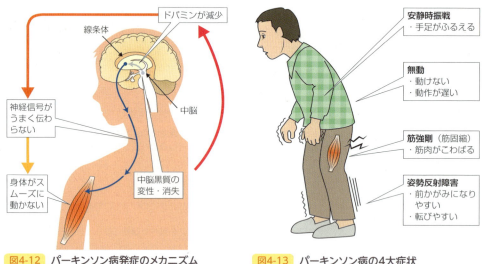

図4-12　パーキンソン病発症のメカニズム

図4-13　パーキンソン病の4大症状

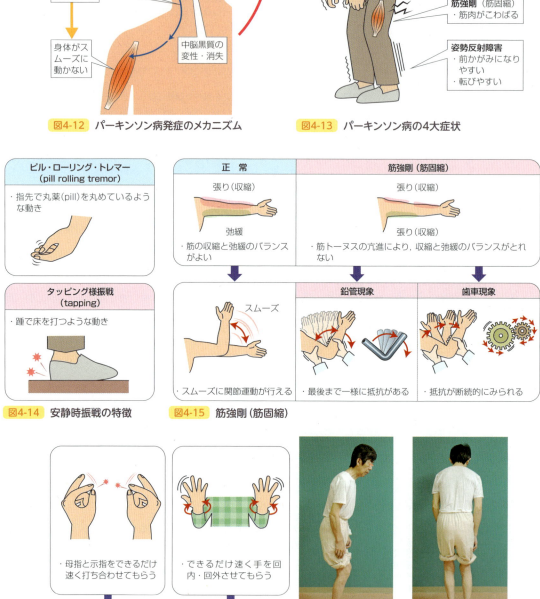

図4-14　安静時振戦の特徴

図4-15　筋強剛（筋固縮）

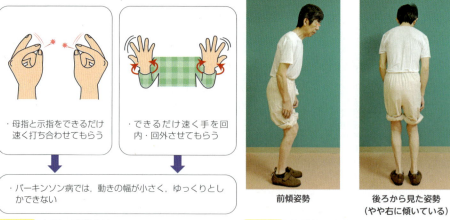

図4-16　無動の確認方法

図4-17　特徴的な姿勢

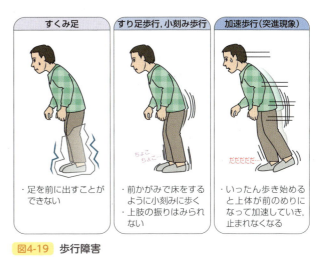

図4-19 歩行障害

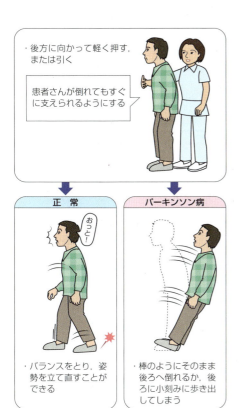

図4-18 姿勢反射障害の確認方法

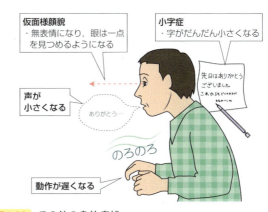

図4-20 その他の身体症状

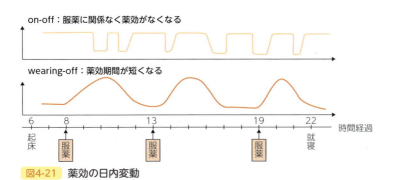

図4-21 薬効の日内変動

な支援が必要である。

　特に発症初期でホーン・ヤール分類による重症度1～3度の場合，歩行練習，バランス保持運動，首，体幹，四肢の回転運動，ストレッチ，筋力運動，発声・嚥下運動などを継続して行い，進行を予防することが目標となる。また，音楽を用いたリハビリテーションも効果的である[25]。内的リズム形成障害による歩行障害が，音楽という外的なリズム刺激によって改善される例があり，活用が期待されている。

（3）手術療法

脳深部刺激療法（deep brain stimulation：DBS）は，大脳基底核に電極を刺入し，電気刺激発生装置を前胸部に埋め込み，神経細胞を刺激するものである。刺激すると神経細胞は活動を休むため，症状を抑えることができる。wearing-off現象やジスキネジアが強い場合に適応となる。

3）セルフマネジメント

神経変性疾患は原因不明で完治が期待できず，患者は徐々に進行する病と向き合いながらの生活を余儀なくされる。患者は療養生活のなかで，疾患や症状，治療，生活のしかたの知識をもち，自ら症状を軽減するための工夫や，症状に合わせた生活のしかたを工夫する力をつけることが重要となる。つまり心と身体のバランスを保ち，社会的関係性を維持するためにセルフマネジメントする力が必要となる。ホーン・ヤール分類による重症度の進行を抑制し，軽度の状態を維持するための支援が求められる。

パーキンソン病患者は症状と向き合い，コントロールしながら日常生活活動を維持することが大きな課題であり，セルフマネジメントのポイントは「症状マネジメント」「身体コントロール感の維持」「感情への対処」の3点である。

（1）症状マネジメント

パーキンソン病の症状は4大症状をはじめとして，自律神経障害，精神症状，疼痛など，多岐にわたる。患者は，それらの症状に関する知識をもち，出現状況や程度，生活への影響をモニタリングする必要がある。そして，それらの変化を自分で把握し，対処方法を決定しなければならない。以下に，必要な症状マネジメントについて示す。

①**症状や内服薬と時間などを記録し，自分の症状の出現傾向やパターンを知る**（図4-22）

調子がよい時間，悪い時間，on-off現象，wearing-off現象などの時間帯を知ることができる。これは薬効を知ることにつながる。onの時間帯に家事をする，offの時間帯は一人で過ごさないようにするなど，安心して過ごせる環境をつくる。症状に左右されることなく，患者がやりたいことを実現でき，生活の満足度を高めることを目指す。

②**医療者に自分の症状を具体的に伝える**

薬が多いと副作用が出やすく，少なすぎると身体の動きが悪くなり，生活に支障をきたす。患者は自分の症状を医師に伝え，話し合いながら服薬調整を行うことが重要になる。

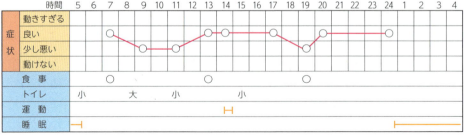

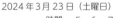 図4-22　症状の日内変動

症状日記を医師に見てもらうことで，言葉で伝えにくい症状の変化や経過を伝えることができる。

③正確に，確実に服薬する

パーキンソン病は薬物治療の効果が期待できる疾患である。その効果を期待するあまり，自分で内服量や回数を変更すると，症状コントロールが正しくできなくなる。それを回避するため，以下の留意点を理解し，守ることが必要である。

＜内服に関する留意点＞

・自分の判断で薬の量や回数を変更しない。

・自分の判断で服用を止めない。

・飲み忘れを防ぐために，日にち別・時間別に分けておく，服用時間をタイマーセットするなど工夫する。

・飲み忘れた場合は，気がついたときに，すぐに忘れた１回分を服用する

・薬の種類によっては，眠気，めまい，注意力低下などの副作用が起こる場合があるため，車の運転や高所作業などの危険を伴う作業は避ける

・上記の副作用のほか，悪心，食欲不振，幻覚，不随意運動などの副作用が出現した場合は，医師に報告する。

（2）身体コントロール感の維持

パーキンソン病の症状は，薬効が期待できる反面，患者は「自分は薬に操られている」という感覚をもつ場合がある。また，前傾姿勢や巧緻性障害，小声になるなど，身体が縮んでしまうような感覚ももつ。このような身体感覚に対処するためには，身体の動きを維持するためのリハビリテーションを生活に取り入れる必要がある。

医療施設に通院し，リハビリテーションを行うだけでなく，自宅でもできるウォーキングやストレッチ，顔と口の運動などを行うことが，日常生活行動の自立を維持するためには欠かせない。

自分でできるメニューを日課に組み入れて習慣化すること，仲間とともに行うことが，継続のポイントになる。また，買い物，家事，趣味などもリハビリテーションになる。自宅でできるリハビリテーションと日常生活における留意点を表4-13，4-14に示す。実施時は転倒に注意し，家族や介護者がそばにいるときに行うことが望ましい。また，嚥下・発声訓練について図4-31に示す。

（3）感情への対処

パーキンソン病では，多くの患者に不安や気持の落ち込み，いら立ち，怒り，孤独感などの感情が現れる。そうした感情への対処方法について述べる。

①ドパミン分泌を助ける

ドパミン神経系は快楽報酬系の中枢と考えており，この神経系が活性化すると線条体でのドパミン濃度が上昇することが知られている[26]。活性化させる方法の一つは，自分が心地よいと感じる体験をすることであり，リラクセーションや音楽療法がある。薬物療法や運動療法と合わせて，これらの方法をセルフマネジメントに活用することを検討する。

リラクセーション：心身の緊張をとり，自律神経のバランスを整える方法の１つである。具体的な方法としては，自律訓練法，イメージ療法などがあり，自分に合った方法を習得

表4-13 自宅で実施可能なリハビリテーション

身体運動	目的・方法・ポイント
❶バランス運動（図4-23） 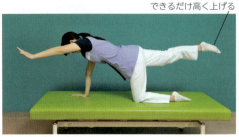 できるだけ高く上げる 難しい場合は，両手を床について，足だけを上げる 図4-23 バランス運動	**目的**：背部，殿部の筋力を維持し，バランス感覚を保つ **方法**：手と膝を床につき，四つんばいになる。片方の腕をまっすぐ前方に伸ばして，手の親指を上に向ける。腕と反対側の足をまっすぐに伸ばし，手先から足先までが1本のラインになるような姿勢をとる。そのまま5秒保ち，元に戻す。5〜10回繰り返し，反対側も同様に行う **ポイント**：腕と反対側の足を上げるのが難しい場合は，片腕，片脚を交互に行う
❷上半身のストレッチ（図4-24） 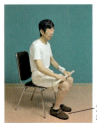 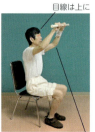 椅子に浅く腰掛ける／足を肩幅程度に開く／目線は上に／できる限り肘を伸ばす 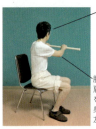 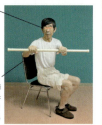 目線は斜め後ろへ／肘を伸ばし，肩の高さで棒を持つ。上半身をゆっくり左右にひねる 図4-24 上半身のストレッチと回旋運動	**目的**：椅子を使用し，上半身ストレッチを行い，姿勢を良くする。前傾姿勢を改善する **方法**：椅子に浅く腰かけ，足を肩幅程度に開く。両腕をゆっくり上にあげ，肘を伸ばす。背筋を伸ばしたまま5秒間保ち，ゆっくり元に戻す。5〜10回繰り返す **ポイント**：腕を伸ばしにくい場合は，棒やタオルを肩幅程度に持つと，伸ばしやすくなる
❸下半身の筋力運動（図4-25） 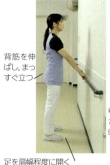 背筋を伸ばし，まっすぐ立つ／足を肩幅程度に開く／ゆっくり（3秒かけて）膝を曲げる／ゆっくり（3秒かけて）立ち上がる 図4-25 下半身の筋力運動	**目的**：歩行に必要な大腿や殿部の筋力を維持する **方法**：足を肩幅程度に開き，背筋を伸ばしてまっすぐ立つ。手すりなどを握り，ゆっくり（3秒かけて）膝を曲げる。次に，ゆっくり（3秒かけて）立ち上がる。5〜10回繰り返す。できるだけ身体を前に倒して，両足を踏ん張り，両手で身体を支えながら立ち上がる

表4-13 (続き)

身体運動	目的・方法・ポイント
❹ウォーキング（図4-26） 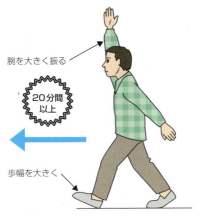 図4-26 ウォーキング	**目的**：全身の筋肉を動かし，小さな歩幅を改善する **方法**：腕を大きく振り，歩幅を大きくとる．この歩き方とふだんの歩き方を交えながら，脈拍が少し早くなる程度の速度で20分以上続ける **ポイント**：歩行困難な場合は，椅子に座って足踏みをするなどして，有酸素運動を行う
❺リズムを取って歩く（図4-27） ポイント：まっすぐな姿勢を保つ 踵を地面に付けて歩く 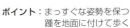 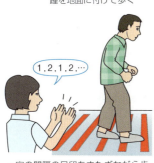 図4-27 リズムを取って歩く	**目的**：リズム形成障害を改善する **方法**：足を高く上げて歩く，または行進する練習をする．足を上げるのが難しい場合は，目印になる物（等間隔にテープを貼る，歩幅と同じ間隔にカードを置く）をまたぐようにする **ポイント**：リズムを取るために音楽を活用するのも効果的である（音楽療法の項，p.157を参照）
❻寝返りの練習（図4-28） 足の裏を敷き布団に付け膝を曲げて，膝と顔を片方に振ると同時にベッドのふちをつかんで寝返りをうつ（左右5回繰り返す） 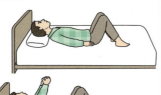 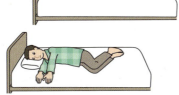 図4-28 寝返り訓練	**目的**：脊柱の回転運動を維持する **方法**：足の裏を敷き布団につけ，膝を曲げ，膝と顔を片方に振ると同時にベッドのふちをつかみ寝返りをうつ．左右5回繰り返す

Ⅲ-4 脳神経機能障害のある患者への支援技術

表4-14 日常生活における留意点

状況	留意点
服を着るとき	・座って服を着る。ボタンは時間がかかるので，ファスナーやマジックテープなどを利用する
食事のとき	・食器は滑らない材質がよい。「何かをしながら」ではなく，1つの動作を確実に行う
入浴のとき	・転倒予防のために，身体の動きがよい時間帯に入浴する ・手すり，ゴム製マットで転倒を予防する ・椅子を利用し，安定した体位でシャワーを浴びる
住環境	・ベッド（高さ，硬さ，場所）や移動用バーの調整 ・コード類はまとめてテープで固定する ・すくみ足が出やすい場合は，床に歩きやすい幅のテープをつける（図4-29，4-30）
椅子の工夫	・性質：柔らかいクッションの椅子は立ち上がりにくいため，木製かスチール製で，背もたれが直角で肘かけつきの椅子を使用する ・高さ：座ったときに足の踵が床に着く程度の高さの椅子を使用する ・滑り止め：椅子の足には滑り止めをつける
文字を書くとき	・小さくならないように，大きく文字を書く
すくみ足や小刻み歩行のとき	・看護技術の実際（p.166）参照
座るとき・立つとき	・看護技術の実際（p.168）参照
悪心，食欲不振，便秘などの症状に対して	・L-ドーパの副作用や，自律神経障害のための症状が出現した場合は，医師に報告するとともに，具体的な対処方法についてアドバイスを受け実践する

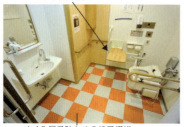
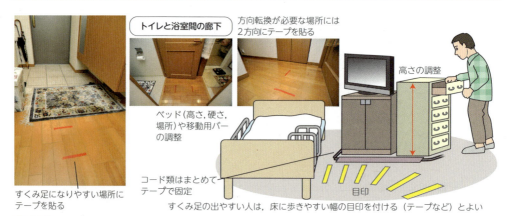

図4-29 住環境：家の廊下の視覚刺激の利用

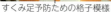
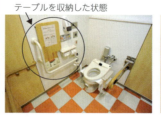
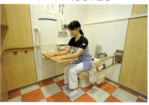

図4-30 パーキンソン病患者の特徴を踏まえた病院内のトイレ

嚥下・発声訓練	方法

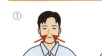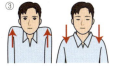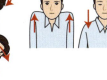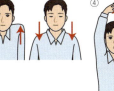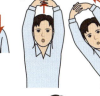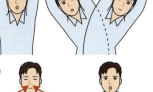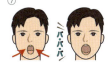

①深呼吸	・ゆったりと椅子に座り，深呼吸を数回繰り返す ・手をお腹に当て，吸うときはお腹が膨らむように，吐くときはお腹がへこむようにする（腹式呼吸） ・吐くときは口をすぼめてロウソクを吹き消すようにする ・鼻から息を吸って，口からゆっくり吐く
②首の運動	・深呼吸を繰り返しながら首をゆっくりとまわす ・左に1回，右に1回まわしたら，左右に1回ずつゆっくりと首を曲げる
③肩の運動	・両肩をすくめるようにしてから，すっと力を抜く。2～3回繰り返す
④背筋を伸ばす	・両腕を上げて背筋を伸ばす。腕を上げたまま，軽く前後左右に身体を傾ける
⑤口の運動	・口を閉じたまま，頬を膨らましたり緩めたりする。2～3回繰り返す
⑥舌の運動	・口を大きく開いて舌を出したり，引っ込めたりする。2～3回繰り返す ・舌を左右の口角につける。2～3回繰り返す
⑦発声運動	・パパパ，タタタ，カカカ，ラララと強く発音する
⑧深呼吸	・はじめに行った深呼吸を行い終了する

＊カラオケや合唱などで声を出す機会を積極的につくることが効果的。仲間や社会とのつながりもでき，自信を取り戻すきっかけにもなる

図4-31 嚥下・発声訓練

し，薬物療法や運動療法と併せて行うことで症状マネジメントが可能となる。

音楽療法：2004年に「神経難病における音楽療法を考える会」が発足し，音楽が療養生活に取り入れられた（2019年，名称は「日本神経疾患音楽療法研究会」に変更された）。その効果は，患者の主観および客観的視点から評価されつつある。好きな音楽を聴いたとき，ドパミン神経系が興奮し，線条体でドパミン濃度が上昇したという記録もある[27]。

パーキンソン病では脳内のリズム形成が障害され，そのためすくみ足や小刻み歩行，突進現象などの歩行障害が出現すると考えられている。そこで，音楽やリズムを利用して脳に刺激を与え，乱れた歩行リズムを安定させる方法が取り入れられ，効果がみられている[28]。

②医師，看護師，理学療法士，言語聴覚士などの医療者とコミュニケーションをとる

患者が医療者と上手に付き合うことは，長い療養生活を安心して過ごすために欠かせないことである。パーキンソン病はオーダーメイドの治療が必要といわれ，それを行うためには医療者を療養生活のパートナーと考えて積極的にコミュニケーションをとり，患者は自分の症状や希望を伝え，理解してもらうことが大切である。

診察時は，患者に症状日記や伝えたいことのメモを持参し，「変わりないです」の一言で

表4-15　抑うつ的な気持ちのコントロール

- 悩んでいることを，家族や主治医，医療者に話してみる
- 日常の活動を継続する。毎日身だしなみを整え，布団を片づけ，家から出て買い物や犬の散歩をする
- 毎日軽い運動をする，積極的に身体を動かす
- グループ活動に参加してみる
- 自分へのご褒美をあげる。小さなことでも心待ちにできることをする
- うまくいくと信じ，言葉にする
- 「健康なときはできたのに」と自分に言うのではなく，「前にやっていたように全部はできないかもしれないが，まだできることはたくさんある」と肯定的に自分に語りかけ，肯定的自己概念を維持する

ケイト・ローリッグ・他著，近藤房恵訳：病気とともに生きる―慢性疾患のセルフマネジメント，日本看護協会出版会，2008，p.46-59．を参考に著者が作成

　終わることなく，日常的な症状，家での過ごし方，気持ちのありよう，思っていること，考えていること，希望や期待などを伝え，あきらめずに自分のことについて話をするよう促す。
　ポイント：「準備する」「尋ねる」「復唱する」「行動を起こす」「意見や感想を伝える（治療やサービスに対して，どれくらい満足しているか，また不満に思っているかを伝える）」
　医療者は，患者が話しやすいようにきっかけをつくり，患者の伝えたいことをじっくり聴く姿勢をもつ。また，症状の対処法などを共に考え，アドバイスする[29]。
　また，特に抑うつ的な気持ちのときは，表4-15に示す方法で感情のコントロールを試みるとよいとされる。

看護技術の実際

A　気管切開下人工換気（TIV）中の患者の口腔ケア

- 目　　的：（1）口腔内の清潔を保持し，虫歯，歯周病，呼吸器合併症を予防する
　　　　　　（2）口腔内のケアをとおして廃用予防ができる
　　　　　　（3）口腔内のケアをとおして爽快感が得られる
- 適　　応：呼吸機能低下に伴いTIV実施中の患者
- 使用物品：【口腔ケア用】スポンジブラシ，注水用ボトル，コップ，歯ブラシ，歯間ブラシ，保湿剤，洗口液，舌クリーナー（図4-32）（必要時，開口器，バイトブロック）

左からコップ，注水用ボトル，保湿用ジェル，歯磨き粉，マウスウォッシュ，舌クリーナー，スポンジブラシ，歯ブラシ，歯間ブラシ

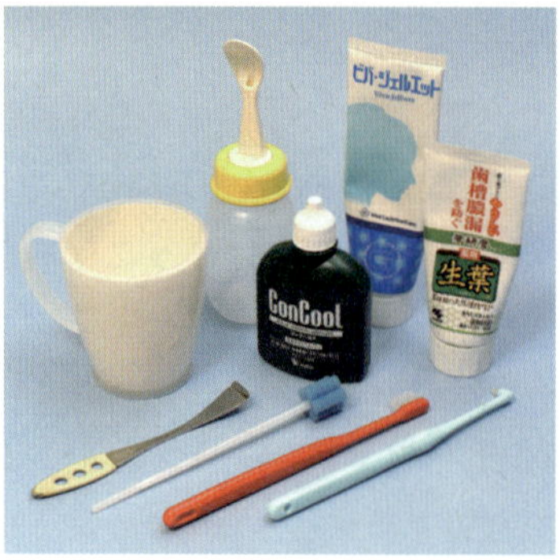

図4-32　口腔ケア用の準備物品

吸引器，吸引用カテーテル，通水用の水（口腔内用，気管内吸引用），アルコール綿花，排唾管

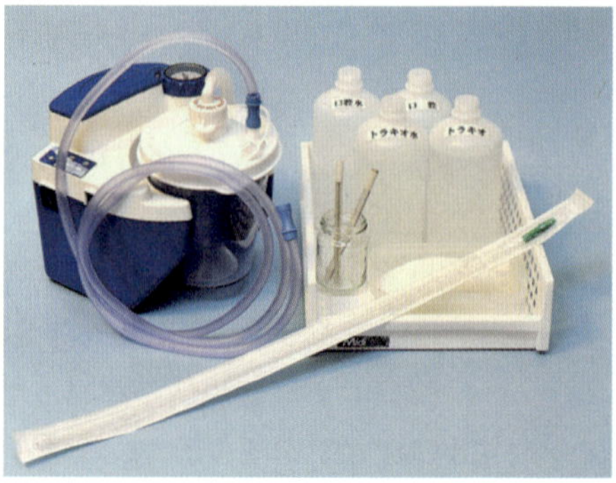

図4-33　吸引の準備物品

【吸引用】吸引器，口腔内・鼻腔内，気管内吸引用カテーテル（12Fr，14Fr），アルコール綿花，排唾管（図4-33），ディスポーザブル手袋，パルスオキシメーター，カフ圧計，タオル（必要時，吸引用歯ブラシ，電動歯ブラシ，濡れガーゼ，ガーグルベースン），手洗い用石けん，速乾性擦式手指消毒薬

	方法	留意点と根拠
1	**手洗いの後，ディスポーザブル手袋を装着する** 流水と石けんで手洗い後，もしくは，速乾性擦式手指消毒薬による手洗いの後，ディスポーザブル手袋を装着する（➡❶）	❶感染を予防する
2	患者に説明し同意を得る。患者の希望を聞く（➡❷）	❷口腔ケアは，医療者の判断，もしくは患者の希望において行われる。患者の同意のうえ，協力を得ながら安全に施行する ●TIV実施中の患者への口腔ケアは，爽快感が得られQOL向上につながるため，施行のタイミングや使用する物品，ブラッシングの方法など，可能な範囲で患者の希望に沿って施行する
3	**バイタルサインを確認する** 体温，血圧，脈拍，呼吸状態，SpO$_2$を測定する（➡❸）	❸患者の状態に合わせて口腔ケアの可否を判断する ●患者のバイタルサインの状態からやむを得ず実施を見送った場合においても，口腔ケアは呼吸器感染症を予防するために必要なケアであることから，症状緩和を図ったうえでケアを施行する ●経鼻経管栄養を施行している場合は，逆流予防のため，注入終了後時間をあけて吸引を行う
4	**必要物品をベッドサイドに準備する（➡❹）**	❹呼吸器装着中の場合，できるだけ短時間で施行することが重要なため，事前に必要物品を準備しておくことで安全かつスムーズに施行する
5	**患者の体位を整える** 患者の残存機能や体調に合わせて体位を調整する	●頸部を自力で保持でき，前傾姿勢が可能な場合は座位での前傾姿勢とし，できない場合は後屈しないよう頭部をベッドや車椅子のヘッドレストで安定させ，ギャッチアップ30度程度に調整する。患者自身で含嗽ができる場合は，起座位がとれるよう工夫する
6	**ベッドの高さを調整する** 患者の横側やや下方からケアを行うことができるように調整する（➡❺）	❺頸部を前屈，回旋させることで気管への流入を予防し誤嚥防止となる。介助者は，患者の頸部の後屈予防ができるようにベッドの高さを調整する
7	**寝具，寝衣にタオルを敷く（➡❻）**	❻分泌物による寝具・寝衣の汚染を防止する。吸引は清潔操作で行われるので，汚染防止のためベッド周囲は整理整頓しておく
8	**カフを確認する** カフ圧計で，カフ圧が20～30cmH$_2$Oになっているか確認する（➡❼）	❼カフ圧の低下による誤嚥が原因となる呼吸器合併症を予防する ●患者の設定に合わせて調整する
9	**鼻腔内吸引，口腔内吸引を施行する** ・吸引施行前に声かけし，患者の同意を得る（➡❽） ・吸引施行後，患者に吸引の成果について確認し，必要があれば再度施行する ・吸引のタイミングは患者の状況や希望に沿って行い，口腔ケアの前後どちらでもよい	❽吸引は苦痛を伴うものであるため，必ず患者の同意を得て実施する。意識障害のある患者が対象の場合でも声かけをしながら行う ●粘膜を損傷しないため20kPa以下で吸引する。特に口腔内は奥歯と両頬の間，舌の上下と周囲，前歯と口唇の間，口腔の奥に貯留した唾液や痰を吸引する

方法	留意点と根拠
	●咽頭後壁を強く刺激すると悪心が出現するため注意する ●吸引カテーテルを挿入する長さは，各個人によって異なるが，口腔内5～10cm，鼻腔内は15～20cmが目安である ●粘膜を損傷しないため吸引圧が13～27kPa（100～200mmHg）以下であることを確認する
10　手洗いを行う（➡❾） 　　サイドチューブがある気管カニューレの場合は，気管吸引の前後にサイドチューブから吸引する（➡❿）	❾次に気管内分泌物の吸引を行うので準備する ❿サイドチューブからは，カフ上部に貯留した分泌物を吸引できる。人工呼吸器関連肺炎（VAP）予防にもつながる
11　気管分泌物の吸引を行う 　　1）フレキシブルチューブのコネクターを気管カニューレから取りはずす 　　2）吸引カテーテルを気管カニューレに挿入する 　　3）吸引を行う（図4-34）。以下の2つの方法があるため，患者と相談のうえ実施する 　　①陰圧をかけながら挿入し，引き抜く方法 　　②陰圧をかけずに挿入し，陰圧をかけながら引き抜く方法	●フレキシブルチューブ内にたまった水滴が気管カニューレ内に入らないように注意する ●挿入の長さは，カニューレの長さを考慮し5～10cmとする ●15秒以内で吸引を行い，できるだけ効率的に短時間で施行できるよう配慮する ●指でカテーテルを回しながら実施してもよい ●一度の吸引で喀痰が吸引しきれない場合は，少し時間をおいてから再度行う

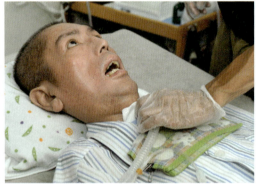 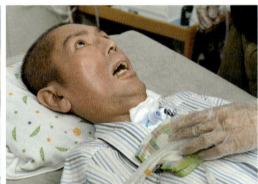

フレキシブルチューブのコネクターを気管カニューレから取りはずす。フレキシブルチューブの水滴が気管内に入らないように注意する

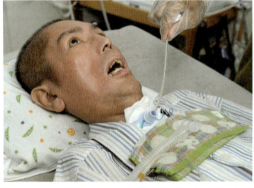 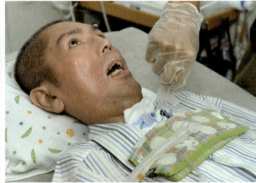

吸引カテーテルを気管カニューレに挿入し吸引する。カテーテルの先が汚染しないように注意する

図4-34　吸引カテーテルを挿入する

12　吸引中は患者を観察する 　　呼吸状態，顔色，口唇色，喀痰の色や性状などを観察する	●異常があるときは速やかに医師に報告し対処する

方　法	留意点と根拠
13　吸引の成果を患者に確認する 　　必要時は再度，吸引する	●他覚的な判断とともに，患者の痰がらみの有無など自覚症状にも配慮して実施する
14　吸引終了後，カテーテルを破棄する	●吸引カテーテルは原則単回使用であるが，在宅療養中の患者の場合は，コストの関係で再利用している場合も多い ●吸引チューブの保管方法には，①薬液浸漬方法（消毒液にカテーテルを漬けて保管），②ドライ方法（アルコール綿で消毒後，清潔な容器で保管）の2つがある
15　気管カニューレを吸引前の状態にする 　1）気管カニューレにフレキシブルチューブのコネクターを装着する 　2）サイドチューブのあるカニューレの場合は，サイドチューブから吸引する（➡⓫）（図4-35）	●フレキシブルチューブ内にたまった水滴が気管カニューレ内に入らないように注意する ⓫カフ上部に貯留した分泌物を吸引する

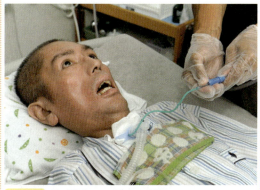

図4-35　サイドチューブからの吸引

| 16　口腔ケアの準備を行う
　　開口が困難な場合は，必要に応じてマッサージの施行や開口器の挿入を行う | ●筋力低下，筋固縮，筋萎縮により頸部，顔面，口腔の廃用萎縮が起こっている場合は，脱感作やリラクセーション，マッサージを行い，筋肉をほぐす（図4-36）。開口保持が困難な場合は歯の動揺がない部分に開口器やバイトブロックを挿入する |

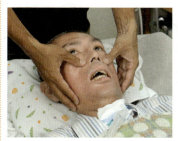 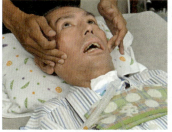

頬部のマッサージ　　　　　　　　　　　　　　　　口唇周囲のマッサージ

図4-36　口腔ケア前のリラクセーション

| 17　スポンジブラシで口腔内の大きな汚れを除去する
　1）スポンジブラシを水または洗口液で湿潤させる
　2）口腔内をスポンジブラシでくるくると回したり，トントンとタッピングしたりしながら，頬粘膜，舌，口蓋などの大きな汚れを除去する（図4-37）
　3）スポンジブラシが汚れたら，水を入れたコップ内で洗浄し汚れをとる | ●口腔内が乾燥している場合は，あらかじめ保湿ジェルを塗付しておく
●唾液の気管への流入を予防するため，吸引器付きの歯ブラシもしくは排唾管を使用しながら行う |

方　法	留意点と根拠

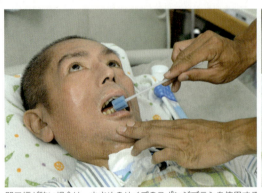 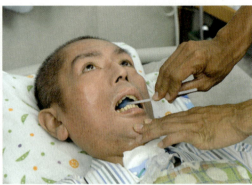

開口幅が狭い場合は，小さめのサイズのスポンジブラシを使用する

図4-37　スポンジブラシによる口腔内の汚れの除去

18 **吸引しながら歯ブラシでブラッシングする**（図4-38）
　1）必要時，舌苔を取り除く（図4-40）
　2）口腔内の汚れをスポンジブラシで取り除く（図4-41）
　3）注水ボトルで口腔内に水を少量ずつ注入しながら，吸引ブラシや排唾管で吸引し洗浄する（図4-42）
　4）必要があれば再度，鼻腔内，口腔内，気管内吸引を実施する

● 患者の希望や口腔内の状況によって電動歯ブラシ，歯間ブラシなどを使う（図4-39）
● 排唾管は，唾液や水が溜まりやすい口狭部に使用する
● 歯が隣接している部分には，歯間ブラシなどを使う。病気の進行により開口幅が小さい場合は，ヘッドの小さめの歯ブラシに変更する
● 舌苔がある場合は，保湿ジェルを舌につけ，弱い力でブラッシングする
● きれいなスポンジブラシを水か洗口液に浸して，口腔内の汚れを最後にぬぐいとる

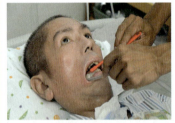 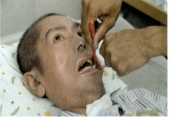

開口幅が狭い場合は，小さめのヘッドの歯ブラシを使用する

排唾管は，唾液や水の溜まりやすい口狭部に固定する

図4-38　吸引しながら歯ブラシでブラッシング

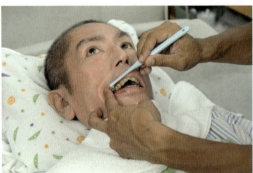 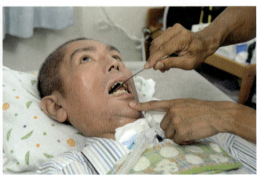

図4-39　歯間ブラシの使用　　　　図4-40　舌苔のケア

方法	留意点と根拠
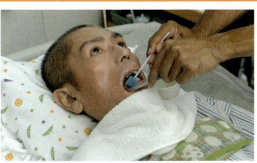 図4-41　歯ブラシ後の口腔内の汚れをスポンジブラシで除去 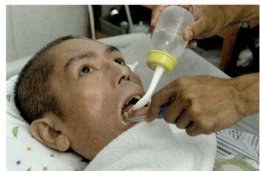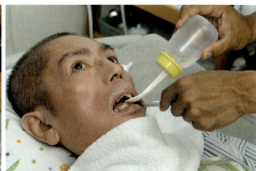 水を注入する位置によって排唾管の位置を左右に変える　　注水ボトルで口腔内に水を少量ずつ注入しながら排唾管で吸引し，洗浄する 図4-42　排唾管による吸引	
19　口腔内を保湿する（図4-43） 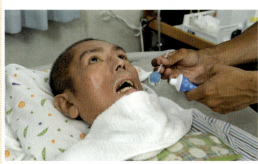 図4-43　口腔内の保湿	● 口腔内が乾燥している場合は保湿用ジェルやスプレーを適宜使用し乾燥を防ぐ。口唇が乾燥している場合はリップクリームやワセリンを塗付し乾燥を防ぐ
20　後片づけを行う 　1）患者の希望に沿って体位を戻す 　2）ナースコールの位置など必要なセッティングを行う	● 処置が終了してその場を離れるときは，その後，患者が一人で安心して安楽に過ごすことができるよう環境を整備する

B　誤嚥スクリーニング検査（反復唾液嚥下テスト）

　誤嚥スクリーニング検査にはいくつかの種類があり，反復唾液嚥下テストのほかにも改訂水飲みテスト，フードテストなどがあるが，ここでは最も安全なスクリーニング方法である反復唾液嚥下テストについて説明する。

- ●目　　的：（1）嚥下機能低下によるリスク管理の必要性を明らかにする。また，さらに精密な検査につなげる必要があるかを見きわめる
　　　　　　（2）経口摂取開始可能かの判断をする
- ●適　　応：（1）唾液が口腔内に貯留するなど，嚥下機能低下が疑われる人
　　　　　　（2）経口摂取の開始が可能かどうか，判断が必要な人
- ●使用物品：口腔ケア用スポンジブラシ，口腔ケア用コップ，水

	方　　法	留意点と根拠
1	**スクリーニング検査の必要性についてアセスメントする（➡❶）** ・舌の萎縮，口腔内の唾液の貯留，流涎などはないか ・むせはないか ・会話が不明瞭でわかりにくくないか ・声が小さくないか	❶ALS患者では，球麻痺が出現した場合，舌筋・咽頭筋の筋力低下と舌の萎縮が起こり，嚥下機能が低下し，唾液の貯留，流涎が生じる。パーキンソン病患者の場合は，嚥下に必要な口周囲の筋，舌筋などの固縮により，スムーズな嚥下ができなくなる
2	**覚醒状態を確認する**	●刺激しなくても覚醒している時間帯を選び行う（➡❷） ❷覚醒が不良な場合は，嚥下反射も鈍くなる
3	**口腔内と咽頭の状態を確認し，口腔ケアを行う**（表4-16）	●日常的に口腔ケアと咽頭ケア（加湿と保湿，必要時は吸引）を行い，清潔を保つ

表4-16 スクリーニング検査前に行いたい口腔ケア

内　容	ねらい
口腔ケアを行う	口腔内の細菌を減少させる
粘膜や喉の奥の汚れを除去する	気道を清潔にし，通りを良くする
冷水で洗浄する	口腔内を刺激し，覚醒レベルを高める
頬・舌のマッサージ，顎や耳の下を温め唾液腺を刺激する	唾液の分泌を促す
口腔周囲筋のマッサージ，舌の運動を行う	口唇や舌の動きを引き出す
義歯を入れる	顎位を安定させる

押上幸紀：ナースが行いたい誤嚥の「スクリーニング検査」，エキスパートナース，30（7）：29-35，2014．より一部改変し転載

4	テストを行う（図4-44） 1）人差し指で舌骨，中指で甲状軟骨（のど仏）を触知し，唾液を飲み込むよう指示する 2）甲状軟骨が完全に中指を乗り越えた場合のみ1回とカウントする 3）30秒間に何回嚥下できるかで評価する	●口腔内の乾燥がある場合は，口腔ケアで唾液分泌を促す ●中途半端な喉頭挙上は1回とカウントしない ●評価基準：30秒間に3回できれば問題ない

①示指で舌骨，中指で甲状軟骨（のど仏）を触知し，唾液を飲み込むよう指示する

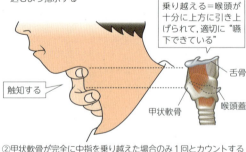

②甲状軟骨が完全に中指を乗り越えた場合のみ1回とカウントする
③30秒間に何回嚥下できるかで評価する
評価基準　30秒間に3回できなければ「問題あり」

図4-44 反復唾液嚥下テスト

C コミュニケーション支援（透明文字盤の使用による）

- ●目　　　的：透明文字盤を用いて患者の伝えたい内容を読み取り，意思疎通を図る
- ●適　　　応：ALSなどの進行により，構音，発声，書字，ジェスチャーなどの障害があって，それらの手段でコミュニケーションを図ることができない場合で，眼球運動が障害されていない患者
- ●使用物品：透明文字盤（図4-6参照）

	方　法	留意点と根拠
1	文字盤を作成する	●文字盤の大きさはA3〜A4とし，文字の大きさや文字盤の内容・配列は，事前に患者の希望を尋ねて作成する ●五十音表以外に，患者と相談して患者の用途に合わせた単語表（例：吸引，トイレ）を準備しておくとコミュニケーションがスムーズになる場合もある
2	患者と一緒に文字盤使用時のルールを事前に決定（確認）しておく	●はい，いいえ の合図を決定する（確認する） ●まばたき，上を見る，横を見るなど，患者の残存機能に合わせて合図を決定する
3	患者と読み手のポジションを決める（図4-45） 患者のベッドの角度を調整し安楽な姿勢にする 直射日光や照明が患者の目に入らないよう環境整備する ギャッチアップ30度程度 患者の頭の位置がずれないように枕の位置を工夫する 患者と文字盤の位置は正面 患者と文字盤を30〜40cm程度離し，患者が一番見やすい位置に文字盤を合わせる 図4-45　患者と読み手のポジション	●透明文字盤の読み取りは，文字盤を通して患者の視線と読み手の視線が合ったときに，文字盤の文字を読み手が読み取るため，患者と読み手の顔が真正面にくる位置にポジションをとる。患者のギャッチアップは30度程度までが望ましい ●文字盤によるコミュニケーションは，時には長時間になることもあるため，患者と読み手がお互いに疲れにくいポジションを工夫する。患者の頭の位置が変わると読み取りにくくなるため，頭の位置がずれないように工夫する。必要時は眼鏡を使用する ●ベッドの角度を調整する際，窓からの直射日光や照明が目に入らないようにする ●読み手は患者の真正面で目から30〜40cm程度離した位置に透明文字盤を合わせる（患者が一番見やすい位置に合わせる） ●患者の目から文字盤までの距離が近いほうが患者の眼球の動きが大きくなるため読み手は読み取りやすくなるが，眼球を大きく動かすことで患者が疲労したり，老眼のため文字が見えにくくなったりすることがあるので注意する
4	文字を読む 1）患者に文字盤の伝えたい文字だけを見続けてもらう 2）読み手は患者の視線と自分の視線が合うように透明文字盤を動かす（図4-46） 3）読み手が文字を読み上げる，または文字を指さし，文字が合っているか患者と事前に決めた合図を出してもらう。読み取った文字が正しいことがわかったら次へ進む。 一つ意味のある言葉ができたら，読み手は単語を読み上げ，それでよいか確認しメモをとる	●患者の状態を理解していると訴えの内容も理解しやすくなるが，読み手は途中で単語がわかっても，先読みせず最後まで聞くほうが混乱を招かずスムーズに行える ●患者の表現のくせを理解しスタッフ間で共有しておくことも，コミュニケーションの際に役立つ ●患者の目の渇きや疲労に注意して，必要時休憩を入れる

方　法	留意点と根拠
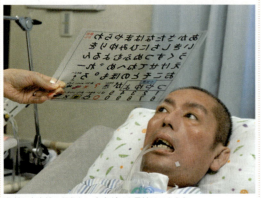 患者に文字盤の伝えたい文字だけを見続けてもらう 読み手は患者の視線と自分の視線が合うように透明文字盤を動かす 図4-46　透明文字盤を動かす	
5　後片づけをする 　1）患者の希望に沿って安楽な体位に戻す 　2）ナースコールの位置など，必要なセッティングを行う	●終了してその場を離れるときは，その後，患者が一人で安心して安楽に過ごすことができるよう環境整備をする

D　すくみ足がある場合の支援（図4-47）

- ●目　　的：安全な自立歩行または介助歩行を目指し，すくみ足への対処方法を身につけることを支援する
- ●適　　応：すくみ足が出現し，安全に歩行できない患者
- ●使用物品：杖（先に横棒を付ける），レーザー杖，メトロノームや音楽など，歩行リズムを助ける物

方　法	留意点と根拠
1　室内を整理し，すくみ足を誘発する障害物を取り除く（➡❶）	❶すくみ足は障害物や狭い道，路面の変化などで誘発され，悪化するため
2　深呼吸し，緊張を緩和する（➡❷）	❷すくみ足は精神的緊張で悪化するため，深呼吸し身体の緊張をほぐしリラックスする

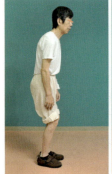 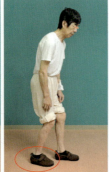 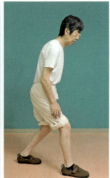 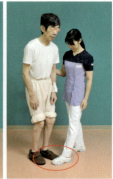 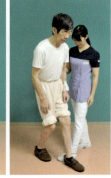

すくみ足の状態　　1歩後ろに足を引く　　後ろに引いた足を大きく前に出す　　介助者の足を患者の前に出す　　介助者の足をまたぐように1歩足を出す

図4-47　すくみ足の支援

方　法	留意点と根拠
3　歩行姿勢を整える	●視線を足元からそらして，遠くへ向け，まっすぐな姿勢を保つ（➡❸） ❸視線が足元にあると前傾姿勢になり，すくみ足を誘発するため
4　【歩行開始時にすくみ足が出現した場合】 ・1歩目を意図的に大きく踏み出すようにする（➡❹） ・足を1歩後ろに引いてから歩き出す ・その場で足踏みをして，前に踏み出す ・横や斜めに足を踏み出す ・腕を大きく振り，弾みをつける ・前に上げた腕を振り下ろしながら，同側の足を出す	●動きのきっかけをつくり，足の踏み出しを助ける ❹パーキンソン病患者の特徴として，複合的な一連の動作や同時に2つの異なる課題を遂行することが難しい。そのため，動作を分割し，注意を集中することが大切である❶
5　【歩行中にすくみ足が出現した場合】 ・いったん立ち止まり，身体を伸展させる ・視線をいったん足元から遠くへそらす ・スケートのように斜めに足を運ぶ ・踵から接地するように歩く ・腕を大きく振り，リズムをつける ・看護師が患者と並んで，腕を支えながら歩く	●姿勢を整え，深呼吸し，気持を落ち着かせる ●動きのリズムを整える
6　視覚的に動きのきっかけをつくる（➡❺） ・歩幅に合わせ，一定間隔の目印（横線）をつける（図4-29参照） ・床を格子模様にする（図4-48） ・杖の先に横棒をつける（図4-49）またはレーザー杖を利用する（足元に横線が見える）	❺視覚的な外的刺激が，第1歩を踏み出すきっかけになる。パーキンソン病患者は大脳基底核や補足運動野の機能が低下している。視覚刺激はこの部分を介さず，外発性随意運動経路を通るため動きが起こる❷

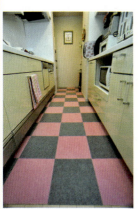

2色のパネルを利用した格子模様

図4-48　キッチン床の視覚刺激の工夫

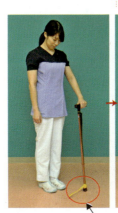 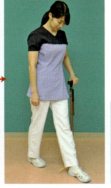

ここをまたぐように一歩前に出す

図4-49　パーキンソンステッキ

方　法	留意点と根拠
7　聴覚的な合図で動きのきっかけをつくる（➡❻） ・「1，2」と号令をかけ，リズムを取りながら歩く ・メトロノームなどのリズム音を聴きながら歩く ・音楽を聴きながら歩く ・歌いながら歩く（もしもし亀よ，など）	❻パーキンソン病患者は脳内リズム形成が障害され，すくみ足や小刻み歩行が出現する。そのため，号令や音楽の外的リズム刺激を活用し，脳内リズム形成を助けることで，歩行をスムーズにする ●歩行リズムは，1分間に90回，100回，110回など，患者に合わせる

	方　法	留意点と根拠
8	介助者は，具体的に1つずつ動作を指示する 以下のことができるように説明する（➡❷） ・動作を分ける ・一つひとつを意識する ・頭の中で動作をイメージする	●歩行などの動作中に話しかけると動作が止まるので，動作中は話しかけない ❼パーキンソン病患者は運動の組み合わせが難しく，同時に2つの動作を行うことが困難である。そのため，一つひとつ動作を確認しながら行う

❶松尾善美編：パーキンソン病に対する標準的理学療法介入－何を考え，どう進めるか？，文光堂，2014，p.80．
❷前掲書❶，p.124．

E 椅子から立ち上がるとき，座るときの支援

- ●目　　的：1つずつ動作を示しながら，安全に椅子から立ち上がるまたは座ることを支援する
- ●適　　応：（1）パーキンソン病で姿勢反射障害が出現しており，安全に椅子から立ち上がることや座ることができない患者
  （2）2つの動作を同時に行うことが困難な患者
- ●使用物品：背もたれが付いた椅子

1）椅子から立ち上がるときの支援（図4-50）

	方　法	留意点と根拠
1	身体を椅子の前方にずらす（➡❶）	❶一連の動作の継続や，2つの動作を同時に行うことが困難となるが，一つひとつの動作は可能である。そのため動作を部分に分けて，ゆっくり行う
2	両足を後方へ引く	
3	椅子に腰かけている患者の両手をとる	●一人で立ち上がるときは，足をできるだけ手前に引き，身体を大きく前に曲げて顎を引き，手で椅子を押しながら立ち上がる
4	患者の両手を前に出しながら，重心を前に移動するよう声をかける	●患者はお辞儀をするように重心を前にする
5	動きに合わせ，立ち上がりを支える	●重心移動を支え，転倒しないように気をつける

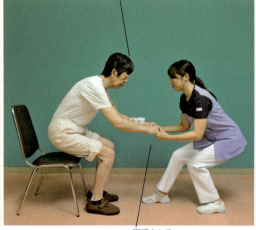

図4-50　椅子から立ち上がるときの支援

2）椅子に座るときの支援（図4-51）

	方　法	留意点と根拠
1	できるだけ椅子に近づき，膝の裏が椅子に触れるようにする（➡❶）	❶一連の動作の継続や，2つの動作を同時に行うことが困難となるが，一つひとつの動作は可能である。そのため，動作を部分に分けて，ゆっくり行う
2	身体を前に大きく曲げて両手を椅子の端に置く	
3	ゆっくりと腰を下ろす	

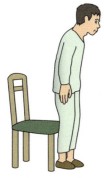
できるだけ椅子に近づき，膝の裏が椅子に触れるようにする

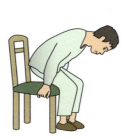
身体を前に曲げて，両手を椅子の端に置く

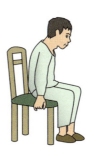
ゆっくり腰を下ろす

図4-51　椅子に座るとき

文　献

1) Writing Group; Edaravone (MCI-186) ALS 19 Study Group：Safety and efficacy of edaravone in well defined patients with amyotrophic lateral sclerosis: a randomized, double-blind, placebo-blind, placebo-controlled trial, *Lancet Neurol*, 16(7)：505-512, 2017.
2) 日本神経学会監，筋萎縮性側索硬化症診療ガイドライン作成委員会編：筋萎縮性側索硬化症（ALS）診療ガイドライン2023，南江堂，2023，p.90.
3) Dupuis L, Pradat PF, Ludolph AC, et al：Energy metabolism in amyotrophic lateral sclerosis, *Lancet Neurol*, 10(1)：75-82, 2011.
4) Shimizu T, Ishikawa-Takata K, Sakata A, et al：The measurement and estimation of total energy expenditure in Japanese patients with ALS: a doubly labelled water method study, *Amyotroph Lateral Scler Frontotemporal Degener*, 18(1-2)：37-45, 2017.
5) Kurihara M, Bamba S, Yasuhara S, et al：Factors affecting energy metabolism and prognosis in patients with amyotrophic lateral sclerosis. *Ann Nutr Metab*, 77(4)：236-243, 2021.
6) 清水俊夫，林秀明，田邊等：呼吸器補助・経管栄養下のALS患者の必要エネルギー量の検討，臨床神経，31：255-259, 1991.
7) Ichihara N, Namba K, Ishikawa-Takata K, et al：Energy requirement assessed by doubly-labeled water method in patients with advanced amyotrophic lateral sclerosis managed by tracheotomy positive pressure ventilation, *Amyotroph Lateral Scler*, 13(6)：544-549, 2012.
8) 前掲書2），p.138.
9) 前掲書2），p.136.
10) 前掲書2），p.134.
11) 前掲書2），p.140.
12) 前掲書2），p.150.
13) Braun AT, Caballero-Eraso C, Lechtzin N：Amyotrophic Lateral Sclerosis and the respiratory system, *Clin Chest Med*, 39(2)：391-400, 2018.
14) NICE guideline：Motor neurone desease: assessment and management, 2016.
15) Vitacca M, Montini A, Lunetta C, et al; ALS RESPILOM Study Group：Impact of an early respiratory care programme with non-invasive ventilation adaptation in patients with amyotrophic lateral sclerosis, *Eur J Neurol*, 25(3)：556-e33, 2018.
16) 前掲書2），p.173.

第Ⅲ章 慢性的な機能障害のある人への支援技術

17) 前掲書2），p.146.

18) 前掲書2），p.175.

19) 前掲書2），p.188.

20) 井村保：ALS患者におけるコミュニケーション機器の利用状況と支援に関する現状分析，日本難病看護学会誌，20(2)，125-138，2015.

21) 前掲書2），p.206.

22) 厚生労働省：パーキンソン病　https://www.mhlw.go.jp/file/06-Seisakujouhou-10900000-Kenkoukyoku/0000089954.pdf（アクセス日：2024/11/11）

23) Yamawaki M, Kusumi M, Kowa H, et al：Changes in prevalence and incidence of Parkinson's disease in Japan during a quarter of a century, *Neuroepidemiology*, 32(4)：263-269, 2009.

24) Wirdefeldt K, Adami HO, Cole P, et al：Epidemiology and etiology of Parkinson's disease: A review of the evidence, *Eur J Epidemiol*, 26(suppl 1)：S1-58, 2011.

25) 林明人：パーキンソン病に効くCDブック，－スムーズに歩ける！気分も明るくなる！，マキノ出版，2005.

26) 福原敬：医療と音楽療法をつなげる，日野原重明監，音楽療法ハンドブック－看護と福祉領域のための，星雲社，2014，p.63.

27) 前掲書26），p.63-64.

28) de Dreu MJ, van der Wilk ASD, Poppe E, et al: Rehabilitation, exercise therapy and music in patients with Parkinson's disease: a meta-analysis of the effects of music-based movement therapy on walking ability, balance and quality of life, Parkinsonism *Relat Disord*, 18(Suppl 1)：S114-119, 2012.

29) ケイト・ローリッグ・他著，近藤房恵訳：病気とともに生きる－慢性疾患のセルフマネジメント，日本看護協会出版会，2008，p.46-50，55-71，145-150.

30) 高橋奈美：疾患と患者さんの"いま"がみえる！使いこなし疾患別看護過程，筋萎縮性側索硬化症（ALS）—NPPV導入と胃ろう造設を検討する事例，*Nursing Canvas*，3(2)：29-53，2015.

31) 岸本裕充編著：成果の上がる口腔ケア，医学書院，2011.

32) 岸本裕充，戸原玄編：誤嚥性肺炎を防ぐ摂食ケアと口腔ケア，エキスパートナース臨時増刊号，29(14)，2013.

33) 中島孝監，月刊『難病と在宅ケア』編集部編：ALSマニュアル決定版！，日本プランニングセンター，2009.

34) 日本神経治療学会治療指針作成委員会編：標準的神経治療：重症神経難病の呼吸ケア・呼吸管理とリハビリテーション，日本神経治療学会，2013.　https://www.jsnt.gr.jp/guideline/img/jyuushou.pdf（アクセス日：2024/8/6）

35) 佐々木栄子：看護学生のための疾患別看護過程vol 1，メヂカルフレンド社，2011，p.260-279.

36) 佐々木栄子：パーキンソン病，ナーシングカレッジ，9(2)：44-65，2005.

37) 尾上尚志・松村讓兒・糸山泰人・他監：Parkinson病，病気がみえるvol 7，脳・神経，メディックメディア，2011，p.274-289.

38) 山口瑞穂子・関口恵子監：疾患別看護過程の展開，第4版，学研メディカル秀潤社，2013，p.507-517.

39) 村田美穂：パーキンソン病－進行を防ぐ，きょうの健康，2：6-25，2014.

40) 柳澤信夫監：パーキンソン病との上手なつき合い方，日本ベーリンガーインゲルハイム株式会社，2007.

41) 藤島一郎：脳卒中の摂食・嚥下障害，第2版，医歯薬出版，1998，p.212.

42) 中川正法監：パーキンソン病の患者様へ，株式会社キューオーエル研究所，2011，p.9.

43) 千田富義・高見彰淑編：リハ実践テクニック　脳卒中，改訂第2版，メジカルビュー社，2013，p.189.

44) 独立行政法人国立長寿医療研究センター：口・鼻からの吸引パンフレット　https://www.ncgg.go.jp/hospital/overview/organization/zaitaku/suisin/zaitakusien/kyuin/documents/brochure01.pdf（アクセス日：2024/8/6）

45) 独立行政法人国立長寿医療研究センター：気管切開吸引パンフレット　https://www.ncgg.go.jp/hospital/overview/organization/zaitaku/dep_zaitaku/documents/brochure02.pdf（アクセス日：2024/8/6）

46) 地方独立行政法人東京都立病院機構東京都立神経病院：透明文字盤の使い方　https://www.tmhp.jp/shinkei/section/central-department/rehabilitation/rehabilitation-work/tool/mojiban.html（アクセス日：2024/8/6）

5 腎機能障害のある患者への支援技術

学習目標
- 慢性腎臓病の病期に応じた治療を理解する。
- 慢性腎臓病患者の身体的・心理的特徴と，病気が日常生活に与える影響を理解する。
- 慢性腎臓病患者に必要なセルフマネジメントへの支援を理解する。
- 血液透析・腹膜透析を受ける患者に必要な看護技術を理解する。

1 慢性腎臓病の病態と治療

1）慢性腎臓病とは

腎臓は血液を濾過して尿をつくり，体内環境の恒常性を保っている。またホルモンを分泌して全身に働きかけている（**表5-1**）。腎機能の低下があるか，腎臓の障害を示す所見が慢性的に（3か月を越えて）持続する状態を慢性腎臓病（chronic kidney disease：CKD）という（**表5-2**）。慢性腎臓病は疾患名ではなく，慢性的に経過する様々な腎臓病を総称したもので，末期腎不全（end stage kidney disease：ESKD）の予備軍であり，心血管疾患の危険因子でもある。CKDの重症度分類はヒートマップを用いてみることができる（**表5-3**）。これは，原疾患（cause），腎機能（glomerular filtration rate：GFR），たんぱく尿・アルブミン尿（albuminuria）に基づくCGA分類として判定される。

2）慢性腎臓病の病期と治療

慢性腎臓病は糸球体濾過量（glomerular filtration rate：GFR）により病期が区分され，病期によって治療法が異なる（**表5-4**，**図5-1**）（腎代替療法についてはp.174参照）。

表5-1 腎臓の機能

機能の分類	役 割
排 泄	・老廃物（尿素窒素，クレアチニン，尿酸，その他の尿毒症物質など）を排泄する
水・電解質の調節	・体内の水分量や電解質（ナトリウム，カリウム，カルシウム，マグネシウム，リンなど）の濃度調節を行う
酸・塩基平衡の調節	・酸性物質を重炭酸で中和して排泄し，血液を弱アルカリ性に保つ
ホルモンの分泌や活性化	・骨髄の造血幹細胞に働きかけ，赤血球の産生を促すエリスロポエチンを分泌する ・ビタミンDを活性化させて腸からのカルシウム吸収を促進し，骨を丈夫にする ・レニン，プロスタグランジンなどを分泌し，血圧を調節する

171

第Ⅲ章　慢性的な機能障害のある人への支援技術

表5-2 CKD診断基準

健康に影響を与える腎臓の構造や機能の異常（以下のいずれか）が３か月を越えて持続

腎障害の指標	尿蛋白（0.15g/24時間以上；0.15g/gCr以上）アルブミン尿（30mg/24時間以上；30mg/gCr以上） 尿沈渣の異常 尿細管障害による電解質異常やその他の異常 病理組織検査による異常，画像検査による形態異常 腎移植の既往
GFRの低下	GFR60mL/分/1.73m²未満

日本腎臓学会編：CKD診療ガイド2024，東京医学社，2024，p.6．より転載

表5-3 CKD重症度分類

原疾患	蛋白尿区分		A1	A2	A3
糖尿病関連腎臓病	尿アルブミン定量（mg/日）		正常	微量アルブミン尿	顕性アルブミン尿
	尿アルブミン/Cr比（mg/gCr）		30未満	30 ～ 299	300以上
高血圧性腎硬化症 腎炎 多発性嚢胞腎 移植腎 不明 その他	尿蛋白定量（g/日）		正常	軽度蛋白尿	高度蛋白尿
	尿蛋白/Cr比（g/gCr）		0.15未満	0.15 ～ 0.49	0.50以上
GFR区分（mL/分/1.73m²）	G1	正常または高値	≧90		
	G2	正常または軽度低下	60 ～ 89		
	G3a	軽度～中等度低下	45 ～ 59		
	G3b	中等度～高度低下	30 ～ 44		
	G4	高度低下	15 ～ 29		
	G5	高度低下～末期腎不全	<15		

重症度は原疾患・GFR区分・蛋白尿区分を合わせたステージにより評価する。CKDの重症度は死亡，末期腎不全，CVD死亡発症のリスクを緑　　　　のステージを基準に，黄　　　　，オレンジ　　　，赤　　　　の順にステージが上昇するほどリスクは上昇する。
（KDIGO CKD guideline 2012を日本人用に改変）

注：わが国の保険診療では，アルブミン尿の定量測定は，糖尿病または糖尿病性早期腎症であって微量アルブミン尿を疑う患者に対し，３か月に１回に限り認められている。糖尿病において，尿定性で1＋以上の明らかな尿蛋白を認める場合は尿アルブミン測定は保険で認められていないため，治療効果を評価するために定量検査を行う場合は尿蛋白定量を検討する。

日本腎臓学会編：CKD診療ガイド2024，東京医学社，2024，p8．より転載

（1）食事療法

①食　塩

　食塩を過剰に摂取すると腎機能は低下し，また高血圧や心血管疾患を起こしやすくなる。食塩摂取量はステージにかかわらず，３g/日以上６g/日未満とする。

②たんぱく質

　たんぱく質の分解によって窒素を含んだ老廃物がつくられ，腎臓から排泄される。たんぱく質を過剰に摂取すると多くの老廃物がつくられ，その処理のため腎臓には負担がかかる。そのため，病期に応じてたんぱく質制限が必要になる。

③カリウム

　カリウムは主に腎臓から排泄されている。腎機能の低下により排泄能が低下すると高カ

表5-4 CKDの病期と治療の概要

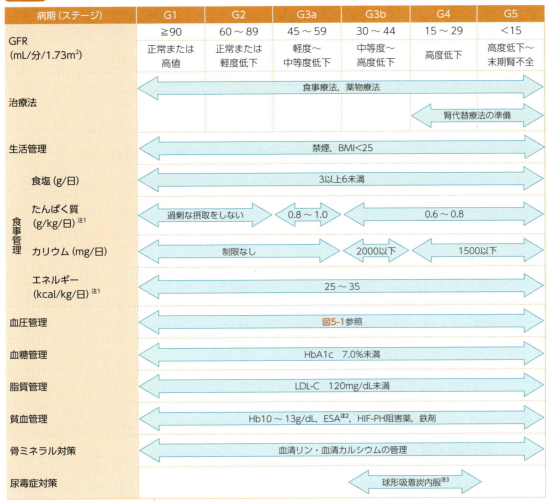

注1：kg：身長(m)²×22として算出した標準体重
注2：ESA：erythropoiesis stimulating agent　赤血球造血刺激因子製剤
注3：球形吸着炭；p.174参照

リウム血症となり，致死性不整脈を起こすことがある。排泄能が低下するステージG3b以降から，カリウム制限が必要になる。

④エネルギー

性別や年齢，肥満度，身体活動レベルなどを考慮して，ステージにかかわらず25〜35kcal/kg/日とし（kg：標準体重，表5-4参照），身体所見や検査所見などの推移から適時に変更する。

エネルギー不足の場合は，体たんぱくが分解されてエネルギーになり（異化亢進），体内の尿素窒素が増えて，たんぱく質を過剰に摂取したのと同じ状況になる。エネルギー過多の場合は肥満が進み，腎機能悪化のリスク因子となる。

（2）薬物療法
①降圧薬

高血圧があるCKD患者は，尿たんぱくが出ている場合，診察時血圧を130/80mmHg未満

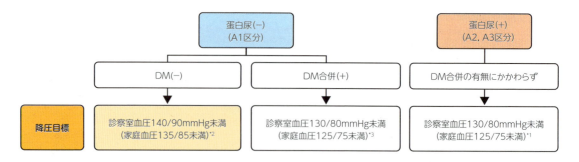

図5-1 CKD患者への降圧目標 (G1〜G5はGFR区分)
日本腎臓学会編：CKD診療ガイド2024, 東京医学社, p.27. より一部改変し転載

（家庭血圧では125/75mmHg未満），尿たんぱくが出ていない場合，診察時血圧を140/90mmHg未満（家庭血圧では135/85mmHg未満）を目標にする。また，糖尿病患者は診察時血圧を130/80mmHg未満（家庭血圧では125/75mmHg未満）を目標に下げることが目安である。ただ，患者によって症状が異なるため，医師と相談して目標値を決定していく。

②慢性腎臓病に伴う骨ミネラル代謝異常の治療

腎機能の低下とともに，血清カルシウム値は低下し，血清リンと副甲状腺ホルモン（PTH）は増加し（副甲状腺機能亢進症），骨量が減少する。活性型ビタミンD製剤やリン吸着薬が使用される。

③球形吸着炭

ステージG3bになると，尿毒症症状を改善し慢性腎臓病の進行を遅らせる目的で，球形吸着炭を投与する。この薬剤は尿毒症物質を吸着して便として排泄するが，同時に服用した他の薬剤も吸着する可能性があるため，他の薬剤との同時服用を避け，食後2時間以上あけて（食間）服用する。

④高カリウム血症治療薬

カリウム排泄能が低下するため，ステージG3b以降では高カリウム血症となる場合がある。治療には陽イオン交換樹脂や非ポリマー系陽イオン交換無機化合物が用いられる。

⑤代謝性アシドーシスの治療

腎機能低下に伴い代謝性アシドーシスとなりやすい。アシドーシスが強い場合は，炭酸水素ナトリウムなどのアルカリ化剤で補正する。

（3）腎代替療法

腎機能低下が進行したステージG4，G5は，腎代替療法の準備を行う時期である。腎代替療法には透析療法（血液透析，腹膜透析），腎移植がある（表5-5）。患者には十分な情報提供を行い，患者の生活スタイルや価値観なども考慮した意思決定が必要となる。

①血液透析

血液透析（hemodialysis：HD）とは，血液を体外に取り出し，ダイアライザー（透析器

に送り込んで浄化し，体内に戻す治療である．拡散と限外濾過の原理を用いて，老廃物と余分な水分の除去を行う（図5-2）．

大量に血液を体外に取り出すため，動脈と静脈をつないだシャントが必要である（図

表5-5　腎代替療法の特徴と比較

	血液透析	腹膜透析	腎移植
腎機能	悪いまま		かなり正常に近い
必要な薬剤	慢性腎不全の諸問題に対する薬剤（貧血・骨代謝異常・高血圧など）		免疫抑制薬とその副作用に対する薬剤
生命予後	血液透析と腹膜透析では変わりはない		優れている
心筋梗塞・心不全・脳梗塞の合併症	多い		透析に比べ少ない
生活の質（QOL）	移植に比べ制限がある		優れている
生活の制限	多い（週3回，1回4時間程度の通院治療）	やや多い（透析液交換・装置のセットアップの手間）	ほとんどない
社会復帰率	低い（腹膜透析のほうが復帰しやすい）		高い
食事・飲水の制限	多い（たんぱく・水・塩分・カリウム・リン）	やや多い（水・塩分・リン）	少ない
手術の内容	バスキュラーアクセス（シャント）（小手術・局所麻酔）	腹膜透析カテーテル挿入（中規模手術）	腎移植術（大規模手術・全身麻酔）
通院回数	週に3回	月に1～2回程度	移植後早期は月に2回程度，安定すれば，月に1回
旅行・出張の制限	あり（通院・透析施設の確保）	あり（透析液・装置の準備）	なし
スポーツ	自由	腹圧がかからないように	移植部保護以外自由
妊娠・出産	困難を伴う	困難を伴う	腎機能良好なら可能
感染の注意	必要	やや必要	重要
入浴	透析後はシャワーが望ましい	腹膜カテーテルの保護必要	問題ない
その他メリット	医学的ケアが常に提供される，最も日本で実績のある治療	血液透析に比べ自由度が高い	透析による束縛からの精神的・肉体的解放
その他デメリット	・バスキュラーアクセスの問題（閉塞・感染・出血・穿刺痛・ブラッドアクセス作製困難など） ・除水による血圧低下	・腹膜症状（腹が張るなど） ・カテーテル感染・異常 ・腹膜炎の可能性 ・たんぱくの透析液への喪失 ・腹膜の透析膜としての寿命がある（10年くらい）	・免疫抑制薬の副作用 ・拒絶反応などによる腎機能障害・透析再導入の可能性 ・移植腎喪失への不安

日本腎臓学会編：CKD診療ガイド2024，東京医学社，2024，p.95-96．より転載

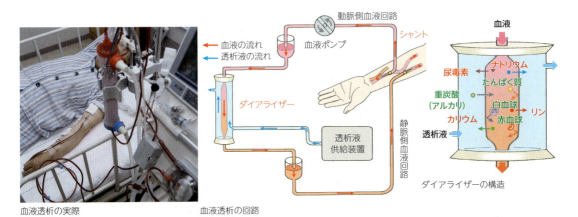

血液透析の実際　　血液透析の回路　　ダイアライザーの構造

図5-2　血液透析

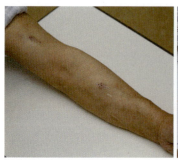
シャント部分　血液透析用留置針を刺したところ
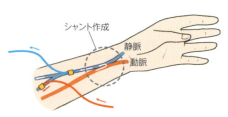
シャントのしくみ

図5-3 シャント

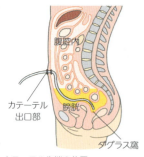
カテーテル先端の位置

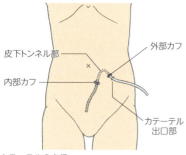
カテーテルの走行

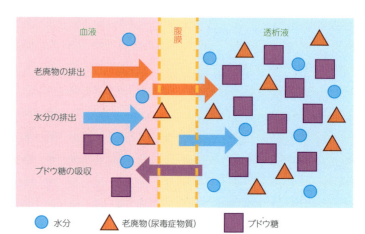
腹膜透析の原理

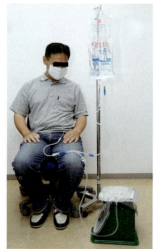
腹膜透析の実際

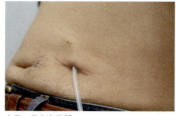
カテーテル出口部

図5-4 腹膜透析

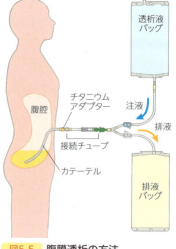

図5-5 腹膜透析の方法

5-3）。自己血管シャントと人工血管シャントがあり，自己血管シャントが最も多い（➡看護技術の実際Ⓐ，p.180参照）。

②腹膜透析

腹膜透析（peritoneal dialysis：PD）とは腹腔内に腹膜透析カテーテルを通して透析液を注入し，一定時間貯留している間に腹膜を介して血液中の老廃物や余分な水分を透析液側に移行させ（拡散と浸透），その液を体外に出すことで血液を浄化する方法である（図5-4）。透析液のバッグ交換（腹膜透析カテーテルにつながっている接続チューブと透析液バッグとをつなぎ，落差で排液と注液を行う操作）（図5-5）を，1日3～4回，6～8時間ごとに行う持続携行式腹膜透析（continuous ambulatory peritoneal dialysis：CAPD）と，一般的に夜眠っている間に，専用の機械で自動的に透析液を交換する自動腹膜透析（automated peritoneal dialysis：APD）があり，患者の生活スタイルに合わせることができる。

2 慢性腎臓病患者の身体的・心理的特徴，日常生活への影響

慢性腎臓病患者には病期ごとの身体的・心理的特徴があり，病気や治療により日常生活に様々な影響を及ぼしている（表5-6）。

3 セルフマネジメント

慢性疾患である慢性腎臓病をもつ患者にはセルフマネジメントが必要である。看護師は患者個々の慢性腎臓病への思いに寄り添い，生活状況を把握しながら患者と共に目標設定を行うなど，患者がセルフマネジメントできるよう支援していく。

1）身体状況の理解

検査結果が示す意味を伝え，生活状況と照らし合わせながら患者と共に振り返りを行い，患者が身体状況の理解を深められるようにする。

2）食事管理

病期により食事療法は異なり，腎機能低下が進行するとその内容はより複雑になる。食事療法の支援では，食生活習慣を変える難しさを理解することが重要である。

たんぱく質制限は，末期腎不全への進展抑制に対して有効である可能性がある。しかし，エネルギー摂取不足から栄養状態の悪化や，たんぱく質制限へのアドヒアランスが維持できないなどの課題がある。特に高齢者は食欲が低下していることが多く，サルコペニアやフレイル，たんぱく質エネルギー障害（protein-energy wasting：PEW）など低栄養・消耗状態の進展をもたらす可能性がある。そのため，たんぱく質制限においては，CKDの重症度，サルコペニア，フレイル，PEWなどの栄養状態・消耗の有無を含む病態，栄養障害のリスク，食事療法のアドヒアランスを評価しながら指導を行うことが重要である。

カリウムは野菜や果物などに多く含まれている。水に溶けやすい性質を利用して細かく切ってから水にさらしたり，ゆでこぼしたりすることで減らすことができる。また，たんぱ

第Ⅲ章　慢性的な機能障害のある人への支援技術

表5-6　慢性腎臓病患者の特徴，日常生活への影響

病　期	身体的特徴	心理的特徴	日常生活への影響
G1 ～ G3a	・自覚症状に乏しい ・ステージG3aでは高血圧を認めるようになる	・腎臓病であることを認めることが難しく，病気が気になっても危機感がなく健康行動には至らないことがある。一方で「透析になるのではないか」と過剰に受け止めてしまう患者も少なくない	・腎障害を指摘される前と変わらない日常生活を送ることができる ・自覚症状を伴わないことから受診行動が中断しやすい
G3b ～ G4	・高血圧を認める ・浮腫が生じやすい ・ふらつき（腎性貧血），倦怠感，易疲労感が出現する ・高カリウム血症，代謝性アシドーシス，高リン血症，低カルシウム血症を認める ・ステージG4では，尿濃縮力の低下により夜間頻尿になりやすい	・これまでとほぼ同じ生活を送れるため，腎機能低下を危機的状況としてとらえにくい ・療養行動の実行と日常生活との折り合いをつけにくく，葛藤している ・食事療法が複雑になるため，負担感が大きい ・腎機能の低下に伴い，将来への不安を抱くようになる ・腎機能が悪化していくため検査結果に過敏になる ・腎機能低下を遅らせる治療と並行して腎代替療法の準備が始まることを受け入れにくい ・ボディイメージの変化（特に足の浮腫）が生じる ・糖尿病の場合，食事療法の内容が変わる（糖尿病から糖尿病性腎症へ）ことに戸惑う	・食事調整のため，人との付き合いを控えてしまうことがある ・腎臓専門医への受診間隔が短くなるため，通院時間の確保が必要になる ・足の浮腫を隠すため，好みの衣服を着られない ・妊娠，出産が制限される
G5	・高度な浮腫が出やすい ・倦怠感や息切れ，食欲不振などの尿毒症症状（表5-7）が強くなる	・透析にならないように取り組んできたのに，透析の準備をしなければならない無力感，失望を感じる ・透析導入後の生活をイメージしにくく，不安が増す ・末期腎不全である身体がどうなるのかという恐怖と不安を感じるようになる ・透析準備（シャント作成，腹膜透析カテーテル留置）を終えた後，いつ透析導入になるのかと不安が続く	・身体症状が強く出た場合，これまでどおりの日常生活を送ることが難しくなる ・透析導入によるライフスタイルの変化に対する準備が必要である ・妊娠，出産が制限される
透析期	・透析導入により尿毒症症状は改善し，体調が良くなったと感じる場合が多い ・透析療法により生命を維持している ・透析導入後，残腎機能の消失により無尿になる ・透析合併症が出現する	・透析治療を一生受けなければならない苦悩や負担感がある ・ライフスタイルの変更などによる役割の喪失感がある ・身体障害者であることに引け目を感じることがある ・生活に制限が加わることで，孤独感，疎外感を感じやすい ・ボディイメージの変化（シャント，腹膜透析カテーテル）	・透析治療を受けるために，ライフスタイルを変えなくてはならない ・血液透析施設の予約や腹膜透析物品の準備を行えば，出張や旅行も可能である ・職場や職種の変更などでこれまでと同じような社会的役割を果たせないことや，経済的な問題を生じることがある

く質の多い食品に多く含まれていることから，たんぱく質制限もカリウム制限につながる。

透析を行っている場合も，腎機能を完全に代替することはできないため，食事療法を行う必要がある（表5-8）。腹膜透析液にはカリウムが含まれていないため，カリウム制限は不要であるが，高カリウム血症を認めた場合は，血液透析と同様に制限する。また腹膜透析液は浸透圧物質としてブドウ糖を含んでおり，腹腔内に透析液を貯留することで腹膜からエネルギーが吸収される。この吸収されるエネルギー分を差し引いて，エネルギーを調整する。

3）薬物管理

腎機能低下の進展と心血管疾患の発症を抑えるためと，腎機能の低下によって出現する病態に対して，様々な薬が処方される。患者が自分の身体状況と結びつけて薬を飲む必要性を理解できるよう，支援することが重要である。処方どおりに服用していないときは，服用できない事実の背景をていねいにアセスメントしたうえで対応する。

腎機能が低下しているとき，腎排泄性の薬剤については減量や投与間隔の延長が行われ

表5-7 尿毒症症状

皮膚・粘膜症状	色素沈着，紫斑，瘙痒感
中枢神経症状	意識障害，痙攣，頭痛，振戦
末梢神経症状	脱力感，知覚障害
呼吸器症状	呼吸困難
循環器症状	心不全，高血圧，不整脈
消化器症状	悪心・嘔吐，食欲不振，口臭，下痢
骨・関節症状	骨・関節痛，骨軟化症
眼症状	網膜症，結膜炎，網膜剥離
血液・凝固異常	貧血，出血傾向
内分泌・代謝障害	甲状腺機能亢進，耐糖能低下，代謝性アシドーシス
免疫異常	易感染性
電解質異常	高カリウム血症，高リン血症，低カルシウム血症
精神症状	不眠，不安，幻覚

福岡利人：尿毒症，要伸也・福原浩・斉藤しのぶ編：成人看護学⑦腎・泌尿器〈新体系看護学全書〉，第5版，メヂカルフレンド社，2022，p.73．を参考に作成

表5-8 透析患者の食事療法

	血液透析（週3回）	腹膜透析
食塩 (g/日)	6g未満	PD除水量 (L)×7.5+尿量 (L)×5
たんぱく質 (g/kg/日)	0.9～1.2	0.9～1.2
カリウム (mg/日)	≦2000	制限なし（高カリウム血症を認める場合には血液透析同様に制限する）
エネルギー (kcal/kg/日)	30～35	30～35
水分	できるだけ少なく	PD除水量＋尿量
リン (mg/日)	≦たんぱく質 (g)×15	≦たんぱく質 (g)×15

注) kg：身長 (m)²×22として算出した標準体重
引用文献の脚注1）～4）は省略
日本腎臓学会編：慢性腎臓病に対する食事療法基準　2014年版，東京医学社，2014，p.2．より一部改変し転載

る。また，造影剤や鎮痛薬，抗菌薬は，種類により腎障害を悪化させることがある。患者には，医療機関を受診する際には腎臓病であることを伝えること，「お薬手帳」を持参することを説明する。薬局やドラッグストアなどで手に入る一般用医薬品やサプリメントは，身体に悪影響が生じる場合もあるので，事前に医師や薬剤師に相談するよう説明する。

4）生活習慣

　慢性腎臓病の各ステージをとおして，十分な睡眠と休息を取り，過労を避けることは重要であるが，安静にする必要はない。ただし，血圧や尿たんぱく，腎機能などの状態によって運動量の調節が必要となる場合がある。医師に運動制限の程度を確認したうえで，

患者の生活状況について情報収集し，どのような運動（活動）が可能であるかを患者と共に考えていく。また，肥満は腎機能低下のリスク因子であり，食事療法とともに，適度な運動を取り入れた減量を支援する。

禁煙は，CKD進展や心血管疾患発症および死亡リスクを減少させるため，禁煙指導を行う。また，慢性腎臓病患者の歯周病の罹患率は健康な人よりも高く，CKDステージの進展に伴って増加する。口腔の不衛生な状態はQOL低下やフレイルとの関連も報告されており，口腔ケアも勧めていく。さらに便秘がCKD進展のリスクになる可能性があり，排便コントロールの指導も行う。

慢性腎臓病患者は腎機能障害の進展に伴い免疫機能が低下する。そこで感染予防対策として，B型肝炎ウイルス，インフルエンザウイルス，肺炎球菌に対するワクチン接種を勧める。

5）セルフモニタリング

慢性腎臓病患者は自覚症状に乏しいので，自分の身体に起こっていることをとらえるのが困難である場合が多い。検査結果や血圧値，体重のセルフモニタリングは身体状況を客観的に観察・評価する貴重な機会になる。

（1）体　　重

腎機能の低下が進むと体液が過剰な状態になっていく。慢性腎臓病患者にとって体重の変化をとらえることは，肥満ややせの程度を知るだけでなく，溢水状態を早期に発見する機会となるため，日常的に体重測定することが重要である。測定時間はいつでも構わないが，時間帯を決めて（例：入浴する前，起床時など），同じ条件で測定することが望ましい。また，足のすねや甲を軽く圧迫することで浮腫の状況を把握する方法も指導する。短期間に急激な体重増加を認めた場合には，早めに受診することも説明する。

（2）血　　圧

血圧値は，病院で測定した数値と家庭で測定した数値が異なることがあり，家庭血圧のほうが低くなることが多いといわれている。また長期間の血圧値の推移を把握するためにも，家庭血圧測定が重要である。血圧は，起床後1時間以内に，排尿後，食事や服薬前に座って測定することが望ましい。測定値を記録し，外来診察時に体重測定値と一緒に持ってきてもらうよう指導する。

セルフモニタリングの継続には，記録ノートを医療者が評価することが重要である。数値の評価に加え，測定できたことも評価する。

看護技術の実際

A 血液透析患者へのシャント管理

- ●目　　的：（1）血液透析時にシャントが使用できるようにする
　　　　　　（2）シャントの異常を早期発見する
- ●適　　応：シャント作成術を受けた患者

● 使用物品：聴診器

	方　法	留意点と根拠
1	**患者の準備状態を確認する** 1）シャントを作成したことに対する受け止め方について確認する（➡❶） 2）シャントを見ることができるか確認する（➡❷） 3）シャント作成の目的が言えるか確認する（➡❸）	❶シャント作成に対する思いを知ることは，透析導入についての心理状況の理解につながる ❷シャントを見られない場合，体の変化を受け止められずにいることもある ❸シャント作成の目的と重要性の理解は，シャント管理に影響する
2	**シャント管理の注意点を説明する** 1）シャントの圧迫は避ける（シャント血流を妨げない）（➡❹） ・シャント肢に腕時計をしない ・袖口のきつい衣服は避ける ・重い物をシャント肢だけで持たない ・かばんの持ち手をシャント肢の肘にかけない ・シャント肢で腕枕や手枕をしない ・シャント肢で血圧測定をしない ・シャント肢で採血や点滴をしない（➡❺） ・透析以外に治療や検査を受ける場合は，シャントがあることを伝える 2）シャント肢を清潔にする ・穿刺前にシャント肢全体を石けんを使って洗い（図5-6），流水で十分に流す（➡❻） 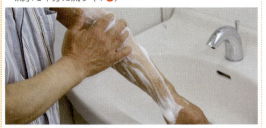 図5-6　シャント肢の洗浄 ・普段からシャント肢の手洗いを十分に行う。特に汗をかいたり汚れたりした後は清潔にする（➡❼） ・透析当日の入浴は避ける（シャワー浴は可）（➡❽） 3）シャントへの刺激を避ける（➡❾） ・シャント肢はやさしく洗う ・バレーボールなどシャントへの刺激になるスポーツは控える ・一般用医薬品（日焼け止め，保湿剤など）は，主治医に確認してから使用する（➡❿） 4）異常時は速やかに医療者に伝える（➡⓫）	❹シャント吻合部や肘関節を圧迫すると血流が遮断され，狭窄や閉塞の原因になる。シャントが閉塞した場合，再手術が必要となる ❺シャントを長持ちさせるため，透析以外で使用しない ❻汚れや血液は消毒作用の妨げになり，透析室に病原体を持ち込まないためにも，透析室入室前の洗浄は重要である ❼汗や汚れなどでシャントが不潔になり，感染しやすくなる ❽穿刺の針穴は大きく，入浴は感染のリスク因子となり，穿刺跡から再出血を起こす可能性もある ❾シャント側の皮膚を傷つけることや刺激を与えることは，シャント感染のリスク因子となる ❿一般用医薬品によるかぶれなどの皮膚トラブルを避けるため ⓫早期発見により，専門的な処置（経皮的血管拡張術や血栓除去術など）を早期に行える
3	**シャントの観察方法を説明する** 1）見る（➡⓬⓭） ・赤くなっていないか ・腫脹がないか ・熱っぽくないか ・痛みはないか ・膿や滲出液が出ていないか	⓬発赤，腫脹，熱感，痛み，排膿は感染徴候である ⓭感染徴候の早期発見は早期治療につながり，シャントそのものだけでなく全身への影響を最小限にすることになる

方　法	留意点と根拠
2）聴く ・シャント吻合部から中枢に向かって音を順に確認する ・シャント音の聴こえ方について説明する ・教育共聴用聴診器などで医療者と患者が一緒に確認することも良い（➡⑭）	●シャント音は，シャントを耳に当てると聴こえるが，聴診器を用いるとよりはっきりとシャントの状況を確認できる（➡⑭）（図5-7） ⑭正常：「ザー，ザー」「ゴー，ゴー」，狭窄：「ヒュー，ヒュー（高い音）」，閉塞：断続音（拍動音）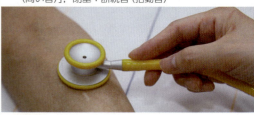 図5-7　シャント音の確認 ●吻合部から中枢に向かって聴いていく ●その音が正常なのか異常なのかを医療者が患者に伝えることで，患者は音の違いを聴き分けやすい ●普段からシャント音を聴くことは，異常の早期発見につながる
3）触る ・スリル*はあるか（➡⑮） ・血管の柔らかさ，硬さ（➡⑯）	⑮血流量の低下や閉塞時にはスリルが微弱になる ⑯閉塞時，血管が硬くなることがある

＊スリル：静脈に動脈血が流れる際，静脈壁が振動することで響く音。手をシャント血管に軽く当てると感じることができる。血管吻合部が最も強く，中枢に向かうと弱くなる

B　血液透析時の支援

- ●目　　的：患者の不安や恐怖心を軽減し，安全・安楽な透析治療を提供する
- ●適　　応：血液透析を受ける患者
- ●使用物品：穿刺針2本，処置用シーツ，医療用テープ，滅菌ガーゼ，消毒薬，針入れ容器（耐貫通性廃棄容器），駆血帯，手枕，ディスポーザブル手袋，ゴーグル，エプロン，サージカルマスク，聴診器，血圧計（図5-8）

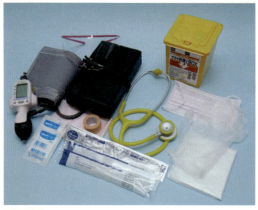

図5-8　血液透析の使用物品

	方　法	留意点と根拠
1	**＜透析導入時＞** **導入までの生活管理の努力を認め，透析導入を決断したことを評価する**	●透析導入という決断に至るまでの努力を認めることや，葛藤を抱えながら決断した患者の思いに寄り添うことは，患者との関係性や導入期教育の進め方に影響する ●医療者が患者のこれまでの行動を認めることで，患者自身も自分を肯定的にとらえることができ，今後の療養行動を前向きに受け入れることができる
2	**＜透析導入時＞** **以下の日常生活管理について説明する** 　1）毎日の計測と記録 　・血圧 　・体重 　・尿量 　2）食事療法 　・食塩 　・たんぱく質 　・カリウム 　・エネルギー 　・水分（➡❷） 　・リン 　3）運動 　・シャントを傷つけないように注意する 　4）服薬	●透析導入後は，それまでとは異なる日常生活管理が必要になるため，患者のレディネス＊に応じて必要な日常生活管理について説明する ●家庭血圧値は，体液量の評価に必要である ●体重増加量の目標値は，中1日で目標体重＊＊の3％まで，中2日で目標体重の5％までである（➡❶） ❶血圧管理と透析中の血圧低下を防止するため❶ ●基本的な食事療法基準に従うか，患者個々の背景（年齢やライフスタイルなど）を考慮して説明する ❷残腎機能の低下とともに無尿となるため，水分量に注意する必要がある ●運動制限の必要はないため，体力維持のためにも積極的に運動を取り入れる ●透析日と非透析日とで処方内容が異なることがある
3	**＜透析導入時＞** **透析中の過ごし方について説明する** 　1）テレビを見ることや読書することも可能である 　2）血圧が安定していれば，治療を中断してトイレに行くことができる（➡❸） 　3）横を向くことや，血圧が安定していれば座ることも可能である（➡❹） 　4）異常時は，そばにいる医療者に直接伝えるかナースコールを押す（➡❺）	●透析導入時は特に不安や心配が大きいため，透析中の過ごし方について説明する ●治療は1回約4時間と長時間であり，その間の過ごし方は患者の関心が高い事柄である。安楽に治療時間を過ごせるよう支援し，透析の負担感の軽減を図る ❸排尿，排便時の対応について心配している患者は多く，我慢してしまうことも少なくない。前もって説明することで不安要素を取り除いておく ❹針が挿入されているため，動いてはいけないと考える患者が多い。同一体位による苦痛の軽減を図る ❺病棟と同じようにナースコールを使用できることを伝え，不安を軽減する
4	**患者に名前を名乗ってもらい本人確認してから，体重を測定する** 体重測定では，以下の点に注意する 　・体重計の表示はリセットされているか 　・体重計の設置状況（壁などに触れていないかなど） 　・体重計の中心に乗っているか 　・衣服は前回と同じくらいの重さか 　・ポケットに何か入っていないか 　・車椅子の場合は，いつもと同じものか（座位や立位での体重測定が困難な場合は，車椅子ごと体重測定してから車椅子分を差し引く）	●血液透析は，老廃物の除去とともに，除水＊＊＊も行っており，体重測定は水分量を把握するために欠かせない。測定間違いがあると十分に除水できなかったり，過剰な除水になったりなど，身体に負担をかけることになる。測定間違いや転記間違いがないように注意する

＊レディネス：学習者である患者の準備状態のこと。患者の理解度，精神的状態などを指す
＊＊目標体重：「ドライウエイト，dry weight（DW）」ともいう。体液量が適正であり透析中の過度の血圧低下を生じることなく，かつ長期的にも心血管系への負担が少ない体重
＊＊＊除水：限外濾過により過剰な体液を体内から除去すること

方　法	留意点と根拠
5 前回透析終了後から体調に変化がなかったかを確認する 1）バイタルサイン測定 ・血圧 ・脈拍 ・体温 2）一般状態の観察 ・顔色，表情，言動の変化，身体症状 ・呼吸状態 ・浮腫の状況 3）体重の増減の確認 ・食事摂取量 ・水分摂取量 ・食事内容と量，食形態 ・排便状況と消化器症状 ・尿量	●透析前のバイタルサイン測定とフィジカルアセスメントによって体調を把握し，透析治療を行ってよいか判断する ●体重増加量がいつもより多いあるいは少ない場合は，体調確認だけでなく体重測定の誤りの可能性も考え，再測定する ●体重増加量がいつもと大きく異なったときは，体調不良で十分に食事摂取できなかった場合，イベントなどで食事内容が違っていた場合などがある。体重増加の要因を多面的に評価することが必要である ●体重増加量には，食事療法などの自己管理状況が直接的に反映される。値だけを評価するのではなく，患者がどのような生活を送っているのか，何に困っているのかなど，患者の生活状況や思いを一緒に振り返る
6 シャントの観察をする 1）視診 ・感染徴候はないか ・皮膚の状態に異常はないか ・シャント肢全体に異常はないか（浮腫，冷感，しびれ，色調変化など） 2）聴診 ・音に異常はないか ・強弱はどうか 3）触診 ・血管の柔らかさ，硬さ ・スリルはあるか ・狭窄部位はないか 4）問診 ・シャント音に変化はないか，ある場合はいつ頃からか	 ●左右で比べると評価しやすい ●日常的にシャント音を確認している患者からの情報は重要である。シャント音に変化を認めた場合は，いつから生じていたのか確認する
7 透析条件を設定する ・除水量（総除水量，時間当たり除水量） ・透析時間 ・抗凝固薬	●基本的には目標体重まで除水するが，体重増加量や身体状況によっては困難なときもある。医師の指示に応じて透析条件の変更や高浸透圧液の使用など，患者に合わせて設定する ●血液を凝固させないで体外循環できるよう，抗凝固薬を投与する
8 穿刺を行う 1）手指衛生（手洗い，手指消毒）を行ってから，エプロン，マスク，ゴーグルを着け，最後に手袋を着用する（➡❻） 2）広範囲に穿刺部を選定する（➡❼） 3）処置用シーツをシャント肢の下に敷き，駆血した後，穿刺予定部位を中心に広範囲に消毒する 4）穿刺後血液回路と接続し，医療用テープで固定する。体動が激しい患者の場合，Ω固定（テープで回路を囲むように覆い，皮膚に密着させる），α固定（テープで回路や穿刺針などを交差させてから皮膚に密着させる）などの方法を用いる（➡❽）	❻血液汚染の可能性があるため，個人防護具を着用し，スタンダードプリコーション（標準予防策）を行う ❼同一部位への反復穿刺は，血管の狭窄のリスク因子となる。毎回少しずつずらしていく ●テープや消毒薬によるかぶれを避けるため，患者の状態に応じた物品を選択する ❽体動が激しい患者の場合，抜針の危険性が高い。抜針を防ぐため，テープと皮膚，回路との接触面積が大きくとれるΩ固定やα固定を用いる。重篤な医療事故報告のなかで抜針事故が最も多いため[2]，確実な固定法は重要である ●血液回路は患者の手の動きを予測し，ゆとりをもたせてテープ固定する

方　法	留意点と根拠
5）使用した針は針入れ容器に廃棄する（➡❾） 6）穿刺部を滅菌ガーゼで保護する 7）手袋をはずして手指衛生を行い，ゴーグル，エプロン，マスクをはずし，再度手指衛生を行う	❾使用後の穿刺針は針刺し事故を起こさないよう，リキャップせずに針入れ容器に入れる
9　体外循環を開始する	●ゆっくりと血液流量を上げていき，穿刺部位の痛みや腫脹がないことを確認する
10　透析条件を説明する（➡❿） ・除水量 ・目標体重 ・終了時間	❿透析時の治療の理解を促し，主体的な療養行動につなげる
11　透析中に起こりやすい症状（表5-9）について説明する（➡⓫）	⓫除水や老廃物の除去により，様々な症状が出現することがある ●起こりやすい症状と対処法を説明して理解を深め，不安の軽減を図る。ただし，説明によって恐怖心が増す可能性もあるので，患者の心理状況によって，一度に説明するのではなく，優先度を見きわめながら進めていく
12　透析中に医療者が観察する内容や頻度を説明する（➡⓬） 以下の内容を確認し，症状出現時は対処する（表5-9） ・透析機器のチェック（1時間ごとに行う。アラームが鳴った場合は早急に対応する） ・血圧，脈拍（透析導入期は，15～30分ごとに血圧測定を行う。維持期になれば，1時間に1回血圧測定を行う。そのほか座位時，食事時などにも測定する） ・顔色，表情そのほかの一般状態観察のみでなく，話しかけることによって意識状態や自覚症状を確認する ・除水量（時間当たり除水量，総除水量，現在除水量） ・血液流量 ・静脈圧，透析液圧 ・透析液温度 ・抗凝固薬注入量	⓬頻回な血圧測定に不安を増す患者もいる。前もって行うことを伝えておくことで不安の軽減を図る ●血圧の変動が大きい場合などは，患者の状況に応じて適宜測定する ●座る場合は血圧に注意する（➡⓭） ⓭血圧は，臥位＞座位＞立位の順で下がっていく。特に糖尿病患者の場合は，自律神経障害による起立性低血圧を起こしやすい ●食事摂取により血流が胃に集中し，血圧低下のリスクが高まる。血圧状況によっては飲食を控えてもらう

表5-9　**血液透析時に起こりやすい症状と対処方法**

症　状	原　因	対処方法
頭痛，悪心・嘔吐など （不均衡症候群）	血液透析により血液中の尿毒症物質が除去され，血液と脳組織の間の水分や溶質濃度が不均衡となって脳浮腫が生じることで起こる。血液透析導入期に起こりやすい	・症状出現時は血液流量や時間当たり除水量を少なくして経過観察するが，改善しない場合は透析を終了する
気分不良，生あくび，頭痛など（血圧低下）	除水により循環血漿量が減少すると，間質から血管内への水移動が起こるが，その速度が除水速度よりも遅くなると循環血漿量が減少し，血圧低下を起こす	・循環血漿量を増やすため生理食塩水を補液する ・時間当たり除水量を少なくする，下肢挙上する
筋痙攣 （腓腹筋に起こることが多い。いわゆるこむら返り）	電解質バランスの急激な変化や急速な除水などにより，筋肉が異常に収縮することで起こる	・腓腹筋に起こった場合は腓腹筋を伸展させたり，温罨法やマッサージを行ったりする ・血液流量や時間当たり除水量を少なくし，改善しない場合は生理食塩水を補液する ・時間当たり除水量が多い場合に起こりやすいので，体重管理に気をつけるよう教育する
腹　痛	過剰な除水や血圧低下による腸管虚血が原因であることが多い	・疼痛緩和のため温罨法を行う ・間質から血管内への水移動の速度より除水速度が速くならないよう，時間当たり除水量を少なくする ・生理食塩水を補液して循環血漿量を増加させ，血圧を上昇させる

方　法	留意点と根拠
・穿刺部や回路の固定，接続状況 (➡⑭) ・穿刺部からの出血や腫脹の有無	⑭透析中は毎分約200mLの血液が体外循環しており，抜針すると大量出血となる。体動の激しい患者や発汗の多い患者，認知症患者などは，特に固定状況に注意が必要である
13 透析中の食事摂取など生活の援助を行う	●シャント肢の動きが制限されるため，食べやすいよう介助する ●手を動かすことで回路が引っ張られたり固定がゆるんだりしやすいため，穿刺部，回路の固定状況に注意する
14 透析を終了する 　1) 手指衛生（手洗い，手指消毒）を行ってから，エプロン，マスク，ゴーグルを着け，最後に手袋を着用する (➡⑮) 　2) 返血した後，バイタルサイン測定と一般状態を確認する	⑮血液汚染の可能性があるため，個人防護具を着用し，スタンダードプリコーション（標準予防策）を行う
15 抜針，止血する 　1) 圧力に注意して止血を行う ・始めの5分程度はスリルが確認できる圧力とし，以後5〜10分ごとに徐々に弱める。止血後にはシャント音やスリルを確認する 　2) 確実に止血できたかどうか医療者が確認し，絆創膏を貼る (➡⑯)	●過度な圧迫はシャント閉塞のリスク因子となる ●透析中に抗凝固薬を使用しているため，止血時間は延長する ⑯不十分な止血では再出血のリスクが高い
16 退室前は，以下の項目を確認する ・止血が確実に行えているか ・シャント音 ・一般状態	●ベッドから起き上がるときは，半座位，座位，下垂座位，立位と，少しずつ起き上がってもらう (➡⑰) ⑰血圧は，臥位＞座位＞立位の順で下がっていく。特に糖尿病患者の場合は，自律神経障害による起立性低血圧を起こしやすい
17 体重を測定する	●透析開始前と同じ条件で体重を測定する

❶日本透析医学会：血液透析患者における心血管合併症の評価と治療に関するガイドライン，透析会誌44 (5)：337-425，2011.
❷日本透析医会：令和3年透析医療事故と医療安全に関する調査報告，日本透析医会誌，37 (3)：421-445，2022.

C 腹膜透析患者への透析液バッグ交換

●**目　　的**：バッグ交換を清潔操作により正しく実施する
●**適　　応**：（1）腹膜透析のバッグ交換指導が必要な患者
　　　　　　　（2）新たに腹膜透析導入となる患者
●**使用物品**：手動接続方式*の場合（**図5-9**）；人肌程度に温めた腹膜透析液（排液バッグ付き），キャップ，はかり，記録ノートと筆記用具，排液確認用下敷き，時計，加温器，マスク，スタンド（S字フックで可），保温カバー

　　＊**接続方式**：接続チューブと透析液バッグとの接続方法には，手動接続方式と自動接続方式（器械による）がある。

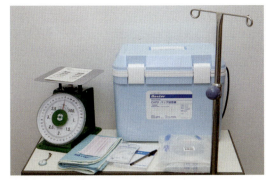

図5-9 腹膜透析の使用物品

	方法	留意点と根拠
1	環境整備の必要性を説明し，さらに以下のような場所の確保と環境整備を行うように説明する ・清掃が行き届いている個室が望ましい ・窓や扉を閉める ・風が直接当たるような冷暖房器具は止める ・ペットや子どもがいない場所を使用する（→❶） ・適切な明るさを確保する ・清潔で操作を行うのに十分な広さのある机を準備する	●接続操作により，閉鎖腔である腹腔内が一時的に開放され，細菌が入り込む危険性がある。感染予防のため，部屋を清潔に保つことが必要である ❶ペットの毛が感染源になる可能性がある
2	自宅環境について情報収集し，バッグ交換に適切な場所を指導する	●腹膜透析は在宅治療であるため，適切な場所を患者が選択できるようにする
3	使用物品を患者とともに準備する 透析液については種類，濃度，用量などについて毎回確認するように指導する	●専門用語ではなく理解しやすい言葉を用い，患者の状況に応じた教材を使用して進めていく ●透析液には様々な種類があるので，処方されている種類，濃度，用量かどうか確認する必要がある
4	手指消毒（手洗い）を行い，マスクを着用する（→❷❸）	❷手指消毒（手洗い）により，手を介しての細菌伝播を防ぐ ❸マスク着用により，口腔内からの飛沫の飛散を防ぐ
5	透析液を準備する 透析液の包装を開封し，注液・排液クランプを閉じた後，保温カバーの中に入れる（図5-10a）	●温められていない透析液の注液は腹膜への刺激となるため，加温器で温めた透析液を使用する
6	透析液バッグを接続チューブにつなぐ 接続チューブのキャップをはずし，透析液バッグと接続チューブ両方のルアーコネクターを回転させながら接続する（図5-10b）	●接続チューブやコネクターの先端などに触れないよう，清潔操作で行うように説明する（→❹）。接続チューブ，透析液バッグの構造は図5-5，p.176参照 ❹接続部位に手が触れると，腹膜炎などの感染のリスク因子となる。バッグ交換における清潔の意味や具体的清潔操作を理解してもらう
7	排液する 1）排液クランプ，接続チューブ側クランプの順に開け，排液する 2）排液が完了したら接続チューブ側クランプ，排液クランプの順に閉じ，排液量と排液時間を記録する（→❺）	●排液には通常20～30分かかる ❺記録により，除水量の確認と異常の早期発見ができる

方　　法	留意点と根拠
8　注液ラインの空気を抜き，透析液で満たす（プライミング） 　　排液クランプ，注液クランプをそれぞれの手に持ってから（図5-10c）クランプを開け，回路の空気が抜けたことを確認してから両方を閉じる（➡❻）	●約80cmの高さにかけた場合，約5秒かかる ❻腹腔内に空気が入らないよう，回路の空気を抜く
9　注液する 　1）透析液をスタンドにかけ，注液クランプ，接続チューブ側クランプの順に開け，透析液を注液する 　2）注液が完了したら接続チューブ側クランプ，注液クランプの順に閉じ，注液量と注液時間，透析液の種類を記録する	●注液には通常5～10分かかる
10　透析液バッグの接続をはずす 　1）キャップの使用期限を確認する 　2）キャップを開封する 　3）キャップ内がイソジンで浸されていることを確認する 　4）接続チューブとルアーコネクターをそれぞれの手に持ち，ルアーコネクターを回転させながらはずす。接続チューブは離さない 　5）キャップを接続チューブに取り付け，確実に閉める（図5-10d） 　6）注液量と注液時間を記録する（➡❼）	●感染予防のために，キャップも使用期限を確認して用いる ❼記録により，異常の早期発見ができる

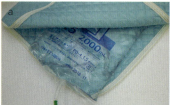
a　透析液を保温カバーの中に入れる

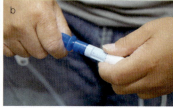
b　透析液バッグを接続する

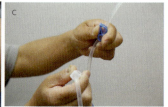
c　排液クランプと注液クランプを手に持つ

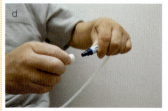
d　接続チューブのキャップを確実に閉める

e　排液の性状を確認する

図5-10　腹膜透析時のバッグ交換

方　　法	留意点と根拠
11　排液の性状確認と後片づけを行う 　1）排液バッグの下に排液確認用下敷きを敷き，性状を確認する（図5-10e） 　　・混濁の有無 　　・出血の有無 　　・フィブリンの有無 　2）自宅でのごみの出し方を説明する	●腹膜炎を発症した場合，排液は混濁する ●脂肪の多い食物を多く食べた場合，排液は白濁する ●血性排液は，カテーテルによる腹腔内臓器の損傷や，月経や排卵時の出血などで起こる（表5-10参照） ●排液はトイレに流し，空袋は小さくまとめてから捨てる。地域のゴミ分別に合わせて家庭ごみとして出すが，外から透析液の袋や回路が見えないようにする

表5-10 腹膜透析で起こりやすいトラブルの原因と対処方法

症状など	原因	患者の対処方法
出口部（腹膜透析カテーテルが腹部から出ている部分）が赤い，排膿している	・出口部感染	・速やかに医療機関に連絡する
皮下トンネル部（カテーテルが皮膚の下を通っている部分）に沿って赤い，痛い	・トンネル感染	
注排液ができない	・クランプの開け忘れや屈曲 ・操作ミス（注液を忘れていた） ・カテーテルの位置異常 ・カテーテルの閉塞（凝血塊やフィブリンなど）	・クランプの開け忘れや屈曲がないか確認する ・からだの向きを変えたり，軽く飛び跳ねたりしてみる ・注液できない場合は，注液バッグを軽く押してみる ・上記を試みても改善しない場合は，医療機関に連絡する
排液が濁る	・腹膜炎 ・脂肪の多い食材を食べた ・カルシウム拮抗薬の内服	・速やかに医療機関に連絡する ・濁った排液は捨てないで，受診時に持参する
接続チューブを不潔にした	・不適切な操作 ・カテーテルの破損など	・クランプを閉じる ・注液を中止する ・カテーテルを2つに折り曲げて輪ゴムでしっかり縛る（図5-11）か，カテーテルクランプでとめる（破損の場合は，破損部位よりも腹部側） ・破損部は清潔なガーゼで覆う ・速やかに医療機関に連絡する カテーテルを折り曲げて輪ゴムでしっかりと縛る **図5-11** トラブル時の対処

D 腹膜透析患者のセルフマネジメント支援

● 目　　的：腹膜透析患者が，導入期および維持期のセルフマネジメントを行えるようにする

● 適　　応：（1）腹膜透析の導入期指導を受ける患者・介護者

　　　　　　（2）セルフマネジメントの確認が必要な維持期の患者・介護者

● 使用物品：出口部ケア物品（液体石けん，消毒薬，ガーゼ，医療用テープ，入浴カバー，マスク，タオル）

	方　法	留意点と根拠
1	腹膜透析に関して不安や困っていることはないか，患者・介護者に確認する	●腹膜透析は自宅で行う治療のため，不安感を抱きやすい。医療者から声をかけるなど話しやすい環境をつくって不安の軽減を図るとともに，医療者が必要時支援できることを感じられるようにする
	毎日の計測と記録について説明する ・血圧 ・体重	●血圧や体重，除水量，尿量，浮腫などから，総合的に体液量を評価する（➡❶） ❶体重が増加している場合，除水不足の可能性がある

方　法	留意点と根拠
2　・尿量 　・除水量 　・浮腫の状況 　・排液の性状 　・注液時間と排液時間	●記録ノートを確認して測定や記録を行っていることを認め，モチベーションの維持を図る
3　**食事療法について説明する** 　・食塩 　・たんぱく質 　・カリウム 　・エネルギー 　・水分 　・リン	●食塩や水分摂取量は，除水量や尿量で決まる ●腹膜透析液にはカリウムが含まれていないため，カリウム制限は不要である ●腹膜透析液には浸透圧物質としてブドウ糖が含まれており，腹膜からエネルギーが吸収されるため，この分を差し引いたエネルギー調整が必要である
4　**運動について説明する** 　・腹部を圧迫することや腹圧をかける運動，カテーテルが引っ張られるような運動は避ける 　・カテーテルが引っ張られないよう，運動前には固定を確認する（➡❷） 　・運動して汗をかいた後は出口部を清潔にする	●透析液の貯留によりブドウ糖が吸収され，エネルギー摂取過多や脂質異常症，肥満になりやすく，適度な運動が必要である ●透析液の貯留で腹部圧迫感があり，からだを動かしにくいと感じる患者もいる ❷カテーテルが引っ張られることや，ピストン運動などの物理的刺激により表皮が傷つき，出口部感染のリスクを高める
5　**カテーテル管理について説明する** 　1）出口部・トンネルの観察（➡❸） 　・発赤，腫脹，疼痛，排膿はないか 　・硬結はないか 　2）カテーテルの観察 　・カテーテルや接続チューブにひび割れ，亀裂はないか 　・接続部はゆるんでいないか 　3）カテーテル管理 　・カテーテル留置直後，出口部作成直後はフィルムドレッシング材を出口部に貼り（図5-12a），保護してからシャワーを行う 　・シャワー時にカテーテルを引っ張ったりしないよう腰にひもを巻き，カテーテルを固定する 　・シャワー後は，フィルムドレッシング材の粘着剤を拭き取る。粘着剤が除去しにくい場合は，皮膚用剝離剤を使用する 　・弱酸性の液体せっけんを十分に泡立ててから，指の腹でやさしく洗浄する 　・洗浄後は，十分に洗い流す 　・清潔なタオルで十分に水分を拭き取る 　・必要時，出口部周囲を円を描くように消毒し（図5-12b），ガーゼを当ててテープで固定する	❸出口部感染からトンネル感染，腹膜炎へと進行する危険性がある ●外部カフから出口部に向かって皮膚の上からカテーテルを触って確認する。カテーテルを持ち上げて裏側も観察する ●出口部感染がある場合や，カテーテル周囲の傷，カテーテルのひび割れや亀裂がある場合，排液が濁っている場合は，シャワー浴，入浴を禁止する ●皮膚は弱酸性であるので，皮膚への刺激が少ない弱酸性の石けんを使用する ●固形石けんの表面は細菌が付着して繁殖しやすく，感染源になりやすいので，液体石けんを使用する ●残存した石けん成分は，細菌繁殖の温床となりやすいため，十分に洗い流す必要がある ●出口部感染予防を目的とした消毒の要否や消毒薬の種類については明確なエビデンスがないため，消毒が必要かどうかは医師に確認する ●出口部周辺皮膚に表皮剝離やびらん（いわゆる皮膚荒れ）を生じる場合には，皮膚バリア機能を温存する観点から，当該消毒薬の使用の中止を医師と検討する ●カバーシャワー浴・カバー入浴かオープンシャワー浴・オープン入浴かはカテーテル出口部の状況により個別に判断する

方　法	留意点と根拠
・カテーテルの自然な走行に沿って，テンションがかからないよう固定し，繰り返し同一方向に固定しないよう適宜変更する	●カテーテルは自然な走行に沿って固定し，出口部にテンションがかからないようにする ●繰り返し同一方向に固定すると出口部への刺激となり，肉芽を形成したり出血したりすることがあるので注意する ●定期的にカテーテルケア方法を確認する。慣れてくると，時には不適切な方法で自己流のバッグ交換手技を行うことがあるので，定期的に手技を確認し，再教育する ●カテーテルによる物理的刺激は，出口部の完成を妨げるため，カテーテルをしっかりと固定する

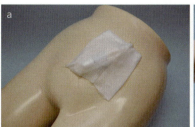
a　フィルムドレッシング材を貼る

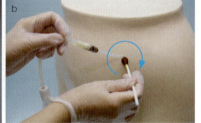
b　円を描くように消毒する

図5-12 カテーテル管理

6	トラブル時の対処方法について説明する（表5-10）	●腹膜透析は自宅で行う治療であるため，患者はトラブル時の症状を理解し，適切な対処方法を習得することが必要である。起こりやすい症状と原因，対処方法について，表5-10に示す ●患者の心理状況に配慮しながら，不安を与えないよう説明する

文　献

1) 医療情報科学研究所編：病気がみえる　vol.8　腎・泌尿器，第3版，メディックメディア，2019.
2) 要伸也・福原浩・斉藤しのぶ編：成人看護学⑦腎・泌尿器〈新体系看護学全書〉，第5版，メヂカルフレンド社，2022.
3) 篠田俊雄・杉田和代編著：どうする？透析導入前後の支援　CKD患者の療養指導ガイド，学研メディカル秀潤社，2014.
4) 日本腎不全看護学会編：慢性腎臓病看護，第6版，医学書院，2021.
5) 平田純生編著：ステージ・病態別に学ぶ！CKDの治療と薬Q&A－慢性腎臓病の患者ケア・服薬指導，じほう，2010.
6) 腹膜透析ガイドライン改訂ワーキンググループ編：腹膜透析ガイドライン2019，カテーテル・出口部管理，医学図書出版，2019, p.33-41.
7) 日本腎臓学会編：エビデンスに基づくCKD診療ガイドライン2023，東京医学社，2023.
8) 岡美智代編：CKD（慢性腎臓病）看護ケアガイド，照林社，2020.
9) 日本腎不全看護学会監・CKD委員会保存期グループ編：CKD保存期ケアガイド，医学書院，2021, p.15-24.
10) 日本透析医学会：サルコペニア・フレイルを合併した透析期CKDの食事療法，透析会誌，52(7)：397-399，2019. https://cdn.jsn.or.jp/data/CKD20191007.pdf（アクセス日：2024/10/25）
11) 日本腎臓学会：サルコペニア・フレイルを合併した保存期CKDの食事療法の提言，日腎会誌，61(5)：525-556，2019. https://jsn.or.jp/journal/document/61_5/525-555.pdf（アクセス日：2024/10/25）
12) 日本腎臓学会編：CKD診療ガイド2024，東京医学社，2024.
13) 日本腎臓学会編：慢性腎臓病に対する食事療法基準 2014年版，東京医学社，2014. https://cdn.jsn.or.jp/guideline/pdf/CKD-Dietaryrecommendations2014.pdf（アクセス日：2024/10/25）

6 免疫機能障害のある患者への支援技術

学習目標
- 膠原病（関節リウマチと全身性エリテマトーデス）の病態と症状，治療の概要を理解する。
- 膠原病患者のセルフマネジメント支援について，重点課題を理解する。
- 関節リウマチ治療の要となる薬物療法の継続を支援する技術について理解する。
- 関節リウマチ患者の基礎療法を支援するために必要な関節症状をアセスメントする技術を理解する。
- 関節リウマチ患者の足部トラブルの特徴やフットケアに関する支援技術を理解する。

　関節リウマチ（rheumatoid arthritis：RA）と全身性エリテマトーデス（systemic lupus erythematosus：SLE）はいずれも膠原病に分類される。膠原病とは何らかの自己免疫反応が起こった結果，本来は攻撃するはずのない自己由来のたんぱく質を攻撃し，全身の結合組織を中心に炎症や機能障害をきたす疾患群のことをいう。ヒトの臓器は上皮組織，筋組織，神経組織，結合組織で成り立っており，結合組織とは，皮下組織や血管壁，筋と筋の間の組織，臓器の被膜，骨，腱，靱帯，軟骨，血液・リンパ液などをいう。本節では，膠原病の代表的な疾患である関節リウマチと全身性エリテマトーデス患者への看護支援技術を解説する。

1 関節リウマチと全身性エリテマトーデスの病態と症状

1）関節リウマチの病態と症状

　関節リウマチは女性に好発し（男女比1：3〜4），わが国には約82万人の患者がいると推計されている[1]。

　関節リウマチは関節包の内側にある関節炎を主病変とする全身性炎症性疾患である。本来自分の身体を守る免疫が自分の身体を攻撃するという異常な自己免疫応答が起こるメカニズムは十分解明されていないが，遺伝的素因と細菌/ウイルス感染，心理的ストレス，妊娠や出産，喫煙などの環境因子が関与していると考えられている。

　関節リウマチは，関節滑膜に炎症が起こることから始まると考えられている。関節リウマチの関節滑膜炎においては，マクロファージやT細胞，好中球，滑膜細胞，線維芽細胞，軟骨細胞，破骨細胞などとともに，これらの細胞から炎症性サイトカイン（TNF-α，IL-1，IL-6など），マトリックスメタロプロテアーゼ-3（matrix metalloproteinase-3：MMP-3）

のようなたんぱく分解酵素，プロスタグランジン，メタロプロテアーゼなどが過剰産生されており，それらが炎症を慢性化させ骨軟骨破壊を起こすと考えられている。次に関節リウマチの症状を関節症状と関節外症状に分けて説明する。

(1) 関節症状

関節リウマチの関節炎は手足の小関節から始まるケースが多く，ほとんどの患者が発症時に手指や足趾の関節に腫脹や痛み，こわばりを自覚する。図6-1に手足の骨と関節の名称を示すが，MP関節（MCP関節ともいう），PIP関節に炎症をきたして発症するケースがほとんどである。関節炎が慢性化すると骨軟骨破壊や関節機能障害が続発し，日常生活動作や歩行などに支障をきたし，患者のQOLは著しく低下してしまう。関節リウマチ患者によくみられる手足の小関節に起こる変形を図6-2に示す。股関節，膝関節，肩関節，肘関節などの大関節や頸椎に骨軟骨破壊が生じると，患者の日常生活動作は大きく障害される。特に頸椎には環軸椎亜脱臼，軸垂直亜脱臼，軸椎下亜脱臼などが生じることが多く，脱臼による脊柱管狭窄が強くなると頸髄圧迫症状や神経根症状が出現する。患者の病期分類には，患者の生活機能障害をみるもの（SteinbrockerのClass分類，表6-1）や，X線で関節破壊を評価するものとして，SteinbrockerのStage分類（表6-2），Larsen Grade分類，Sharpスコアなどがある。

(2) 関節外症状

関節リウマチは全身性炎症性疾患なので，発症時や疾患活動性増悪時に発熱，貧血，全身倦怠感，易疲労感，体重減少，リンパ節腫脹などの全身症状を伴うことが多い。また疾患活動性の高い患者や長期罹病患者には，関節外にも以下のような症状が出現する。

①眼の症状

眼に充血や痛みがある場合は上強膜炎や強膜炎を疑う。進行すると視力低下を起こすので治療が必要である。また関節リウマチ患者の1/3はシェーグレン症候群（SjS）を合併するといわれており，涙液減少によるドライアイや乾燥性角結膜炎などを起こしやすい。

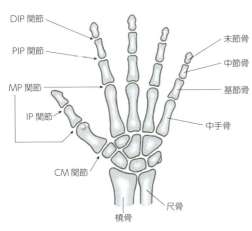 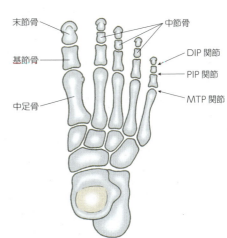

遠位指節関節……DIP（distal interphalangeal）関節
近位指節関節……PIP（proximal interphalangeal）関節
指節関節……IP（interphalangeal）関節

中手指節関節……MPもしくはMCP（metacarpophalangeal）関節
手根中手関節……CM（carpometacarpal）関節
中足趾節関節……MTP（metatarsophalangeal）関節

図6-1 手足の関節

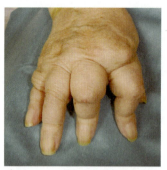
ボタンホール変形：MP関節の過伸展，PIP関節の屈曲，DIP関節の過伸展

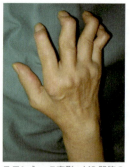
スワンネック変形：MP関節の屈曲，PIP関節の過伸展，DIP関節の屈曲

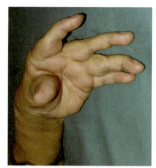
尺側偏位：MP関節の亜脱臼

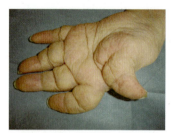
ムチランス変形：関節動揺，手指の短縮

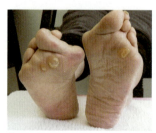
外反母趾／ハンマートゥ／胼胝

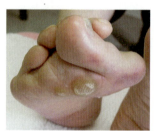
外反母趾／ハンマートゥ／胼胝

図6-2 関節リウマチ患者にみられる手足関節の変形

表6-1 SteinbrockerのClass分類

Class1	不自由なしに日常動作を行える
Class2	身体機能に制限はあるが，普通の活動なら何とかできる
Class3	仕事や身のまわりの動作に大きな制限があり，ごくわずかにできるか，ほとんどできない
Class4	寝たきり，あるいは車椅子に座ったきりで，身のまわりの動作もほとんど，あるいはまったくできない（日常動作もできない）

Steinbrocker O, Traeger CH, Batterman RC: Therapeutic criteria in rheumatoid arthritis, J Am Med Assoc, 140 (8): 659-662, 1949. より引用

②リウマトイド結節

肘など圧迫を受けやすい骨突起部には，リウマトイド結節といわれる硬い皮下結節ができる。痛みはないが，皮下結節の程度は関節リウマチの疾患活動性に比例することが多い。

③肺の症状

発症時すでに間質性肺炎や肺線維症を合併している患者が少なくない。間質性肺疾患は関節リウマチ治療によく使われるメトトレキサート（MTX）の副作用でもあるので，合併している場合は注意深く経過観察を行う。乾性咳嗽や微熱が続き，悪化すると労作時呼吸困難感などの症状が出現する。間質性肺炎や肺線維症は進行すると在宅酸素療法が必要になることもある。長期罹病患者には胸膜炎や胸水貯留が起こることもある。

④続発性アミロイドーシス

アミロイドという特殊な構造のたんぱく質が，腎や腸など様々な臓器に沈着し，機能障

表6-2	SteinbrockerのStage分類
Stage Ⅰ （初期）	・X線写真上，骨破壊像はない ・X線写真上，骨粗鬆症はあってもよい
Stage Ⅱ （中等期）	・X線写真上，骨粗鬆症がある。軽度の軟骨下骨の破壊はあってもなくてもよい ・関節運動は制限されていても，関節変形はない ・関節周辺に筋萎縮がある ・リウマチ結節，腱鞘炎などの関節外軟部組織の病変はあってもよい
Stage Ⅲ （高度進行期）	・X線写真上，軟骨および骨の破壊がある ・亜脱臼，尺足変形，あるいは過伸展のような関節変形がある ・線維性または骨性強直を伴わない ・広範に筋萎縮がある ・リウマチ結節，腱鞘炎などの関節外軟部組織の病変はあってもよい
Stage Ⅳ （末期）	・線維性あるいは骨性強直がある ・それ以外はStage Ⅲの基準を満たす

Steinbrocker O, Traeger CH, Batterman RC：Therapeutic criteria in rheumatoid arthritis, *JAm Med Assoc*,140（8）：659-662, 1949. より引用

害を起こす。特に腎で進行した場合はネフローゼ症候群から腎不全に至り，患者の生命予後を悪化させる。

⑤手根管症候群

橈骨側3本半の指に知覚障害があり，母指球筋に萎縮が生じる。これは関節滑膜の炎症が周囲に波及して正中神経を圧迫するために起こる症状である。

このような関節外症状のなかでも特に，血管炎を含む難治性の関節外症状を伴う関節リウマチを，日本では悪性関節リウマチ（malignant rheumatoid arthritis：MRA）に分類している（表6-3）[2]。悪性関節リウマチは，関節リウマチの関節症状に加えて，間質性肺炎や発熱（38℃以上），上強膜炎，心筋炎，胸膜炎，消化管出血，紫斑，多発性単神経炎，難治性の皮膚潰瘍などの血管炎に基づく症状を伴うことが多い。関節リウマチ患者の約1％が悪性リウマチに分類されており，医療費助成の対象となる難病に指定されている。

2）全身性エリテマトーデスの病態と症状

全身性エリテマトーデスは20～30歳代の女性に好発し（男女比は1：9），わが国には約3万人の患者がいると推計されている[3]。家族内発症のケースが多く，遺伝子の変異が発症に何らかの影響を及ぼしていると考えられている。全身性エリテマトーデスに特徴的な自己抗体には抗核抗体，抗dsDNA〈二本鎖DNA〉抗体，抗Sm抗体，抗リン脂質抗体がある。これらの自己抗体によるⅡ型アレルギー（つまり自己抗体の直接作用），あるいはⅢ型アレルギー（自己抗体によって形成される免疫複合体の組織傷害）により，主に皮膚，腎臓，心臓，脳，肺，血管などが障害を受け，様々な症状が出現する[4]と考えられている。全身性エリテマトーデス患者の死亡リスクは一般の人と比べて2～5倍と高いが，診断10年未満の死亡率は2～8％と改善してきている。全身性エリテマトーデスは，日本では難病に指定されており，患者には医療費の助成がある。

第Ⅲ章　慢性的な機能障害のある人への支援技術

表6-3　悪性関節リウマチ（MRA）の診断基準

Definite を対象とする

臨床症状	①多発神経炎または多発性単神経炎：知覚障害，運動障害いずれを伴ってもよい ②皮膚潰瘍又は梗塞または指趾壊疽：感染や外傷によるものは含まない ③皮下結節：骨突起部，伸側表面又は関節近傍にみられる皮下結節 ④上強膜炎または虹彩炎：眼科的に確認され，他の原因によるものは含まない ⑤滲出性胸膜炎または心外膜炎：感染症など，他の原因によるものは含まない。癒着のみの所見は陽性にとらない ⑥心筋炎：臨床所見，炎症反応，心筋逸脱酵素および心筋特異的たんぱく，心電図，心エコーなどにより診断されたものを陽性とする ⑦間質性肺炎または肺線維症：理学的所見，胸部X線，肺機能検査により確認されたものとし，病変の広がりは問わない ⑧臓器梗塞：血管炎による虚血，壊死に起因した腸管，心筋，肺などの臓器梗塞 ⑨リウマトイド因子高値：2回以上の検査で，RF 960 IU/mL以上の値を示すこと ⑩血清低補体価または血中免疫複合体陽性：2回以上の検査で，C3，C4などの血清補体成分の低下もしくはCH50による血清補体価の低下をみること，または2回以上の検査で血中免疫複合体陽性（C1q結合免疫複合体を標準とする）をみること
組織所見	皮膚，筋，神経，その他の臓器の生検により小ないし中動脈の壊死性血管炎，肉芽腫性血管炎ないしは閉塞性動脈内膜炎を認めること
診断のカテゴリー	ACR/EULARによる関節リウマチの分類基準 2010年を満たし， Definite1 **臨床症状**①〜⑩のうち3項目以上満たすもの Definite 2 **臨床症状**①〜⑩の項目の1項目以上と**組織所見**の項目を満たすもの を悪性関節リウマチと診断する

難病情報センター：悪性関節リウマチ https://www.nanbyou.or.jp/wp-content/uploads/upload_files/File/046-202404-kijyun.pdf（アクセス日：2024/9/27）より作表

　全身性エリテマトーデスの主な初発症状は発熱，関節痛，紅斑である。関節リウマチと同じ全身性炎症性疾患であるので全身倦怠感，易疲労感，体重減少，リンパ節腫脹などの全身症状を伴い，その他にも以下のように多彩な症状がある。

①皮膚・粘膜症状

　ほとんどの全身性エリテマトーデス患者に皮膚・粘膜症状が出現する。特に鼻根から両頬部に出現する蝶形紅斑，斑点状丘疹や円板状紅斑は全身性エリテマトーデスに特徴的な症状である。その他，多発する皮膚・粘膜症状にはレイノー現象，光線過敏症，口腔内潰瘍，限局的な脱毛（可逆的）がある。

②腎　　炎

　腎臓にはループス腎炎が約50〜60%の患者にみられる。免疫複合体が腎糸球体に沈着することによって炎症が起こる病態をいう。症状はクラス（International Society of Nephrology / Renal Pathology Societyによるループス腎炎の分類，2003[3]）によって異なるが，約50%はネフローゼ症候群へ移行し，たんぱく尿，血尿，浮腫などの症状を呈する。全身性エリテマトーデス（特にループス腎炎）の活動期には抗dsDNA抗体が高値，血清補体価（C3，C4，CH50）が低値となるので，治療中には必ずモニタリングを行う。

③心臓の症状

　心臓には心内膜炎，心筋炎が出現する。Libman-Sacks型心内膜炎は全身性エリテマトーデスに特徴的な病態で，僧帽弁や三尖弁，肺動脈弁などの表面に小さくて硬いいぼ状の細胞増殖とフィブリノイド変性を認める病態である。

④肺の症状

　肺には胸膜炎や間質性肺炎が多くみられる。肺高血圧症を発症すると予後が悪い。急性

ループス肺臓炎を起こすと肺胞腔内に浮腫や出血を認める。抗リン脂質抗体症候群[4]＊では，肺梗塞や血栓が生じることもある。

＊抗リン脂質抗体症候群：抗カルジオリピン抗体，ループス抗凝固因子などの抗リン脂質抗体をもち，全身の動静脈系の中小血管に炎症や血栓症，習慣流産，血小板減少症などを起こす病態である。原発性と続発性があるが，続発性は全身性エリテマトーデス患者に多く認められる。

⑤中枢神経病変

中枢神経病変も起こる。中枢神経ループス（CNSループス）とよばれ，大きくは精神症状と神経症状に分けられる。精神症状にはうつ状態，不安障害，認知機能障害，せん妄など様々な症状があり，原因として心因性，神経症状を合併したことによる脳の器質的変化やサイトカインによるものなどが考えられている。神経症状にはけいれん，脳血管障害，多発性単神経炎などがあり，その多くは抗リン脂質抗体による血栓症や血流障害，その他自己抗体による血管炎が原因と考えられている。

⑥関節・筋症状

関節炎とそれに伴う関節痛，筋炎も多くの全身性エリテマトーデス患者が体験する症状である。しかし全身性エリテマトーデスによる関節炎は，関節リウマチと異なり骨軟骨破壊をきたすことはほとんどない。

2 関節リウマチと全身性エリテマトーデスの治療

1）関節リウマチの治療

発症や増悪のメカニズムが十分明らかにされていない現在，関節リウマチの発症予防や根治はいまだに困難である。そのため現在の治療は，症状を緩和することに加え，関節炎をできるだけ速やかに沈静化させて骨破壊を抑制し，続発する機能障害を予防することを目標にしている[5]。

発症早期はX線検査所見における関節破壊が急激に進行する時期であると同時に，薬物療法が効きやすく寛解に導きやすい時期"治療機会の窓（window of opportunity）"でもある。これまで関節リウマチ診断に用いられてきた米国リウマチ学会（American College of Rheumatology：ACR）の関節リウマチ分類基準（表6-4）は，発症早期の患者データをもとに作成されたものではなかったので，早期診断・早期治療には向かなかった。そこで2010年に新たに作成されたのが関節リウマチ新分類基準である。この基準は，1か所以上の関節に腫脹があり，その関節腫脹をより妥当に説明できる他の疾患がない患者を対象としたもので，①関節病変，②血清学的検査，③急性期反応物質，④滑膜炎症状の持続期間の4項目をそれぞれスコアリング（表6-5）し，合計した値が10点満点中6点以上であれば関節リウマチと分類して治療を開始するのがよいとしている。関節リウマチの治療は，薬物療法を中心に手術療法，リハビリテーション，基礎療法を組み合わせて行う。

（1）薬物療法

薬物療法は，関節リウマチ治療の中心である。わが国の診療ガイドラインには，薬物療法の目標は，3か月ごとに疾患活動性＊を評価して，6か月以内に患者の痛みなどの症状がほぼ消失した，いわゆる寛解状態か，あるいは低疾患活動性を目指すこととされている[5]。

| 表6-4 | 米国リウマチ学会 (ACR) の関節リウマチ分類基準 (1987年) |

*①少なくとも1時間以上持続する朝のこわばり
*②3か所以上の関節炎
*③手関節炎
*④対称性関節炎 (MP関節，PIP関節，MTP関節については完全に対称でなくてもよい)
　⑤リウマトイド結節
　⑥リウマトイド因子 (rheumatoid factor：RF) 陽性
　⑦罹患関節のX線検査所見に，骨びらんや骨の脱石灰化像

①～⑦のうち4項目を満たすものを関節リウマチと分類する
ただし，*項目 (①～④) は6週間以上継続していなければならない

Arnett FC, Edworthy SM, Bloch DA, et al：The American Rheumatism Association 1987 revised criteria for the classification of rheumatoid arthritis, *Arthritis Rheum*, 31(3)：315-324,1988. より引用

| 表6-5 | ACR/EULARによる関節リウマチの新分類基準におけるスコアリングシステム (2010年) |

①②③④の合計が10点満点中6点以上を関節リウマチと分類する	
①関節病変	
・関節腫脹や圧痛がある関節をいう。画像所見で確認してもよいが必須ではない	
・小関節については，変形性関節症で典型的なDIP関節，第1MTP関節，第1CM関節を除く	
・10か所以上の関節の項目においては，顎関節，肋鎖関節，肩峰鎖骨関節などを含む	
・最大5点で組み合わせも可能	
1か所の大関節	0
2～10か所の大関節	1
1～3か所の小関節	2
4～10か所の小関節	3
少なくとも1か所の小関節を含む11か所以上の関節	5
②血清学的検査	
リウマトイド因子 (RF) と抗CCP抗体いずれも陰性	0
RFまたは抗CCP抗体のいずれかが低力価陽性 (正常上限値の3倍以内)	2
RFまたは抗CCP抗体のいずれかが高力価陽性 (正常上限値の3倍を超える)	3
③急性期反応物質	
CRP (C反応性たんぱく) とESR (赤血球沈降速度) いずれも正常	0
CRP (C反応性たんぱく) とESR (赤血球沈降速度) いずれかが異常	1
④滑膜炎症状	
6週間未満	0
6週間以上	1

Aletaha D, Neogi T, Silman AJ, et al：2010 Rheumatoid arthritis classification criteria：an American College of Rheumatology/European League Against Rheumatism collaborative initiative, *Arthritis Rheum*, 62(9)：2569-2581, 2010. より引用

　ただし，リウマトイド因子 (rheumatoid factor：RF) や抗CCP抗体 (anti-cyclic citrullinated peptide antibody：anti-CCP，ACPA) が高力価陽性の患者や，早期からX線で骨びらんなどの関節破壊像を認める患者については予後不良と判断し，もう少し短いスパンで疾患活動性を評価して，3か月で症状に改善が認められない場合は，積極的に治療を見直すことになっている[5]。

薬物治療のアルゴリズムは，次の通りである。診断後すぐにメトトレキサート（MTX）の使用を開始し，治療目標が達成できれば維持に努める。禁忌事項や合併症などがあってMTXが使用できない場合は，MTX以外の従来型抗リウマチ薬（conventional synthetic disease-modifying antirheumatic drug：csDMARD）を使用する。それでも治療目標が達成できない場合は，生物学的製剤（biological disease-modifying antirheumatic drug：bDMARD），またはヤヌスキナーゼ（Janus kinase：JAK）阻害薬の使用を検討，骨破壊抑制効果のある抗RANKL抗体治療の追加も考慮する。

非ステロイド性抗炎症薬（nonsteroidal anti-inflammatory drugs：NSAIDs）や副腎皮質ステロイドは，対症療法として補助的に使用される。慢性疼痛を抱える患者には，トラマドールとアセトアミノフェンの合剤やブプレノルフィン貼付剤（ノルスパン®テープ）といった弱オピオイドが処方されるケースも増えてきている。

ここでは，関節リウマチ治療で投与されることが多い従来型抗リウマチ薬（csDMARD），生物学的製剤（bDMARD），JAK阻害薬，NSAIDs，副腎皮質ステロイドについて，患者支援に必要となる特徴を述べる。

＊疾患活動性の評価には，①米国リウマチ学会の基準（ACR改善基準），②DAS28：28関節に基づくDisease Activity Score，③SDAI：simplified disease activity index，④CDAI：Clinical Disease Activity Index DAS28，などの指標が用いられる。

①従来型抗リウマチ薬（csDMARD）

MTXは，csDMARDのなかでも高い抗免疫・抗炎症作用をもち，関節炎や関節破壊の抑制に効果があることから，関節リウマチ治療の第一選択薬に位置付けられている[6]。投与方法として経口と皮下注射がある。

主な副作用として，骨髄障害，間質性肺疾患，感染症，リンパ増殖性疾患，肝障害，口内炎，悪心，脱毛などがある。結核の再燃やB型肝炎ウイルスの再活性化は発見や治療が遅れると致死的となるため，治療開始前にはスクリーニングを実施し，治療期間中は継続的な身体観察を行う。

MTXは催奇形性があり，わずかだが乳汁に移行するという報告があるため，妊婦または妊娠を希望する患者，授乳中の患者には投与禁忌となっている[7]。ほかにも重傷感染症を有する患者，重大な血液・リンパ系障害を有する患者，重大な肝障害や腎障害を有する患者などには使用できない[8]。MTXが使えない，または効果不十分な患者には，たとえばサラゾスルファピリジン，ブシラミン，タクロリムス，イグラチモド，レフルノミドなどを使用したり，併用したりすることがある。

②生物学的製剤（bDMARD）

近年開発された新しい薬で，2003年にインフリキシマブが承認されて以降，次々に新薬が発売されている。現在，わが国では表6-6に示す製剤が関節リウマチ治療に使用できる。bDMARDは，腫瘍壊死因子（TNF）やIL-6といった関節炎を悪化させる炎症性サイトカインの働きを抑えるタイプと，T細胞の免疫応答を抑制して獲得免疫の産生を抑えるタイプがあり，いずれも関節の炎症を抑制し，csDMARDより強い関節破壊抑制効果をもつ薬とされている。皮下注射製剤はいずれも，医師によって治療継続が妥当と判断されれば，患者が自宅で自己注射できる。

第Ⅲ章 慢性的な機能障害のある人への支援技術

表6-6 関節リウマチ治療に使用される生物学的製剤（bDMARD）

	一般名 （略語）	商品名	投与方法
腫瘍壊死因子 （TNF）阻害薬	インフリキシマブ（IFX）	レミケード	初回投与以降，2週，6週に投与，以後8週ごとに点滴静注（3mg/体重1kg）
	エタネルセプト （ETN）	エンブレル	皮下注射（10〜25mgを2回/週または25〜50mgを1回/週）
	アダリムマブ （ADA）	ヒュミラ	皮下注射（40mgまたは80mgを2週ごと）
	ゴリムマブ （GOL）	シンポニー	皮下注射（50mgまたは100mgを4週ごと）
	セルトリズマブペゴル （CZP）	シムジア	皮下注射（400mgを初回，2週後，4週後。以後は200mgを2週ごとまたは，400mgを4週ごと）
	オゾラリズマブ （OZR）	ナノゾラ	皮下注射（30mgを4週ごと）
IL-6受容体 阻害薬	トシリズマブ （TCZ）	アクテムラ	4週ごとに点滴静注（8mg/体重1kg）
			皮下注射（162mgを1〜2週ごと）
	サリルマブ （SAR）	ケブザラ	皮下注射（150〜200mgを2週ごと）
CTLA4-Ig共刺激 シグナル阻害薬	アバタセプト （ABT）	オレンシア	初回投与，2週目，4週目，以後4週ごとに点滴静注（体重60kg未満は500mg，体重が60〜100kgは750mg，体重100kgを超える場合は1000mg）
			皮下注射（投与初日に負荷投与として点滴静注を行った後，同日に125mgを1回皮下注射，以後は125mgを1回/週）

　主な副作用としては，肺炎などの感染症が最も多い。結核の再燃やB型肝炎ウイルスの再活性化については，MTX同様，継続的な身体観察に努める。加えて，周手術期には創傷治癒が遷延しないように，bDMARDを休薬することが診療ガイドラインで推奨されている。副作用は，ほかにも皮疹，発熱，ほてり感，血圧上昇などの投与時反応，骨髄障害，肝機能障害，間質性肺疾患，脱髄疾患など，共通の副作用が多い。悪性腫瘍の発生率については，今後の長期的な経過をみていく必要がある。また，トシリズマブ投与中は急性期反応（CRP増加や発熱など）が抑制され，コレステロール値が上昇するなど，それぞれの薬に特徴的な副作用もある。

　bDMARDは，治療費用が高額であることや，関節リウマチ寛解後いつまで使用するかといった中止指針がないことが患者の不安要因になってくる。使用するにあたっては，治療方針や目標を医師と十分話し合えるように配慮が必要である。

③ヤヌスキナーゼ（JAK）阻害薬

　炎症を引き起こすシグナル伝達にかかわっているヤヌスキナーゼ（Janus kinase）という

酵素を阻害することによって，免疫の活性化を抑える経口薬である。わが国では，トファシチニブ，バリシチニブ，ペフィシチニブ，ウパダシチニブ，フィルゴチニブの5製剤が関節リウマチ治療に使用されている。

主な副作用としては，感染症（特に肺炎），帯状疱疹，肝障害，間質性肺疾患，骨髄障害，脂質異常，消化管穿孔などがある。治療中の結核再燃については報告があるため，MTXやbDMARDと同様に注意が必要である。しかし，周手術期の休薬の要否や悪性腫瘍の発生についてはまだ明確なエビデンスがなく，慎重に使用する必要がある。

④非ステロイド性抗炎症薬（NSAIDs）

関節痛を緩和する目的で使用されるが，副作用が多く，抗リウマチ薬やbDMARDの効果が出れば減量し，中止する。関節リウマチ治療においては補助的な薬である。

主な副作用として，消化管潰瘍，心血管障害，腎障害がある。NSAIDsには，内服薬，座薬，経皮用薬がある。座薬は内服薬に比べて即効性があるためよく使用されているが，内服薬と同等の副作用があるので注意する。

⑤副腎皮質ステロイド

強力な抗炎症作用があり，即効性もあるため，関節炎とそれに伴う痛みを改善する目的で使用される。関節リウマチ治療においては補助的な薬である。

副作用が問題となるため，発症早期や疾患活動性が高いときに，少量の副腎皮質ステロイド（プレドニゾロン換算で5mg/日以下が一般的）を抗リウマチ薬やbDMARDと併用し，抗リウマチ薬の効果が出れば中止する。

主な副作用には，感染症の誘発および増悪，骨粗鬆症，脂質異常症，動脈硬化，高血圧，消化管障害，耐糖能異常，血管や皮膚の脆弱化などがある。関節リウマチ患者への一般的な投与量では，副作用の頻度は高くないといわれているが，ムーンフェイス，食欲増進，多毛，月経異常など，女性にとっては軽度でもつらい症状がある。

投与経路としては経口がほとんどであるが，炎症部へのターゲッティング療法としてリメタゾン®を静脈注射，関節腔内にケナコルト-A®やリンデロン®を直接投与する場合もある。

副作用である骨粗鬆症を予防する目的で，ビスフォスフォネートやデノスマブなどの骨吸収抑制薬を併用している患者においては，顎骨壊死が起こることがある[9]。抜歯や歯肉切開などの歯科治療を受ける患者には，前もって骨吸収抑制薬を中止する必要があるかを主治医や歯科医師に確認するよう指導する。特に，手指の巧緻性が低下し口腔内の清潔が十分でない，シェーグレン症候群を合併し唾液量が少ないなど，顎骨壊死を発症しやすい状況にある患者には，口腔内の清潔が保てるようにセルフケアを支援する必要がある。

（2）手術療法

手術療法は，薬物療法やリハビリテーションを行っても改善されない痛みや生活機能障害がある場合に検討される治療法である。関節リウマチ患者の手術療法は肩，肘，手関節，股関節，膝，足関節など四肢のあらゆる関節や脊椎などに対して行われ，その方法は関節滑膜切除術，人工関節置換術を代表とする関節形成術，関節固定術がある。手術の目的は関節炎を抑制する，痛みを緩和する，変形した関節の形態を補正することによって支持性や関節可動域を高めるなど様々であるため，手術を受ける患者のケアにあたっては患者の

第Ⅲ章　慢性的な機能障害のある人への支援技術

希望，手術の術式と目的を理解しておかなければならない。

　手術前後の関節リウマチ患者の看護において注意するべきこととして，副腎皮質ステロイドを長期内服していた患者は骨や皮膚などの軟部組織が脆弱であることがあげられる。術前から患者の骨や筋，皮膚の状態を把握し二次的骨折や術後縫合不全のリスクをアセスメントしておくことが大切である。また生物学的製剤を使用している患者においては，術後の創治癒の遷延を防ぐため，術前からそれらの薬の使用を中止する場合がある。その他，ギプスや包帯，絆創膏などから生じるスキントラブルを予防する，退院後も胼胝（たこ）や鶏眼（うおのめ），白癬，靴ずれなどが感染症に進展した場合の対処方法を指導しておくなど，時期に応じた感染予防の実施と患者指導が必要になる。

（3）リハビリテーション

　関節リウマチ患者へのリハビリテーションは患者のADLやQOLを改善することを目的としている。関節痛や腫脹を緩和する，関節可動域を維持・拡大する，筋力低下の予防や筋力を維持・向上する，関節変形を予防・矯正する，関節を固定・支持するなどの介入を行う治療である。発症早期の疾患活動性が高い時期から関節機能障害が進行した時期まで，患者の身体状態に合わせて，理学療法，運動療法，作業療法，装具療法など様々な方法が用いられる。

　リハビリテーションを，患者の活動性を高め社会参加できるように支援することとするなら，患者が活用できる以下のような社会保険制度の情報を患者や家族にタイムリーに提供し，活用を支援することも，リハビリテーションに含まれる。

- ・高額療養費制度
- ・各医療保険の付加給付
- ・身体障害者福祉制度
- ・障害年金
- ・介護保険制度（関節リウマチ患者は40歳から活用できる）

（4）基礎療法

　患者自身が日常生活のなかで行う健康管理のことで，すべての治療の基本となる治療である。関節に負担をかけない動作の工夫や，関節リウマチの活動性が高いときには，疲労を避けて，十分な栄養と睡眠を摂る，保温に努めるなどがある。

2）全身性エリテマトーデスの治療

　全身性エリテマトーデスも関節リウマチ同様，発症や増悪のメカニズムが十分明らかにされていないため，発症の予防や治療で根治を目指すことは困難である。そのため現在の全身性エリテマトーデス治療は，急性期症状をできるだけ速やかに沈静化させ，臓器の不可逆的な病変を予防して患者のQOLを低下させないことが目標になる。

　全身性エリテマトーデスの診断は，2012年に新しい分類改訂基準であるSystemic Lupus International Collaborating Clinics Classification Criteria 2012（SLICC 2012，表6-7）[10]が米国リウマチ学会から提唱された。しかしこの基準をもってしても診断や治療開始が遅れるケースがあるため，全身性エリテマトーデス分類基準にあるいくつかの臓器病変の組み合わせが確認できれば，全身性エリテマトーデスとして治療を開始するような治療アルゴ

| 表6-7 | 全身性エリテマトーデスの分類基準 (SLICC, 2012) |

1)「臨床的項目」「免疫学的項目」のうち, それぞれ1項目以上, 計4項目以上あれば全身性エリテマトーデスと分類する

2)ループス腎炎と病理診断され, 抗核抗体もしくは抗dsDNA抗体が陽性の場合に全身性エリテマトーデスと分類する

臨床的項目	①急性の皮膚ループス ②慢性の皮膚ループス ③口腔潰瘍 ④瘢痕を伴わない脱毛 ⑤滑膜炎 (2関節以上の腫脹, 痛み, 30分以上の朝のこわばり) ⑥漿膜炎 (胸膜炎または心膜炎) ⑦腎病変 (尿蛋白/クレアチニン比 500mg/日以上, または赤血球円柱) ⑧神経学的所見 (痙攣, 精神症状, 多発性単神経炎, 脊髄炎, 末梢または中枢神経障害, 急性錯乱状態) ⑨溶血性貧血 ⑩白血球減少 ($<4000/mm^3$), またはリンパ球減少 ($<1000/mm^3$) ⑪血小板減少 (<10万$/mm^3$)
免疫学的項目	①抗核抗体 ②抗dsDNA抗体 ③抗Sm抗体 ④抗リン脂質抗体 ⑤低補体血症 ⑥直接クームス陽性 (溶血性貧血のない場合)

Petri M, et al : Derivation and validation of the Systemic Lupus International Collaborating Clinics classification criteria for systemic lupus erythematosus, *Arthritis Rheum*, 64(8): 2677-2686, 2012. より作成

リズムも提唱されている[10]。

　全身性エリテマトーデスの治療は, 副腎皮質ステロイドや免疫抑制薬などの薬物療法を中心として, ガンマグロブリン療法やアフェレーシス療法などが行われる。

(1) 薬物療法[11]

　ここでは, 全身性エリテマトーデス治療で投与されることが多いヒドロキシクロロキン硫酸塩, 副腎皮質ステロイド, 免疫抑制薬, bDMARD, NSAIDsについて述べる。

①ヒドロキシクロロキン硫酸塩

　抗マラリア薬として開発された薬だが, 2015年にわが国でも全身性エリテマトーデス治療に使用できるようになった。主に皮膚症状の治療に使用されるが, 血栓防止などの効果もあるといわれており, ループス腎炎の再燃防止, 寛解維持などを目的に使用されている。作用機序は明らかでなく, 効果発現までに1か月以上かかる。

　副作用として, まれに網膜症などをきたして視力低下が起こることがあるため, 定期的な眼科受診が必要である。そのほか, 悪心や下痢などの消化器症状, 発疹などがある。

②副腎皮質ステロイド

　臓器病変の重症度に合わせて投与量が調整される。軽症〜中等症患者にはプレドニゾロン換算で0.5mg/体重 (kg) /日以下を経口投与するのが一般的で, 臓器障害を伴わない患者には投与しない場合もある。急速に疾患増悪している患者, ループス腎炎やCNSループス, 溶血性貧血, 血管炎, 心筋炎, 間質性肺炎などの臓器障害を伴う患者には, プレドニゾロン換算で1mg/体重 (kg) /日以上の大量療法に加え, ステロイドパルス療法 (メチルプレド

第Ⅲ章　慢性的な機能障害のある人への支援技術

ニゾロン1000mg/日を３日間静注する）を行うこともある。

　副腎皮質ステロイドの副作用については関節リウマチ治療のところで述べた（p.201参照）。全身性エリテマトーデス患者には副腎皮質ステロイドが大量投与されることが多い。自己判断で中止や減量を行うと副腎機能不全をきたす可能性が高く危険であるので，行わないよう指導する。食欲増進，体重増加，不眠や精神症状，高血圧，耐糖能異常，消化管障害などの副作用は，副腎皮質ステロイド投与後からすぐにも認められる。患者指導は，治療時期や患者の治療への反応，心身の状態に合わせて何度も行う。

③免疫抑制薬

　臓器病変を伴う重症患者には，副腎皮質ステロイドに加えて，治療初期からシクロホスファミドなどの免疫抑制薬を使用することが多い。全身性エリテマトーデス治療に使用される免疫抑制薬の種類と作用機序を表6-8に示す。副作用として，骨髄障害や感染症，肝障害などはどの薬にも起こり得るが，間質性肺障害，腎機能障害，脱毛，無精子症／卵巣機能不全など薬にとって特徴的な副作用もある。他の薬剤とさまざまな相互作用があるため，薬剤師と協働で患者指導にあたる。シクロホスファミド，ミコフェノール酸モフェチル，メトトレキサート，ミゾリビンなど，妊婦や授乳中の患者には使用できない薬があるので，妊娠を希望する患者とはよく話し合って治療薬を決める必要がある。

④生物学的製剤（bDMARD）

　わが国では2017年にベリムマブが，2021年にアニフロルマブが全身性エリテマトーデス治療に使用できるようになった。ベリムマブはB細胞の活性を阻害する抗体製剤で，アニフロルマブはインターフェロン-αを阻害する抗体製剤である。これらbDMARDを使用するにあたっては，関節リウマチ治療の項で記載したとおり，感染症などの副作用に患者が対処できるようにセルフケアを支援する必要がある。

⑤非ステロイド性抗炎症薬（NSAIDs）

　全身性エリテマトーデス治療においては，発熱や関節炎，筋炎に伴う疼痛緩和を目的に

表6-8　全身性エリテマトーデス治療に使用される免疫抑制薬

	作用機序	一般名（略語）	商品名	投与方法
アルキル化薬	主にB細胞を傷害し，抗体産生を低下させる	シクロホスファミド（CY）	エンドキサン	・経口 ・点滴静注
代謝拮抗薬	DNAやRNAの合成を阻害し，主にT細胞の増殖を抑制する	アザチオプリン（AZP）	イムラン アザニン	・経口
		ミゾリビン（MZR）	ブレディニン	・経口
		ミコフェノール酸モフェチル（MMF）	セルセプト	・経口
		メトトレキサート（MTX）	リウマトレックス	・経口
細胞内シグナル伝達阻害薬	主にT細胞の活性化を抑制し，サイトカインの産生を抑制する	シクロスポリン（CsA）	サンディミュン ネオーラル	・経口
		タクロリムス（TAC）	プログラフ	・経口

補助的に使用される。消化管潰瘍・出血・穿孔，心血管障害，腎障害など多くの副作用が出現するので，患者の状態に応じた投与が求められる。特にループス腎炎を合併している場合には，腎機能への影響を考慮する。

（2）ガンマグロブリン大量静注療法

　副腎皮質ステロイド薬や免疫抑制薬でも十分な効果が得られない難治性，あるいは重症病態に使用される。副作用として，アナフィラキシー，過粘稠度症候群，血栓塞栓症，腎機能障害，無菌性髄膜炎などを発症することがある。

（3）アフェレーシス療法

　体外循環（血液透析）により，全身性エリテマトーデスの症状を引き起こす原因物質を取り除くために行われる治療である。血漿交換療法（plasmapheresis：PP）と血球成分除去療法（cytapheresis：CP）の大きく2種類の方法がある。どの全身性エリテマトーデス患者にも適応されるわけではなく，重篤なループス腎炎やCNSループスを起こした場合に行われることが多い。月4回まで（1回の血漿処理量は4000mLまで）は治療に保険が適応される。

3 セルフマネジメント

1）疾患の特徴を知り，治療に参加できる

　関節リウマチや全身性エリテマトーデスはどんなに治療を遵守したとしても急性増悪を完全に予防することはできない。また症状には自覚症状がないものや，発熱や全身倦怠感など疾患特有でないものが多く，対処に迷うこともしばしばである。このような疾患の特徴が患者に「治療は医師に任せるしかない」という感覚を抱かせ，患者のセルフマネジメントスキルの向上を妨げることがある。まずは患者に自身が患う疾患の特徴を知ってもらい，主体的に治療に参加できるようにすることが大切である。

　たとえば疾患の特徴については，関節リウマチや全身性エリテマトーデスは慢性経過する疾患で治療には長期を要すること，突然急性増悪を起こすことがあること，適切に治療や療養を行えば痛みなどの症状がほぼ消失した「寛解」とよばれる状態に持ち込めるかもしれないこと，「寛解」に持ち込めなくても，症状をコントロールできれば学校や仕事あるいは家事などをこれまでどおり続けられることを伝える。そして現在最もつらい症状の体験を聴いたり，身体状態を一緒に確認し，予測される経過についてもある程度示しながら，今後自分らしく生活するには，疾患とどのように付き合っていくかなど治療の目的や目標を患者自身に考えてもらうことが大切である。そのうえで，治療法を納得して選択できるよう情報を提供し，効果のある治療法は継続できるように支援する。

2）関節痛などの苦痛な症状をマネジメントできる

　関節痛は，関節リウマチ患者にとって最もつらい症状の一つである。痛みの程度は，日によって，また時間によって強さが異なり一定しないという不確かさがある。また，関節痛の機序は複合的であることが多く，対処が難しい。関節痛の機序は，主として関節炎や関節破壊に伴う侵害受容性疼痛であるが，神経障害性疼痛の症状を呈していたり，慢性疼痛へ移行している場合もある。痛みの機序について患者の理解を助けて，適切に関節痛をマ

第Ⅲ章　慢性的な機能障害のある人への支援技術

ネジメントできるようにする必要がある。

　関節痛は思うように動けない，歩けないなど身体機能に影響を及ぼすだけでなく，患者の社会的な役割や周囲の人との関係を変化させるなどの問題も引き起こす。患者は，このような問題への対処に非常に多くのエネルギーを使っている。エネルギーを使い果たすと，痛みにも適切に対処できなくなっていき，さらに悪化するという悪循環をきたすようになる。このような事態に陥らないよう，患者には関節痛をマネジメントする技術を獲得してもらう必要がある。基本的な技術には，1つの関節に負担がかからないようにする，小さな関節ではなく大きな関節を使うようにするなど関節に負担をかけない動作，エネルギーの浪費を防ぐために環境を整える，休息を配分しながら過活動を防ぐ（ペーシング），関節可動域の維持・拡大，変形・拘縮予防を目的に適度な運動を定期的に行うなどがある。そのほかに，患者の身体状態に応じて，効果的な鎮痛薬の使用，筋力や持久力を高める運動，他者に助けを求める方法，温熱療法やマッサージなど補助的に関節痛をコントロールするための方法を提案することができるだろう。そして，患者が痛みのマネジメントを行ったときには，その効果を聴くようにする。うまくいったときは継続できるように助け，うまくいかなかったときには次にどうするのかを一緒に考える。このようにして，患者が関節痛への対処方法を獲得することを支える。

3）薬物療法を安全に継続できる

　薬物療法は関節リウマチや全身性エリテマトーデスの治療の要といえる。有効な薬物療法を確実に継続すれば疾患の再燃や生活機能の低下を予防することができるはずだが，関節リウマチや全身性エリテマトーデスの薬物療法は有効率に個人差があり，治療法を変えないのに突然再燃してくることがあるなどの特徴があるため，患者にとっては継続するということ自体が難しい。

　関節リウマチの薬物療法ではNSAIDs，副腎皮質ステロイド，抗リウマチ薬，bDMARD，JAK阻害薬など様々な治療薬が使用される。患者には薬物それぞれの効果と使用する目的を伝え，疾患活動性が低下すれば減量できる薬とそうでない薬があることを知ってもらう。抗リウマチ薬は，患者が薬剤効果を実感できるようになるまでに数か月要する。まずはそのような治療薬の特徴を理解してもらい，治療中断を防ぐことが大切である。

　薬にはそれぞれ特徴的な副作用がある。たとえば，bDMARD，JAK阻害薬，副腎皮質ステロイドは患者の免疫応答を抑制する方向へ作用するため，感染症対策が必須となる。これらの薬で治療中に感染症を発症した場合には，原則として感染症の治癒を優先させる。患者には薬を中止すべき徴候や症状を知ってもらい，速やかに医療機関へ相談するなど適切な対処が求められる。また，MTXやbDMARD，JAK阻害薬を使用している結核およびB型肝炎既感染者において，治療中あるいは治療を中止した後に，結核菌やB型肝炎ウイルスが再活性化することがある。結核やB型肺炎の既感染患者にもやむを得ずこれらの治療薬が使用されることがあるため，定期的に検査を行い，いつもと違う症状があるときにはすぐに医療者に伝えてもらうようにする。異常発生時の適切な対処法は患者によって異なるため，どのように対処すべきかについては，患者のリスクの程度やセルフケア能力に合わせて日頃から十分話し合っておく。

MTXとbDMARDには休薬期間がある。服薬や自己注射を忘れないよう工夫し，忘れてしまった場合はどうするかも決めておくと，慌てずに対処できる。

4）感染症の徴候を理解し，対処や予防ができる

　　bDMARD，JAK阻害薬，副腎皮質ステロイドなどで治療を受けている場合は，治療薬の影響で免疫力が低下し，感染症を発症しやすくなる。肺炎などの重篤な呼吸器感染症に対して最大の注意が必要であるが，中耳炎や蓄膿症，歯肉炎，膀胱炎，爪周囲炎，帯状疱疹（ヘルペス）など慢性化している感染症が治癒せず悪化してくる場合もあるので，それらについても早めの対処が求められる。患者には感染症の徴候や症状を知ってもらい適切に対処や予防行動がとれるようにする。また，家族にも，インフルエンザなど家族内感染が懸念される感染症への対処については，意識を高くもち予防を心がけてもらう。

　　患者は，固有の感染症リスクをもっている場合がある。たとえば，高齢，寝たきり，間質性肺炎・気管支拡張症・糖尿病などの合併，人工関節置換術など人工物を体内に留置した手術歴，結核やB型肝炎既感染などである。患者が自身のリスクを意識できるよう伝え，どのような症状をモニタリングすればよいか，発症時の対処方法を具体的に話し合っておくとよい。

看護技術の実際

A 薬物管理（メトトレキサート：MTX）

- 目　　的：安全，確実な薬物治療の継続
- 適　　応：メトトレキサート（MTX）治療を受ける関節リウマチ患者

方法	留意点と根拠
1　新たにMTXを導入することが決まった時点で，患者の治療継続を支援するために有用な情報を得ておく 適切な情報を提供して（「2　関節リウマチと全身性エリテマトーデスの治療」p.197参照），患者の治療に対する疑問や不安を軽減するとともに，副作用や費用負担などのリスクとベネフィット（効果）を話し合い，治療目標を共有する	●治療中断や自己調整が起こりやすいのは，治療費用に負担を感じている，医師や看護師に気がかりを相談しにくいと感じている，治療効果が実感できない，副作用を経験している場合などである❶。表6-9に示した項目を聴取して，患者のちょっとした疑問や不安にも対応し，治療によるリスクとベネフィットを患者と話し合い，治療目標を共有する。また，医師に患者の希望を代弁することも必要である
2　患者がもっている副作用のリスクをアセスメントする 1）医師が実施する投与前検査を参考にする 2）患者が自身のリスクを認識できるようアセスメントの結果は必ず患者と共有し，セルフケアを高める支援につなげる（表6-10）	●B型肝炎既感染者にMTXを投与すると，ウイルスが再活性化し重篤な肝障害をきたすことがある❷。既感染者にMTXを投与する際には，定期的にHBウイルスのDNA量を測定する ●MTX投与により，潜在していた結核が再燃することがある❷

第Ⅲ章 慢性的な機能障害のある人への支援技術

表6-9 患者の治療継続を支援するために有用な情報

- 疾患や治療をどのように受け止めているか，納得して治療を受けることができているか
- 身体症状とそれに伴う生活機能障害の程度
- 関節リウマチの疾患活動性
- これまでに使用した治療薬と治療経過
- 新たに処方された薬の効果，具体的な副作用の徴候を知っているか
- 治療にどのような期待をもっているか
- 用法用量，治療費用，副作用など治療に対する不安や疑問がないか
- 今後の人生設計（特に妊娠計画，育児／授乳予定など）：妊娠中あるいは妊娠計画がある場合には，抗リウマチ薬の服薬を中止しなければならないものがある。MTXは中止後1月経周期をあけてから妊活するなど薬によって様々である
- 家庭や社会における役割，受けられるサポートなど
- ストレスと心理状態
- 治療について医師と十分話し合えているかなど

表6-10 副作用リスクのアセスメント：質問項目

- 患者の年齢（65歳以上）
- 関節リウマチの罹病期間，Stage，Class
- これまでに使用した治療薬と薬剤アレルギーの有無
- 投与前検査の結果（胸部X線，胸部CT，心電図，ツベルクリン反応またはT-SPOT検査，肝炎ウイルスその他血液検査，尿検査，SpO$_2$など）
- 既往歴：感染症（結核，慢性呼吸器感染症，B型肝炎，C型肝炎，歯周病や副鼻腔炎など慢性経過している感染症も含む），間質性肺炎やCOPDなどの肺疾患，心疾患，肝障害や腎障害を有する悪性腫瘍，脱髄疾患，血液疾患，糖尿病
- 患者のセルフケア能力と行動様式
- 家族の支援力　など

	方　法	留意点と根拠
3	**患者に服薬方法とセルフケアについてわかりやすく説明する** 1）患者にMTXの用法用量を説明する ・MTXの効果は個人差があること，効果が出るまでに数週間〜3か月を要することを説明し，効果が発現するまでの間は中断や自己調整を行わないよう指導する ・MTXは，症状が緩和しても継続する必要がある薬であることから，自己調整をしないよう説明する ・休薬期間があるため，具体的に何曜日に服薬するのかを説明し，服薬忘れを予防する工夫を行い，飲み忘れた場合の対処についても話し合っておく。服薬を忘れた場合には，その週は薬をスキップし，決められた曜日・時間に服薬するなど，決して2回分を1度に服薬しないよう指導する 2）アセスメントした結果をもとに副作用の対処法を指導する ・MTX治療中に感染症を発症した場合には，感染症の治癒を優先させることがある❸。 ・副作用のなかには感染症以外にも自覚できないものがあるため，定期的に受診して検査をしなければならないことを説明する	● 患者によっては，関節の痛みや腫れは軽減しないのに副作用ばかりを実感するなど，薬物療法を継続することに不安を感じる場合も少なくない。効果が発現するまでの間は気になる症状があれば医療者に相談するよう伝える ● 葉酸（フォリアミン®）は，MTXの副作用である悪心，口内炎や肝障害を予防する薬であることを説明し，内服を忘れないよう伝える ● 対処法の指導例 ・日頃から手洗いとうがいを励行し，口腔内の清潔を心がける ・不用意に人込みに近づかない ・マスクをする ・インフルエンザや肺炎球菌ワクチンを接種する❹ ・家族が感染症を発症したときにどのように対処すればよいか，患者の生活状況やセルフケア能力を踏まえて話し合っておく ・重篤な感染症を発症したときにはMTXを中止することがある。病診連携，病病連携が必要な患者には，他科医師にも自己免疫疾患であることを告げておくこと，薬の情報は「お薬手帳」を使って患者自身が他科の医師へ伝えら

方　法	留意点と根拠
	れるように指導する ・「いつもと違う症状を自覚した場合はそれを医療者に伝えるのがあなたの役割である」と伝え，患者が自身の身体への関心を高め，主体的に治療に参加できるよう働きかける
4 効果的な治療を継続できるよう支援する 　1）患者が治療効果を実感できるように働きかける 　2）喫煙者には禁煙を勧める 　3）併用禁忌や薬の飲み合わせについて，正しい知識を患者に提供する 　・ビタミン薬や青汁などには葉酸を含むものが多いため，MTX服薬中の患者には，その効果を低下させないようサプリメントの過剰摂取は控えるよう指導する 　・MTXを使用している患者は生ワクチンを接種してはならない 　4）副作用なく治療が継続できていても，「治療費がこれまでのように払えない」「妊娠したいが治療はどうなるのか」など，患者の不安や気がかりは常に変化していく。患者からの相談を待つのではなく，医療者から患者へ声をかけるようにし，患者が気兼ねなく相談できる窓口をつくるなど，それぞれの医療システムのなかでうまく患者の治療継続を支援する方法を検討する	●喫煙は関節リウマチの発症要因である可能性が高いだけでなく，MTX（bDMARDも同様）の効果を減じることがわかっている ●MTXは催奇形性があるため，妊婦には使用しない。中止後1月経周期をあけて妊活可能とする。サラゾスルファピリジンとタクロリムスはリスクベネフィットを考えて妊婦に使用が可能である。またbDMARDのなかにはTNF阻害薬のように妊婦に使用できる薬もあるため，治療薬変更についても相談にのる

❶van den Bemt BJF, Zwikker HE, van den Ende CHM：Medication adherence in patients with rheumatoid arthritis：acritical appraisal of the existing literature, *Expert Rev Clin Immunol*, 8（4）：337-351, 2012.
❷日本リウマチ学会MTX診療ガイドライン小委員会編：関節リウマチにおけるメトトレキサート（MTX）使用と診療の手引き2023年版，羊土社，2023，p.19-26.
❸前掲書❷，p.79-103.
❹日本リウマチ学会編：関節リウマチ診療ガイドライン2024改訂－若年性特発性関節炎 少関節炎型・多関節炎型診療ガイドラインを含む，診断と治療社，2024，p.141-143.

B 薬物管理（生物学的製剤の皮下投与と自己注射指導）

●目　　的：安全・確実な薬物療法（皮下注射で投与する生物学的製剤）の継続
●適　　応：皮下注射で投与する生物学的製剤（bDMARD）治療を受ける関節リウマチ患者，自己注射を行う関節リウマチ患者
●使用物品：皮下注射製剤，消毒用綿花，注射器廃棄ボックス，自己管理ノート，自己注射を指導する場合は，自己注射練習用キット，教育資材

方　法	留意点と根拠
1 生物学的製剤を治療に導入することが決まった時点で，患者の治療継続を支援するために有用な情報を得て，治療目標を共有する（「A薬物管理（メトトレキサート：MTX）」の1参照）	
2 患者がもっている副作用のリスクをアセスメントする（「A薬物管理（メトトレキサート：MTX）」の2参照）	●患者が自身のリスクを認識できるようアセスメントの結果は必ず患者と共有する。モニタリングの指標を患者に提示するなど，セルフケアを高める支援につなげる
3 生物学的製剤を投与する 　1）初回投与 　・投与前にはバイタルサインと血液検査や尿検査の結果を確認し，加えて**表6-11**に示す症状がないかを確認する	●患者によってはNSAIDsなど治療薬の影響で感染徴候に気づきにくくなっている人や，一人で受診行動がとれない人がいるので，医療者側から積極的に尋ねる

209

方　法	留意点と根拠
・投与後にはアナフィラキシーショックが出現していないかを確認し，注射部位反応（注射部位の発赤，瘙痒，腫脹，硬結）など次回受診までに起こりうる副作用への対処法と緊急連絡先，次回受診方法などを指導する 2）2回目以降の投与 ・副作用症状の早期発見と対処法の指導（初回投与時と同様）に加えて，患者自ら副作用に気づき，対処あるいは予防行動がとれるようセルフケアを高める支援を行う	●患者が注射に慣れてきたタイミングで，自己注射移行をイメージできるよう，注射をするときの留意点を患者に言葉で伝える。今後の治療の見通しを話し合い，家族にも治療について知る機会を設けるなどするとよい
4　自己注射技術の獲得を支援する 1）患者に自己注射への移行意思を確認する 2）自己注射への移行意思がある場合は，自己注射を安全に実施できるか，以下の項目をアセスメントする。自己注射への移行意思がない場合は，その理由をアセスメントし，患者に必要な支援・情報を提供する ・手指巧緻性 ・視力障害の程度 ・自己注射に対する感情（恐怖など） ・指導を理解し，記憶できるか ・感染症発症時などに適切に対応できるか ・家庭で自己注射を支援してくれる人がいるか ・治療費用に対する不安がないか　など 3）注射器のデバイスを検討する 　オートインジェクターは針が見えないため，患者の注射針に対する恐怖心を緩和できる。しかし，シリンジ製剤のように薬液の注入速度を調整することはできない。デバイスによって利点が異なるため，患者と相談して決めるのがよい（図6-3） 4）教育用資材を用いて，自己注射手技を指導する	●医師によって治療継続が妥当と判定された患者は自己注射が可能である。治療判定時期は薬によって異なる 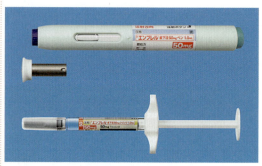 **図6-3**　エタネルセプト（エンブレル®）のオートインジェクター（上）とシリンジ製剤（下） 写真提供：ファイザー株式会社 ●自己注射指導時に確認するべきポイント ・注射する薬の名称，量，注射をする日，投与間隔がわかるか ・自己注射の準備前に手洗いを行い，室温に戻した注射器，消毒用綿花，補助具など注射に必要な物品を準備できるか ・皮下注射に適した部位はどこかがわかり，前回注射した部位を避けて注射部位を選ぶことができるか ・安全に自己注射を実施できるか ・注射後，自己管理ノートに注射の記録をすることができるか ・未使用の注射薬は冷蔵庫に保管し，注射薬を持ち歩く場合は保冷剤・保冷バッグを用いる必要があることを理解

表6-11　皮下注射製剤を投与する前に確認すべき症状

- 発熱，悪寒，咳嗽，鼻汁，喀痰，咽頭炎，全身倦怠感，呼吸苦，SpO$_2$の低下など呼吸器や重篤な全身感染症に伴う症状
- 口内炎の治癒遷延，貧血症状，皮下出血など血液障害に伴う症状
- 腹痛，下痢，悪心，嘔吐，食欲不振など消化器感染症に伴う症状
- 倦怠感，易疲労性，食欲不振，黄疸など肝機能障害に伴う症状
- 尿量減少，下腿浮腫，体重増加など腎機能低下に伴う症状
- 尿混濁，尿臭，排尿時痛，残尿感，血尿など尿路感染症に伴う症状
- その他蜂窩織炎，副鼻腔炎，中耳炎，結膜炎，蜂巣炎，帯状疱疹（ヘルペス）など慢性的な感染症の悪化を示す症状
- 外傷
- 四肢冷感，血圧低下，頻脈，労作時呼吸困難などの心不全症状
- 四肢の筋力低下，脱力感，運動障害，感覚障害など脱髄疾患に伴う症状

方　法	留意点と根拠
	しているか ・いつもと違う症状や感染症の徴候に気づいたとき，医療者に連絡・相談する方法がわかるか ・注射を忘れてしまったときの対処がわかるか
5 治療継続を支援する 　1）患者が治療効果を実感できるように働きかける 　　症状や日常生活動作の変化を患者と一緒に確認し，患者が治療効果を実感できるよう支援する 　2）生活の再調整を助ける 　　関節痛などの症状が劇的に改善した患者は，つい無理をしてしまうことがある。症状が緩和しても無理をしない，休息を配分しながら過活動を防ぐ（ペーシング）技術を身につけるなど，患者と一緒に生活を調整する方法を考えていく 　3）感染症予防や禁煙など，治療効果を持続させるために必要な日常生活における留意事項について適宜確認する	●患者は自己注射に移行後，注射に伴う苦痛や，負担と治療効果の間で葛藤している場合が少なくない[1]。患者が治療効果を実感できるよう支援することが大切である ●感染症に罹患したときや，手術や歯肉切開など手術を受けるとき[2]には，治癒が遅延しないように中止する必要があることを伝える。患者自身が他科で自己免疫疾患があること，治療について伝えられるように指導しておく ●自己注射か否かにかかわらず生物学的製剤を使用している患者には以下についても指導する ・特に大腸，乳房，子宮についてはがん検診を定期的に受ける ・妊娠，授乳計画は早めに医療者に相談する ・インフルエンザや肺炎球菌ワクチン，帯状疱疹ワクチン（不活化ワクチン）を接種する[3] ・生ワクチンは接種してはならない

[1]山田久美子・川端千景・折井加奈子・他：生物学的製剤を自己注射している患者が抱えている困難感，甲南病院医学雑誌，29：51-53，2012．
[2]日本リウマチ学会編：関節リウマチ診療ガイドライン2024改訂−若年性特発性関節炎 少関節炎型・多関節炎型診療ガイドラインを含む，診断と治療社，2024，p.147-149．
[3]前掲書[2]，p.41-143．

C 関節機能と生活機能のための関節のアセスメント[1]

●目　　　的：（1）関節痛の機序を明らかにする
　　　　　　　（2）関節リウマチや全身性エリテマトーデスの疾患活動性を評価する
　　　　　　　（3）患者の関節機能と生活機能をアセスメントする
　　　　　　　（4）患者が体験している生活上の困難を知り，対処法を考える

●適　　　応：関節リウマチや全身性エリテマトーデスなど関節炎を伴う患者

方　法	留意点と根拠
1 情報収集そのほか事前の準備を行う 　1）血液検査や画像検査(X線，CT，MRI，関節エコー)のデータがあれば，それらを入手して現在までの推移を把握しておく 　2）過去に評価された病期分類（SteinbrockerのClass分類）があれば，その情報を入手して現在までの推移を把握しておく 　3）現在処方されている薬（特に患者の関節痛に影響を及ぼす薬）を確認しておく 　4）カーテンなどでプライバシーが守られる場所へ移動する 　5）患者に関節アセスメントを行う目的と方法を説明する	●関節リウマチの活動性を判断するための検査 ・赤血球沈降速度（ESR） ・C反応性たんぱく（CRP） ・matrix metalloproteinase-3（MMP-3）　など ●全身性エリテマトーデスの活動性を判断するための検査 ・血球数（RBC，WBC，PLT） ・赤血球沈降速度（ESR） ・血清補体価（C3，C4，CH50） ・尿たんぱく，尿沈渣　など
2 患者の症状体験や生活状況を聴く 　生活状況（立ち仕事が多いなど）と，その生活において患者がどのようなことに困っているのかを，詳しく具体的に尋ねる	●関節リウマチ患者には，身体機能評価尺度（Health Assessment Questionnaire - Disability Index：HAQ-DI）も参考にするとよい

	方 法	留意点と根拠
3	関節を視診・触診する（表6-12） 1）患者には，筋緊張が生じないように，椅子に座るかベッドに横になってもらう 2）視診では主に関節の腫脹や変形，関節運動の左右差をみる 3）触診では圧痛，腫脹や変形，熱感，不安定性，運動制限の有無をみる（図6-4）	●視診や触診は，左右差をみるだけでなく，過去の評価との比較も行う
4	疾患活動性の影響を受ける朝のこわばりや握力を確認する	●朝のこわばりの持続時間：長時間の安静の後，指や手首，足首などを動かすときに，痛みとは異なる，こわばった，あるいはぎこちない感じをいう。このこわばりは起床時が最も強く，身体を動かしていると緩和してくる ●握力：手指に変形がある患者の握力は，血圧計に握力測定用の専用カフを取り付け，カフを20mmHgまで加圧した状態で患者に握ってもらい測定する
5	関節機能や疾患活動性を評価した結果を患者に伝えて，対処法を考える 血液検査や画像検査（X線，CT，MRI，関節エコー）のデータ，2で聴取した患者の関節痛の体験，3，4などの結果から，	●医師は，血液検査や画像検査，圧痛・腫脹関節の数，HAQ-DI，医師による疼痛評価，患者による疾患活動性の全般評価などから関節リウマチの疾患活動性を計算し，治療評価に使っている。主に以下の4つの基準が用いられる

表6-12 関節の視診・触診のしかた

- 顎関節：左右触診し，圧痛をみる。腫脹はわかりにくい
- 肩鎖関節：鎖骨と肩峰の間にある。触診で腫脹や圧痛をみる
- 肩関節：肩全体を手掌で後ろから包み込むように触診し，腫脹，圧痛，熱感などをみる。また両上肢が前方・側方挙上できるか，両手を後頭部で組めるか，両手を腰の後ろで組めるか，患者に自動運動を行ってもらい運動制限の有無をみる
- 胸鎖関節：腫脹は視診でも確認できる。触診で圧痛をみる
- 肘関節：肘関節を後面から触れると肘頭，上腕骨外側上顆，橈骨頭がわかる。それらをつないだ三角形の部分（肘関節を90度に屈曲すると陥凹する）を触れ，動かしながら腫脹と圧痛，熱感などをみる。また肘関節の屈曲・伸展，前腕の回内・回外運動に制限がないか，不安定性がないかをみる
- 手関節，MP関節，IP/PIP関節，DIP関節：視診と触診で，圧痛，腫脹，変形，熱感などをみる（図6-4）。その他，手指の把握運動ができるか，母指と他の指でつまみ動作ができるか，肘関節を伸ばした状態で手関節の屈曲・伸展ができるか，胸の前で合掌できるかなどを行ってもらい，運動制限の有無や不安定性をみる
- 股関節：腫脹はわからない。ベッドに仰臥位になってもらった患者の股関節を屈曲・外旋・外転位としたときに痛みや運動制限がないかみる
- 膝関節：左右いずれかの手で膝関節の上部と側部を圧迫し，膝蓋骨が関節液で浮き上がった状態にする。反対の手の親指で膝蓋骨を上から押すと，関節液が貯留している場合は，膝蓋骨が上下に動く感覚が得られる（パテラタップテスト）。その他，立位時のアライメント，屈曲・伸展運動が痛みなくでき不安定性はないか，その際軋音などの異常音がないかなどをみる
- 足関節，足根骨，MTP関節，IP/PIP関節：手指関節と同様に触診し，圧痛，腫脹，熱感，不安定性などをみる。その他，足の縦アーチ，横アーチが保たれているか（図6-5），足関節の底背屈運動に痛みや制限，不安定性がないかなどをみる

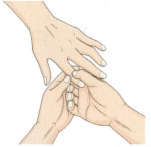

手足の小関節を触診するときには，関節を上下左右4点，あるいは左右2点を押さえながら動かして可動域を確認する。腫脹している関節は厚みがあり，ぶよぶよしている，可動域にも制限がある。触診は左右比較しながら行うとよい

図6-4 手足の小関節の触診

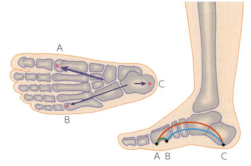

図6-5 足の縦アーチ（A-C，B-C）と横アーチ（A-B）

方　法	留意点と根拠
患者の関節をアセスメントする 患者の関節痛の原因が炎症によるものか，すでに破壊された関節に刺激が加わり生じたものかなどが判断できる。そのうえで，患者が体験している生活上の困難への対処方法を検討していく	・米国リウマチ学会の基準（ACR改善基準） ・DAS28：28関節に基づくDisease Activity Score ・SDAI：Simplified Disease Activity index ・CDAI：Clinical Disease Activity Index

❶熊谷俊一：血液検査の見方，村澤章・元木絵美編，リウマチ看護パーフェクトマニュアル，羊土社，2013，p.55-59.

D 基礎療法としての関節保護

● 目　　　的：（1）関節の変形を予防する
　　　　　　　（2）関節炎に伴う苦痛を緩和する
● 適　　　応：関節リウマチによる関節炎がある患者

	方　法	留意点と根拠
1	患者に目的，内容を説明する	●関節保護は，関節痛の軽減や変形予防のために患者が行える基礎療法である。日々の暮らしのなかで関節に無理な負担がかかっていないか，それぞれの状況に合わせた身体の使い方や環境を調整するコツを習得してもらう
2	患者の関節をアセスメントしながら，患者の症状体験や生活状況を聴く 方法は，C，p.211を参照	
3	患者がすでに実施している関節保護法を評価し，患者の身体状況に合わせた方法を検討する 1）関節への負担を減らす ・1つの関節に負担がかからないようにする。小さな関節ではなく大きな関節を使うようにする ・関節の安定性を高め，関節のアライメントを矯正して変形が進行するのを予防するために，サポーターや装具やインソールなどを使う ・鍵や鉛筆，スプーン，フォーク，歯ブラシなど，細くてつまみにくいものの柄は長く太くする ・コップや茶碗を持つときは指先で持たず，掌全体を使って持つようにする。鍋やフライパンなどの重い調理道具も両手で扱うようにする ・タオルや雑巾は，水道の蛇口に引っ掛けて両手でねじりながら絞る ・荷物は片手に提げず，肩などの大きな関節にかける，あるいはリュックサックを使う ・太りすぎは下肢の関節に負担をかける。標準体重（標準体重(kg) = [身長(m)^2]×22）を超えないよう，体重をコントロールする ・ペットボトルのふたを開ける動作は，手指の尺側変形を助長させるため，自助具を使用するよう勧めるなど 2）環境を整え，エネルギーの浪費を防ぐ ・洋式トイレ，テーブル，椅子などを使い，生活スタイルを洋式にする ・電動ベッドを使用する ・朝のこわばりが強ければ，皿洗いは昼食後にまとめてするなど，仕事の方法を身体に合わせて工夫する	●手指が腫れたり痛んだり変形したりすると，関節可動域や筋力が低下し，つまむ，ひねる動作が困難となる ●疾患活動性が高く関節炎や痛みが強い患者，関節破壊が進行し関節機能障害が著しい患者は，日常生活動作の一つひとつに自然に力が入り，エネルギーを浪費してしまうので，それを防ぐ

第Ⅲ章 慢性的な機能障害のある人への支援技術

方 法	留意点と根拠
3) 休息を配分し，過活動を防止する (ペーシング) ・こわばりが強い朝や，関節炎や痛み，倦怠感が強いときは，無理をせず休む ・痛みや倦怠感などの不快な症状が緩和したときに過活動になりがちな患者は，1時間立ち仕事をしたら休息をとるなどと決めて，過活動に伴って起こる疲労の蓄積を防ぐ ・そのためには，患者自身が生活のなかで何を優先するかを決める必要がある。患者が自身の価値を確認したり整理したりすることを助ける 4) 関節可動域の維持・拡大，変形・拘縮予防を目的に，適度な運動を定期的に行う ・関節炎，痛み，こわばりが強い場合は無理に行わない ・左右均等に，同じ回数動かす ・初めは軽く，運動後の疲労や痛みを確認しながら少しずつ運動量を増やす。疲労感や痛みが残る場合は，次回からの運動量を減らす ・関節運動は，筋肉が動いているのを意識しながら可動域いっぱいまで伸ばすよう意識する。ただし，勢いや反動をつけて急激に動かさないよう注意する	●15分程度の運動プログラム「家庭でできるリウマチ体操」 (公益財団法人日本リウマチ財団ホームページ：リウマチ情報センター) がある ●"伸ばす"運動は，体幹で代償が可能なので，早くから障害されやすい

E 関節リウマチ患者へのフットケア

●目　　的：足部のアセスメント，足部の感染症防止，清潔維持
●適　　応：副腎皮質ステロイドやMTXなどの抗リウマチ薬，bDMARD，JAK阻害薬で治療を行っている関節リウマチ患者，足部に骨変形がある関節リウマチ患者，手指の巧緻性低下や腰椎疾患などでセルフケアが阻害されている関節リウマチ患者
●使用物品：椅子，フットレスト，足浴用バケツ，足浴用液体洗浄剤，タオル，爪切りニッパー，爪やすり，胼胝用やすり，ゾンデ，保湿剤，ディスポーザブル手袋，ガウン，マスク，ゴーグル，防水シート

方 法	留意点と根拠
1 環境を整える 患者の身体状況に合わせて安全・安楽にフットケアが行えるように整える。ケアの前には，患者にフットケアの目的，内容，所要時間を説明する	
2 患者背景，治療状況，生活状況を確認する ・年齢，性別 ・関節リウマチ罹病期間 ・これまでの治療経過 (特に治療薬の変更や，人工関節や関節固定術などの手術既往) ・現在の関節リウマチ治療薬の種類と投与量 (抗リウマチ薬，bDMARD，JAK阻害薬，ステロイド，NSAIDsなど) ・疾患活動性 (C, p.211を参照) ・生活状況 (就業，習慣，生活環境など) ・関節リウマチ以外の既往(血管炎やその他の自己免疫疾患，末梢循環障害，糖尿病，下腿潰瘍の既往，白癬既往などフットトラブルを起こしやすい要素)	

214

方法	留意点と根拠
3　足を観察する 表6-13に示す項目を観察し，自宅ではだれがどのように足をケアしているかを確認する❶ **表6-13　足の観察項目** ・皮膚状態：発赤，乾燥，角質肥厚，亀裂，結節，胼胝，鶏眼，発疹，水疱，表皮剥離，皮膚白癬，潰瘍，外傷，紅斑・紫斑，皮膚硬化など ・爪の状態：爪肥厚，陥入爪，巻き爪，爪白癬，深爪など ・変形の有無：外反母趾，内反小趾，扁平足，ハンマートゥ，クロウトゥ，土踏まずの形状，踵骨外反など ・血流障害の有無：冷感，足背動脈・後脛骨動脈の触知，浮腫，レイノー現象など ・足関節や足趾の可動域 ・靴や足底板，インソールが足にフィットしているか ・セルフケア，家族の支援状況	●足の観察は，両足を並べて左右比較しながら患者と一緒に行う。荷重をかけた状態も観察する ●患者の足に骨変形が起こると，関節機能が障害されるだけではなく，骨突出部に発赤や胼胝，潰瘍が生じることがある（図6-6） 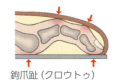 槌趾（ハンマートゥ）　　鉤爪趾（クロウトゥ） 図6-6　足の骨変形 ●はじめは小さな傷でも，副腎皮質ステロイドの長期使用による皮膚の菲薄化，抗リウマチ薬や生物学的製剤の使用に起因する易感染，手指の巧緻性の低下による足部の清潔保持の困難などの状況が重なると，潰瘍や蜂巣炎，化膿性関節炎などの感染症に至ることがある
4　フットケアを実施する 爪切りや胼胝・鶏眼削りなどフットトラブルに応じた処置を行い，患者が自宅で継続できるセルフケアを提案する。潰瘍などで関節リウマチ治療を中断させないために，特に骨変形がある関節リウマチ患者とは，フットケアの方法やフットトラブル発生時の対処法について話し合っておく 1）スキンケア ・入浴が困難な場合は，足浴やシャワー，また自助具を工夫するなどして（図6-7），足を清潔に保つ ・皮膚のバリア機能を保つために保湿ケアを行う ・足は毎日観察するよう指導する。その際，治療薬によって易感染性となっている人，人工関節置換術の既往がある人，糖尿病を合併している人，NSAIDsや副腎皮質ステロイド，bDMARDなどで感染症の急性反応が抑制されやすい人には特に注意を促す 2）胼胝や鶏眼がある患者のセルフケア ・足関節の変形，MTP関節亜脱臼，開帳足など，患者の足に胼胝・鶏眼ができるメカニズムを説明する	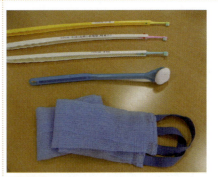 図6-7　趾間ブラシ，保湿クリーム用パフ，持ち手つきタオル ●「胼胝が痛い」とフットケアを希望する患者のなかには，胼胝下潰瘍を形成している者が少なくない（図6-8）。痛みがあるときには，発赤，腫脹，圧痛，熱感などの感染徴候の悪化がないか，毎日見たり触ったりして確認するよう指導する 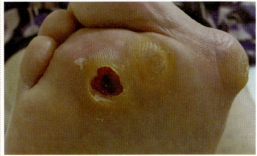 図6-8　胼胝下潰瘍 ●荷重をかけたときに胼胝や鶏眼が痛むと，たちまち歩行の障害になるため，患者の多くがはさみや剃刀で胼胝や鶏眼を削るなどの自己処理を行っている。安全にできるセルフケア方法を提案する

方　法	留意点と根拠
・患者のセルフケア能力を査定し，自宅で安全にできるセルフケア（良好な皮膚状態を保つための保湿ケアや皮膚用のやすりを用いて削る）技術を指導する（図6-9）	

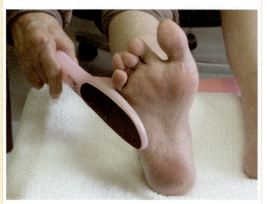

図6-9　レデューサを用いて自分で安全に胼胝を削る

・インソールや足底装具などによって足の横アーチをサポートする方法，骨突出部への圧迫やズレなどの原因を取り除く方法を検討する	●爪は角を切り落とさず四角くカットし，角をヤスリで整える。長さは足趾の肉に埋もれないよう足趾と同じか，少し短くカットする。深爪にならないよう注意する
3）巻き爪や陥入爪がある患者のセルフケア	
・巻き爪が悪化しないよう，患者やその家族に爪の切り方を指導する（Ⅲ-7「代謝機能障害のある患者への支援技術」図7-26，p.248を参照）	
4）足白癬や爪白癬がある患者のセルフケア	●関節リウマチ患者は足部の清潔が保ちにくく，また，治療薬により免疫力が低下していることからも白癬を発症しやすい。ほかに，カンジダ属真菌（皮膚や爪の病変），ウイルス感染症（帯状疱疹や尋常性疣贅（イボ）），細菌感染症（蜂巣炎）などにも注意する。水疱や膿疱は白癬に似た皮膚症状を呈するので鑑別が必要である。皮膚疾患の原因によって，治療やセルフケア指導の内容も異なるので，まずは原因を明らかにする
・1日1回は爪周囲や足趾の間までていねいに洗う	
・足趾間の水分はしっかり拭き取る	
・靴下は毎日履き替え，清潔にする	
・家族に白癬の人がいる場合は，スリッパやバスマットは共有しない	
・白癬治療には抗真菌薬の内服と外用薬がある。外用薬は風呂上りなど，足が清潔な状態で塗布する。白癬の治癒には数か月かかる。皮膚症状が消失しても，薬を中止するタイミングは処方医と十分相談するように伝える	
5）フットウェアに関する情報提供	●フットウェアに関する不適切なセルフケアを行っている患者が多い（足に当たらないよう大きな靴を履く，靴に合わないインソールを使い回している，胼胝が痛むので別々に購入したインソールを複数枚同時に使っているなど）。それぞれの患者に，適切な情報提供を行う
・靴は，「つま先部分に縫い目がない靴」「つま先部分の高さに余裕がある靴」「足に適したサイズ（実寸+1～1.5cm）の靴」「マジックテープやひもで調整でき，甲の部分でしっかりとめられる靴」など，患者の足の形状に合わせて選ぶよう提案する	
・靴を履くときには，靴の踵と足の踵がフィットするよう整えてから靴ひもやマジックテープを締める。靴が足の甲部分でしっかり固定されていることが大切であると指導する	
・インソール，足底装具，靴型装具に関しては，理学療法士や義肢装具士と連携して情報提供を行う	
・医師の処方のもとでインソールや装具を作成した場合は，各医療保険の窓口へ申請すれば，その保険における給付割合に応じて，7割もしくは9割が還付される。1年半以内に新しい足用装具を作る場合は保険適用外（自費）となる	

❶竹本佐織・庭野三枝子・長谷川有紀・他：生物学的製剤治療を受けている関節リウマチ患者における足病変の実態調査，甲南病院医学雑誌，29：58-60，2012．

文　献

1）日本リウマチ学会編：関節リウマチ診療ガイドライン2024改訂－若年性特発性関節炎 少関節炎型・多関節炎型診療ガイドラインを含む，診断と治療社，2024，p.212.
2）難病情報センター：悪性関節リウマチ　https://www.nanbyou.or.jp/wp-content/uploads/upload_files/File/046-242404-kijyun.pdf（アクセス日：2024/9/27）
3）橋本博史：全身性エリテマトーデス臨床マニュアル，第3版，日本医事新報社，2017，p.9-21.
4）前掲書3），p.2-8.
5）前掲書1），p.16-19.
6）日本リウマチ学会MTX診療ガイドライン小委員会編：メトトレキサート（MTX）使用と診療の手引き2023年版，羊土社，2023，p.16.
7）前掲書6），p.76-78.
8）前掲書6），p.19-21.
9）一般社団法人日本骨代謝学会 グルココルチコイド誘発性骨粗鬆症の管理と治療のガイドライン作成委員会（委員長 田中良哉）編：グルココルチコイド誘発性骨粗鬆症の管理と治療のガイドライン2023，南山堂，2023，p.116-119.
10）前掲書3），p.97.
11）前掲書3），p.160-193.

7 代謝機能障害のある患者への支援技術

学習目標
- 代謝疾患（糖尿病）の症状，合併症，検査，治療の概要について理解する。
- 糖尿病の患者に必要な支援技術を習得する。
- 糖尿病患者のセルフケア支援について理解する。

1 糖尿病の病態と症状

　代謝とは摂取した栄養素を消化・吸収し，体成分に合成し，あるいはエネルギー源としてたくわえ（同化作用），必要に応じて分解・利用し（異化作用），不要な終末産物を排泄する一連の過程をいう[1]。この代謝のプロセスの一部に異常が生じたものが代謝疾患である。糖質，脂質，たんぱく質，ビタミン，ミネラルなどの栄養素に関連した代謝異常の代表的な疾患として，糖尿病，脂質異常症，高尿酸血症や痛風などがある[1]。本節では，糖尿病を取り上げる。

　糖尿病はインスリンの作用不足に基づく慢性の高血糖を主徴とする代謝疾患群である[2]。慢性的に続く高血糖や代謝異常は，様々な合併症を引き起こし，患者の生活の質（QOL）を低下させる。糖尿病の症状を軽減し，合併症の発現と進行を防ぎ，QOLを低下させないために，血糖マネジメントなどの糖尿病管理が重要となる。

1）糖尿病の症状

　持続する中等度の高血糖に伴う身体症状として，口渇，多飲，多尿，体重減少，易疲労感，感染症，創傷治癒遅延などがあげられるが，自覚症状に乏しく，患者は病識をもたない場合が多い。特に，2型糖尿病の初期では，症状に乏しく，治療や自己管理の中断につながるケースが多い。

2）糖尿病の成因分類

　糖尿病と糖代謝異常は成因により以下のように分類される。

（1）1型糖尿病

　膵臓のランゲルハンス島β細胞が破壊され，通常はインスリンの絶対的欠乏に至り，発症する。自己免疫性，特発性がある。通常，インスリン療法が不可欠である。

（2）2型糖尿病

　インスリン分泌低下やインスリン抵抗性をきたす複数の遺伝因子に，加齢，過食，運動不足，肥満などの環境因子が加わって発症する。日本の糖尿病の多くは2型糖尿病である。

（3）妊娠糖尿病

　妊娠中に初めて発見または発症した糖尿病に至っていない糖代謝異常である[3]。明らかな糖尿病と診断された症例は妊娠糖尿病から除外される。

（4）その他

　遺伝因子として遺伝子異常が同定されたもの，他の疾患や薬物などに伴う二次性糖尿病などがある。

3）糖尿病の主な検査

（1）糖尿病の早期発見や診断のために行う検査

　血糖値*（空腹時・随時・食後），75g経口ブドウ糖負荷試験（75gOGTT），グリコヘモグロビン（HbA1c）**，インスリン値，血中・尿中Cペプチド値（CPR）など。

（2）糖尿病発症後に血糖コントロールの状態を評価するための検査

　血糖値（空腹時・随時・食後），グリコヘモグロビン（HbA1c），グリコアルブミン（GA），1.5-アンヒドログルシトール（1.5-AG），尿糖，尿ケトン体など。

（3）糖尿病合併症の早期発見や評価するための検査

　血糖値，HbA1c，血中・尿ケトン体，尿たんぱく（尿アルブミン），クレアチニン，血中尿素窒素（BUN），クレアチニンクリアランス（Ccr），電解質（Na，K，Cl），動脈血ガス分析，心電図や循環器系検査，胸部X線，神経機能検査（腱反射，振動覚），神経伝導速度，自律神経検査（心電図R-R間隔や起立負荷による血圧測定など），頸動脈エコー，眼底検査など。

＊　血糖値：血液1dL中にグルコース（ブドウ糖）が何mg含まれるかを示したもの。単位はmg/dL。
＊＊HbA1c：血中のヘモグロビンとブドウ糖が結合したもので，過去1〜2か月の血糖コントロール状況
　　を反映する。

4）糖尿病の合併症

　糖尿病の合併症には急性合併症と慢性合併症がある。

　急性合併症には，低血糖，高度のインスリン作用不足により引き起こされる糖尿病ケトアシドーシス（DKA），高浸透圧高血糖状態，感染症などがある。一方，慢性合併症は，長期間にわたって持続する高血糖・脂質異常を含む代謝障害と，全身の血管を中心とした組織の変性と機能喪失である[4]。これには，糖尿病特有の細小血管障害である網膜症，腎臓病，神経障害と，特有ではないが動脈硬化と関連した大血管障害である動脈硬化性疾患（冠動脈疾患，脳血管障害，末梢動脈疾患など）や，糖尿病足病変などがある。

　糖尿病患者が有する足病変は，足のびらん，水疱，潰瘍，感染症（爪や皮膚の白癬，爪周囲炎など），壊疽，変形（爪・足趾・足），胼胝，熱傷，末梢動脈疾患など様々な病態がみられる。特に，足は不潔になりやすく，糖尿病患者では糖尿病神経障害による知覚低下，末梢循環障害（動脈硬化による血流障害），高血糖による易感染性が相乗的に影響し，足病変が発症しやすく，重い病変に進行しやすい。足病変が潰瘍・壊疽などにより重症化すると，最悪の場合，下肢切断などで足を失うことになり，患者のQOLは著しく低下する。そのため，足病変の早期発見と予防のため，フットケアが重要である。

　このような合併症の発症は患者のQOLを低下させ，生命予後を悪化させる。それゆえ，合併症を予防し，進展を阻止することは糖尿病治療の目的でもある。

第Ⅲ章　慢性的な機能障害のある人への支援技術

② 糖尿病の治療

　糖尿病治療の目標は合併症の発症と進展を阻止し，健康な人と変わらないQOLを維持するとともに健康な人と変わらない寿命を確保することにある[5]。そのためには，血糖，体重，血圧，血清脂質の良好なコントロール状態の維持に努めることが重要である（**表7-1**，**7-2**，**7-3**）。

表7-1　**血糖コントロール目標**（65歳以上の高齢者については**表7-2**を参照）

目　標	コントロール目標値[注4]		
	血糖正常化を 目指す際の目標[注1]	合併症予防 のための目標[注2]	治療強化が 困難な際の目標[注3]
HbA1c（％）	6.0未満	**7.0未満**	8.0未満

※治療目標は年齢，罹病期間，臓器障害，低血糖の危険性，サポート体制などを考慮して個別に設定する
注1）：適切な食事療法や運動療法だけで達成可能な場合，または薬物療法中でも低血糖などの副作用なく達成可能な場合の目標とする
注2）：合併症予防の観点からHbA1cの目標値を7％未満とする。対応する血糖値としては，空腹時血糖値130mg/dL未満，食後2時間血糖値180mg/dL未満をおおよその目安とする
注3）：低血糖などの副作用，その他の理由で治療の強化が難しい場合の目標とする
注4）：いずれも成人に対しての目標値であり，また妊娠例は除くものとする
日本糖尿病学会編著：糖尿病治療ガイド2022-2023，文光堂，2022，p.34. より引用

表7-2　**高齢者糖尿病の血糖コントロール目標（HbA1c値）**

		カテゴリーⅠ		カテゴリーⅡ	カテゴリーⅢ
患者の特徴・健康状態[注1]		①認知機能正常 かつ ②ADL自立		①軽度認知障害～軽度 　認知症 または ②手段的ADL低下， 　基本的ADL自立	①中等度以上の認知症 または ②基本的ADL低下 または ③多くの併存疾患や 　機能障害
重症低血糖が危惧される薬剤（インスリン製剤，SU薬，グリニド薬など）の使用	なし[注2]	7.0％未満		7.0％未満	8.0％未満
	あり[注3]	65歳以上 75歳未満 7.5％未満 （下限6.5％）	75歳以上 8.0％未満 （下限7.0％）	8.0％未満 （下限7.0％）	8.5％未満 （下限7.5％）

治療目標は，年齢，罹病期間，低血糖の危険性，サポート体制などに加え，高齢者では認知機能や基本的ADL，手段的ADL，併存疾患なども考慮して個別に設定する。ただし，加齢に伴って重症低血糖の危険性が高くなることに十分注意する。
注1）認知機能や基本的ADL（着衣，移動，入浴，トイレの使用など），手段的ADL（IADL：買い物，食事の準備，服薬管理，金銭管理など）の評価に関しては，日本老年医学会のホームページ（www.jpn-geriat-soc.or.jp/）を参照する。エンドオブライフの状態では，著しい高血糖を防止し，それに伴う脱水や急性合併症を予防する治療を優先する。
注2）高齢者糖尿病においても，合併症予防のための目標は7.0％未満である。ただし，適切な食事療法や運動療法だけで達成可能な場合，または薬物療法の副作用なく達成可能な場合の目標を6.0％未満，治療の強化が難しい場合の目標を8.0％未満とする。下限を設けない。カテゴリーⅢに該当する状態で，多剤併用による有害作用が懸念される場合や，重篤な併存疾患を有し，社会的サポートが乏しい場合などには，8.5％未満を目標とすることも許容される。
注3）糖尿病罹病期間も考慮し，合併症発症・進展阻止が優先される場合には，重症低血糖を予防する対策を講じつつ，個々の高齢者ごとに個別の目標や下限を設定してもよい。65歳未満からこれらの薬剤を用いて治療中であり，かつ血糖コントロール状態が図の目標や下限を下回る場合には，基本的に現状を維持するが，重症低血糖に十分注意する。グリニド薬は，種類・使用量・血糖値等を勘案し，重症低血糖が危惧されない薬剤に分類される場合もある。
【重要な注意事項】糖尿病治療薬の使用にあたっては，日本老年医学会編「高齢者の安全な薬物療法ガイドライン」を参照すること。薬剤使用時には多剤併用を避け，副作用の出現に十分に注意する。
日本老年医学会・日本糖尿病学会 編・著：高齢者糖尿病診療ガイドライン2023，p.94，南江堂，2023 より転載

表7-3	体重，血圧，血清脂質のコントロール指標
体　重	目標体重 (kg) ＝ [身長(m)]²×22 ～ 25 (目標BMI) ＊ BMI (body mass index) ＝体重 (kg) / [身長(m)]² ＊目標BMIは年齢や合併症に応じて異なる
血　圧	収縮期血圧130mmHg未満，拡張期血圧80mmHg未満
血清脂質	・LDLコレステロール120mg/dL未満（冠動脈疾患がある場合100mg/dL未満，より冠動脈疾患の再発リスクが高いと考えられる場合は70mg/dL未満を考慮する） ・HDLコレステロール40mg/dL以上 ・中性脂肪150mg/dL未満（早朝空腹時） ・Non-HDLコレステロール150mg/dL未満（冠動脈疾患がある場合130mg/dL未満，より冠動脈疾患の再発リスクが高いと考えられる場合は100mg/dL未満を考慮する）

日本糖尿病学会編著：糖尿病治療ガイド2022-2023，文光堂，2022，p.34-35．を参考に作成

　患者の治療の場は生活の場であることから，患者自身が主体となって自己管理をすることが必要不可欠である。そのため，患者教育が重要な意味をもつ。糖尿病の治療は，食事療法を基本とし，状態に応じて，運動療法，薬物療法が行われる。

1）食事療法

　糖尿病の食事療法は，基本的には適正な摂取エネルギー量を守り，バランスよく栄養素を摂ることが大切である。ただし，合併症によっては制限が必要になる。特に，糖尿病関連腎臓病の場合は，病期により，塩分，たんぱく質，カリウム，水分などの制限が必要となる。

　適正な1日のエネルギー摂取量は，年齢，肥満度，身体活動量，病態，患者のアドヒアランスなどを考慮して算出される。

　成人期のエネルギー摂取量（kcal）は目標体重＊（kg）×エネルギー係数＊＊で計算される。

＊　　目標体重（kg）：　65歳未満：〔身長（m）〕²×22
　　　　　　　　　　　65歳～：〔身長（m）〕²×22 ～ 25。ただし，75歳以上の後期高齢者では現体重に基づき，フレイル，ADL低下，併発症，体組成，身長の短縮，摂食状況や代謝状態の評価を踏まえ，適宜判断する。

＊＊エネルギー係数：身体活動レベルと病態に基づいたエネルギー必要量
　　　　　　　　　　軽労作：25 ～ 30kcal/kg目標体重，普通の労作：30 ～ 35kcal/kg目標体重，重い労作：35 ～ kcal/kg目標体重（ただし，目標体重と現体重との間に乖離がある場合は，柔軟に係数を設定する）で計算される。

　成人の基本的な栄養素の配分の目安は1日エネルギー量の40 ～ 60％を炭水化物で摂取し，20％までをたんぱく質，残りを脂質から摂取する。脂質が25％を超える場合は，飽和脂肪酸を減じるなど脂肪酸組成に配慮が必要である[6]。一定のエネルギー量を守りながら，栄養学的バランスを保つためには「糖尿病食事療法のための食品交換表」の使用が食品の選択に際して便利である。糖質制限食，カーボカウント（食物中の炭水化物の量を計算する）などの食事療法もある。

2）運動療法

　運動は，ブドウ糖・脂肪酸の利用を促進し，血糖値を低下させる急性効果に加え，インスリン抵抗性の改善，減量，筋萎縮や骨粗鬆症の予防，心肺機能・運動能力向上，気分爽快感など日常生活のQOL向上の効果が期待できる[7]。運動は，糖質・脂肪酸の燃焼効率か

ら，20分以上持続することが望ましい。また，運動の種類と頻度に関して，インスリン抵抗性の改善に代表される運動効果は実施後3日くらいから低下しはじめ，1週間でほとんど消失するため，中強度の有酸素運動を週に150分かそれ以上，週に3回以上，運動をしない日が2日間続かないように行い，レジスタンス運動を連続しない日程で週に2～3回行うことが望ましい[7]。長期間にわたって運動を継続し，習慣化することが重要である。1日のライフスタイルを把握し，運動が可能な時間を見つけ，一人でも毎日無理なく続けられるようにすることが必要である。

　運動療法は，合併症や血糖マネジメントの状態によっては適切ではないこともあるので，開始前には必ずメディカルチェックを受ける。空腹時血糖250mg/dL以上または尿ケトン体中等度以上陽性，増殖性網膜症の場合，腎不全，虚血性心疾患，骨・関節疾患や糖尿病性壊疽，急性感染症，高度の糖尿病性自律神経障害がある場合などでは，運動の禁止あるいは制限が必要である[7]。薬物療法を行っている場合は，食事前の運動は低血糖の危険性があるので，食後1～2時間くらいに行うのが好ましい。

3）薬物療法

　薬物療法は，食事療法や運動療法が行われているが，血糖マネジメントが不十分であるときに行われる。薬物療法中は低血糖などの副作用に注意し，その予防と対処法，さらに，薬物療法の継続が困難な状況（外出時，旅行時，シックデイなど）の対策などについて十分な説明と理解が必要である。いずれの薬剤を使用する場合も，使用薬剤の最新の添付文書などの使用上の注意を理解し，指示された量，投与時間，方法などを遵守することが大切である。また，薬剤の使用中は，継続して，症状，所見，検査値，患者の言動などに注意を払う必要がある[8]。

（1）経口薬療法

　表7-4に示すように，経口薬には様々な特徴があり，患者の病態，合併症の有無，薬剤の作用特性などを考慮して選択される[8]。

（2）注射薬療法

①インスリン療法

　インスリン製剤は様々な種類・タイプがあり，同じ製剤であっても剤形や注入器の使用方法，注入量の単位刻みも異なるため，患者の病態や状態，ライフスタイルなどに応じて選択される。自己注射の場合，ペン型注射器を使用することが多い。主な市販の製剤・注入器一体型の使い捨てタイプ（プレフィルド/キット製剤）を表7-5に示す。また，1型糖尿病，小児，妊娠中の患者などに対し，持続皮下インスリン注入療法（CSII）を行う際には，携帯型小型インスリン持続注入ポンプを使用することもある。

　インスリン使用者は血糖自己測定（SMBG）（➡看護技術の実際Ｂ，p.235参照）が保険適用になっている。

　インスリン製剤の主な副作用は低血糖である。

②インスリン製剤以外の注射薬：GLP-1受容体作動薬，基礎インスリン製剤とGLP-1受容体作動薬の配合薬（表7-6）

　GLP-1受容体作動薬は，膵β細胞膜上のGLP-1受容体に結合し，血糖値が高い場合のみ

表7-4 主な経口薬の種類

機 序	種 類	一般名	主な作用	主な副作用	体重への影響	備 考
インスリン分泌非促進系	α-グルコシダーゼ阻害薬 (α-GI)	アカルボース ボグリボース ミグリトール	αグルコシダーゼの作用を阻害し，糖の吸収を遅延させることにより，食後の高血糖を抑制	肝障害，消化器症状（腹部膨満感，放屁の増加，下痢など）。単独使用では低血糖の可能性は低い（※SU薬やインスリンとの併用時には低血糖に注意が必要）	な し	・必ず食直前に服用する。食後では効果が大きく減弱する ・低血糖時には砂糖（ショ糖）ではなくブドウ糖を使用する。ブドウ糖の常時携帯を説明する
	SGLT2阻害薬	イプラグリフロジン ダパグリフロジン ルセオグリフロジン トホグリフロジン カナグリフロジン エンパグリフロジン	近位尿細管でのブドウ糖の再吸収を抑制することで尿糖排泄を促進し，血糖を降下させる	尿路感染症・性器感染症（特に女性），脱水，頻尿・多尿，ケトアシドーシス，皮膚障害。単独使用では低血糖の可能性は低い	減 少	・腎機能低下患者では効果が減弱する。重症の腎不全と透析例，妊娠時は使用しない ・尿糖は陽性。尿糖，1.5-AGの検査結果は血糖マネジメントの参考にはならない
	チアゾリジン薬	ピオグリタゾン	インスリン抵抗性の改善を介して，血糖降下作用を発揮	浮腫・心不全，肝障害，骨折（女性）	増 加	・心不全患者，心不全の既往者には使用しない ・重篤な肝機能障害患者には使用しない ・体重が増加しやすいので食事療法を確実に実行する ・一部の疫学研究で，膀胱がんの発症リスクについての報告がある
	ビグアナイド薬 (BG)	メトホルミン	肝臓での糖新生の抑制を主とし，そのほか消化管からの糖吸収抑制，末梢組織でのインスリン感受性改善などの膵外作用により，血糖降下作用を発揮	乳酸アシドーシス，胃腸障害。単独使用では低血糖の可能性は低い	な し	・肝・腎・心・肺機能障害がある患者，脱水，大量飲酒者，手術前後，インスリンの絶対適応のある患者，栄養不良，下垂体・副腎機能不全者には使用しない ・高齢者などには注意が必要 ・ヨード造影検査前は中止，再開時は注意

（次ページに続く）

第Ⅲ章　慢性的な機能障害のある人への支援技術

表7-4　（続き）

機　序	種　類	一般名	主な作用	主な副作用	体重への影響	備　考
インスリン分泌促進系	イメグリミン	イメグリミン	血糖依存性インスリン分泌促進，インスリン抵抗性改善作用により，血糖降下作用を発揮	インスリン，SU薬，速効型インスリン分泌促進薬と併用時には低血糖のリスクが増加する可能性がある	な　し	・ビグアナイド薬との併用は慎重に行う ・腎機能障害患者（透析患者含む）への投与は推奨されない
	血糖依存性 DPP-4阻害薬	▼1日1～2回 シタグリプチンリン ビルダグリプチン アログリプチン リナグリプチン テネリグリプチン アナグリプチン サキサグリプチン ▼週1回 トレラグリプチン オマリグリプチン	DPP-4の選択的阻害により活性型GLP-1濃度および活性型GIP濃度を高め，血糖低下作用を発揮。血糖依存的にインスリン分泌を促進し，グルカゴン分泌を抑制	単独使用では低血糖の可能性は低い。SU薬との併用で重篤な低血糖による意識障害を起こす症例報告がある。まれに水疱性天疱瘡	な　し	・高齢者や腎・肝機能障害がある場合は禁忌もしくは慎重投与 ・食事摂取の影響を受けないので，食前・食後投与いずれも可
	GLP-1受容体作動薬	セマグルチド	血糖依存性のインスリン分泌促進とグルカゴン分泌抑制	胃腸障害（下痢，便秘，悪心など），低血糖（頻度不明，単独使用での可能性は低い），急性膵炎，胆嚢炎，胆管炎，胆汁うっ滞性黄疸	減　少	・空腹時に水とともに服薬し，服薬後30分は飲食・他剤服用を避けるなど，服薬に際する多くの留意点あり ・膵炎の既往のある患者は慎重投与
	血糖非依存性 スルホニル尿素薬（SU薬）	グリベンクラミド グリクラジド グリメピリド	インスリン分泌を促進し，血糖低下作用を発揮	低血糖	増　加	・腎・肝機能障害のある患者や高齢者への使用には注意が必要
	速効型インスリン分泌促進薬（グリニド薬）	ナテグリニド ミチグリニド レパグリニド	インスリン分泌を促進し，血糖低下作用を発揮	低血糖	増　加	・SU薬に比べ吸収と血中からの消失が速い ・食後高血糖の是正に良い適応 ・腎・肝機能障害のある患者や高齢者へは慎重投与
※配合錠			各単剤における作用と同様	各単剤に準ずる		・第一選択薬として使用不可 ・各単剤使用に比し，服薬製剤の種類や錠数が減少し，患者のアドヒアランスの向上が望める

日本糖尿病学会編著：糖尿病治療ガイド2022-2023，文光堂，2022，p.59-69. を参考に作成

表7-5 主なインスリン製剤の種類(インスリンプレフィルド/キット製剤)

分類名	インスリン注入量の単位刻み	発現時間	最大作用時間	持続時間	主な商品名
超速効型	0.5U～1U	5～20分	1～3時間	約4～5時間	・ヒューマログ注 ミリオペン／ミリオペンHD ・インスリンリスプロBS注ソロスター HU「サノフィ」 ・ルムジェブ注 ミリオペン／ミリオペンHD ・ノボラピッド注 フレックスタッチ／フレックスペン／イノレット ・フィアスプ注フレックスタッチ ・アビドラ注ソロスター　　　　　　　　　　　　　　など
速効型	1U	約30分～1時間	1～3時間	5～8時間	・ヒューマリンR注ミリオペン ・ノボリンR注フレックスペン
混合型	1U	15分未満	1～6時間 1～4時間	18～24時間	・ヒューマログミックス：25注ミリオペン／50注ミリオペン
	1U	30分～1時間	2～12時間	18～24時間	・ヒューマリン3/7注ミリオペン
	1U	10～20分	1～4時間	約24時間	・ノボラピッド30ミックス注フレックスペン, 50ミックス注フレックスペン
	1U	約30分	2～8時間	約24時間	・ノボリン30R注フレックスペン ・イノレット30R注
配合溶解	1U	10～20分	1～3時間	42時間[注]	・ライゾデグ配合注フレックスタッチ
中間型	1U	約1～3時間	4～12時間	18～24時間	・ヒューマリンN注ミリオペン ・ノボリンN注フレックスペン
持効型溶解	1U	約1～2時間	3～14時間明らかなピークなし	約24時間 42時間超[注]	・レベミル注フレックスペン ・レベミル注イノレット ・トレシーバ注フレックスタッチ ・ランタス注ソロスター ・インスリングラルギンBS注ミリオペン「リリー」 ・インスリングラルギンBS注キット「FFP」 ・ランタスXR注ソロスター

注) 反復投与時の持続時間
日本糖尿病学会編著：糖尿病治療ガイド2022-2023, 文光堂, 2022, p.144-145. を参考に作成

インスリン分泌促進作用を発揮する。そのため,単独使用では低血糖をきたす可能性は低い。さらにグルカゴン分泌抑制,胃内容物排出抑制,食欲抑制作用など多様な作用を有し,その作用により空腹時血糖値,食後血糖値の両方を低下させ,体重を低下させる。いずれの薬剤もインスリン非依存状態の患者に用い,インスリン依存状態(1型糖尿病患者など)への適応はない[9]。

　GLP-1受容体作動薬の副作用として,下痢,便秘,悪心などの胃腸障害がみられる。副作用発現のリスク回避のために,低用量から投与を開始し,患者の状態に応じて用量を漸増していく。また,急性膵炎,腸閉塞の報告もあるので,膵炎や腹部手術や腸閉塞の既往のある患者や腎機能・肝機能障害がある患者には慎重に投与する。SU薬やインスリン製剤との併用により低血糖の発現頻度が高くなるので,定期的に血糖測定を行うなど注意が必要である。

第Ⅲ章　慢性的な機能障害のある人への支援技術

表7-6　インスリン製剤以外の注射薬：GLP-1受容体作動薬，GLP-1受容体作動薬の配合薬

分　類	一般名	用法・用量[注1]
GLP-1受容体作動薬	▼1日1～2回 リラグルチド エキセナチド リキシセナチド ▼週1回 持続性エキセナチド デュラグルチド セマグルチド	 0.9（1.8）mg/日　1日1回，朝または夕 10～20μg/日　1日2回，朝夕食前 10～20μg/日　1日1回，朝食前 2mg/週[注2]，週1回 0.75mg/週，週1回 0.5（1.0）mg/週，週1回
配合薬	インスリンデグルデク／リラグルチド インスリングラルギン／リキシセナチド	[10～50単位/0.36～1.8mg]/日　1日1回 [5～20単位/5～20μg]/日　1日1回朝食前

注1）用量は常用量を記載，最高投与量が異なるときは（　　）内に示した
注2）本剤1キットを投与する場合，投与される薬液はエキセナチドとして2mgを含む
日本糖尿病学会編著：糖尿病治療ガイド2022-2023，文光堂，2022，p.143．を参考に作成

　基礎インスリン製剤とGLP-1受容体作動薬の配合注射薬は，低血糖および体重増加のリスクを抑え，血糖コントロールを改善する[10]。

３　セルフマネジメント

　糖尿病患者におけるセルフマネジメントのために必要な教育の内容と，教育にあたり看護師に必要となる技術について表7-7に示す。

1）薬物管理（図7-1）
　低血糖とは，血糖値が70mg/dL未満と少なくなった状態のことをいう。血糖値が低下すると，血糖値を上昇させようとカテコラミンなどの血糖上昇作用をもつホルモンが分泌され，交感神経症状が出現する。さらに血糖値が低下し，50mg/dLを下回ると，中枢神経症状が出現するが，無自覚性低血糖もあるため注意が必要である。
- **低血糖予防**：血糖を変動させる要因を説明し，患者の生活で低血糖につながる要因（表7-8）を検討する。
- **低血糖症状の把握**：症状の出現は個人によって異なるため，症状を確認し，患者が低血糖を早期に感知できるようにする。
- **低血糖の対処**：意識がはっきりしている場合は，10gのブドウ糖（砂糖であれば20g）を摂取し，15分以内に低血糖の改善がない場合は，同じ対応を繰り返す。ただし，α-グルコシダーゼ阻害薬を使用している患者は，必ずブドウ糖を使用する。

2）食事管理
　食事療法の基本は，①適正なエネルギー摂取量を摂ること，②バランスよく栄養素を配分することである（図7-2）。そのうえで，患者個々に応じた課題について対応する。
　糖尿病の食事療法においては，食品交換表（図7-3）を用いることが多い。食品交換表では，食品を類似の栄養素により6種類に分け，食品は80kcalを1単位と定めている。指示カロリーに合わせて単位を計算し（1600kcalの場合は20単位），各栄養素の単位配分を決める

表7-7	糖尿病のセルフマネジメントのための患者教育の内容と必要な技術	
セルフマネジメント項目	教育内容	看護師に必要な技術
薬物管理	薬物療法の継続が確実にできるように教育する。また，患者自身が薬物の作用や副作用，使用上の注意点を理解し，医療者と一緒に薬剤と血糖値の関連について検討できるよう，以下の項目について教育する ・薬物療法の必要性 ・薬剤の作用，副作用，日常生活上の注意点 ・低血糖の予防と対処 ・自己注射の方法	・インスリンの自己注射指導技術*
食事管理	適正なエネルギーの摂取について，バランスよく摂取するための基本的知識を提供し，日常生活のなかに取り入れる方法について指導する ・適正なエネルギー摂取量 ・栄養素のバランス ・食品交換表やカーボカウントの活用 ・外食の選び方など生活に応じた食事の工夫について	・食事管理のための指導技術*
身体活動	血糖マネジメントのための身体活動の必要性や具体的方法，日常生活に取り入れる方法について指導する ・運動療法の効果 ・適切な運動量 ・運動療法時の留意点	・運動療法時の指導技術
セルフモニタリングと日常生活管理	患者が，日常生活と血糖値の関連を自分でアセスメントし，生活調整ができるようになるために，以下の項目について教育する ・血糖値のモニタリング ・血糖値のアセスメント 糖尿病患者が注意すべき以下の日常生活管理について指導する ・シックデイルール ・感染予防 ・旅行時の注意点 ・災害時の備え ・セクシュアリティ ・ストレスマネジメント	・血糖パターンマネジメントの指導技術 ・血糖自己測定の指導技術*
フットケア	糖尿病に伴う神経障害，末梢循環障害，易感染，あるいは足・足趾・爪の変形や病識の欠如による糖尿病足病変の発症・重症化を予防するため，患者の「全身状態」「生活状況」「セルフケア状況」「足の状態」の観点から足病変のリスクをアセスメントし，以下の内容について教育する ・毎日の足の観察の必要性と方法* ・フットケアの必要性と方法（足のスキンケアとネイルケア*） ・フットケアにかかわる日常の留意点 (p.233，表7-10参照)	・足の状態のアセスメント技術（足の観察と血流障害と末梢神経障害の検査技術*） ・フットケア技術*

* 「看護技術の実際」(p.234～250) を参照

血糖値	症状	対処法
70mg/dL	≪交感神経症状≫ 動悸・冷汗・手指振戦，など	経口摂取が可能な場合は，ブドウ糖10gまたはブドウ糖を含む飲料水，経口摂取が不可能な場合は，グルカゴンなどで対応
50mg/dL	≪中枢神経症状≫ 頭痛・集中力の低下・	
30mg/dL	痙攣・意識障害など	

図7-1 低血糖と対処

第Ⅲ章　慢性的な機能障害のある人への支援技術

表7-8 低血糖・高血糖につながる主な要因と具体例

主な要因	低血糖につながる具体例 (薬物療法中)	高血糖につながる具体例
食事	・いつもより食事量が少ない ・いつもより食事時間が遅い ・食事を摂らなかった	・過食や偏食 ・清涼飲料水や嗜好品の摂りすぎ ・間食 ・中食・外食の機会が多い ・炭水化物・脂肪の多い食品や高カロリー食品の多量摂取や野菜不足
運動	・運動や活動量がいつも以上に多い ・空腹時や食前における運動や活動	・運動不足
薬物	・インスリンや経口糖尿病薬の使用開始や量・種類の変更時 ・インスリンの種類，注射時間，投与量などの間違い ・血管内へのインスリン誤注射 ・インスリン注入ポンプの故障 ・経口糖尿病薬の飲み間違い ・糖尿病治療薬の併用 ・血糖自己測定値の誤りによる薬剤投与量の過剰投与 ・入浴などでインスリンの吸収が促進された場合 ・糖尿病以外の疾患の治療のためのステロイド薬など，血糖上昇作用のある薬剤の減量 ・糖尿病以外の疾患の治療のための，血糖低下作用を増強する薬剤の使用 ・高齢，腎機能や肝機能低下による薬剤分解能力の低下	・インスリンの種類，注射時間，投与量などの間違い ・インスリン注入ポンプの故障 ・経口糖尿病薬の飲み忘れや間違い ・血糖降下薬の二次無効 ・血糖自己測定値の誤りによる薬剤投与量の投与不足 ・糖尿病以外の疾患の治療のためのステロイド薬など，血糖上昇作用のある薬剤の使用や増量
飲酒	・多量摂取によるアルコール性低血糖	・アルコールそのものがもつ作用（インスリン作用の低下・インスリン分泌の抑制作用）やアルコールの代謝による高血糖 ・飲酒時の食事摂取量の乱れなど
その他	・肥満や感染症，ブドウ糖毒性などの改善（インスリン抵抗性の改善） ・(仕事や人間関係などの) 心身のストレスの緩和や解消 ・食欲低下，嘔吐，下痢などのシックデイ ・不規則な生活	・肥満，感染症，ブドウ糖毒性など（インスリン抵抗性の増大） ・(仕事や人間関係などの) 心身のストレスの増大 ・睡眠不足，過労 ・膵臓機能の低下 ・不規則な生活

（➡看護技術の実際Ⓐ，p.234参照）。

　食事療法というと，「食べられなくなる」「難しい」という思いが強くなることがあるため，食事療法の効果や必要性をわかりやすく伝え，心理的負担にも配慮した指導に努める。

3) 身体活動

　糖尿病患者にとって運動は，高血糖や肥満を是正したり，インスリン感受性を改善させたりするため，血糖値のマネジメントに有効である。運動の際は，下記のような点に注意をしながら実施する。

・運動療法開始時は，メディカルチェックを受け，運動療法の適応であることを確認する。

・合併症に応じ，運動量や強度が異なるため，合併症の有無と程度を把握しておく。

・運動により，バイタルサインの変動を伴うことがあるため，運動前後や運動中のバイタル

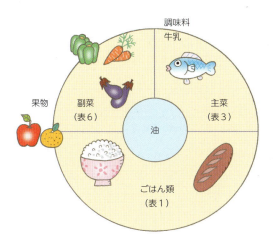

①食材を見て，主食（ご飯類）を全体の半分（両手一杯），残りを主菜と副菜（両手一杯100g）で半分ずつにする
②栄養素のことを考え，副菜の甘み，主菜の調味料（塩，油，砂糖味），主食の甘みを順に味わう
③3食中1食は，乳製品や果物を摂取する（油は気にしなくても摂れている）味や彩りを楽しむ
④表3の主菜は，手のひら半分で1単位（80kcal）前後になるものが多い

＊左の図中の表1，表3，表6は食品交換表における分類を示す

図7-2　食事配分のわかりやすい説明の例（社会福祉法人 雪の聖母会 聖マリア病院）

食品の分類	食品の種類	炭水化物 (g) 1gあたり4kcal	たんぱく質 (g) 1gあたり4kcal	脂質 (g) 1gあたり9kcal
炭水化物を多く含む食品（Ⅰ群）				
表1	・穀物　・いも　・炭水化物の多い野菜と種実　・豆（大豆を除く）	18	2	0
表2	・くだもの	19	1	0
たんぱく質を多く含む食品（Ⅱ群）				
表3	・魚介　・大豆とその製品　・卵，チーズ　・肉	1	8	5
表4	・牛乳と乳製品（チーズを除く）	7	4	4
脂質を多く含む食品（Ⅲ群）				
表5	・油脂　・脂質の多い種実　・多脂性食品	0	0	9
ビタミン，ミネラルを多く含む食品（Ⅳ群）				
表6	・野菜（炭水化物の多い一部の野菜を除く）・海藻　・きのこ　・こんにゃく	14	4	1
調味料	・みそ，みりん，砂糖など	12	3	2

1単位（80kcal）あたりの栄養素の平均含有量

①上の食品分類表における表1～表6の各グループの栄養素を知る
②同じ表の食品を知る
③表1と表2の適量を知る（炭水化物が多く，血糖値に直接影響する）
④表3など，その他の食品の単位配分を決める。同じ表の食品は同じ単位どうしで交換できる

図7-3　食品交換表の使い方

日本糖尿病学会編著：糖尿病食事療法のための食品交換表，第7版，日本糖尿病協会・文光堂，2013，p.13．より転載

第Ⅲ章　慢性的な機能障害のある人への支援技術

> **表7-9** シックデイルール

1．安静と保温に努め，早めに主治医または医療機関に連絡する
2．水やお茶などで水分摂取を心がけ，脱水を防ぐ
3．食欲がなくても，おかゆ，果物，うどん，ジュースなどで，炭水化物を補給する
4．インスリン治療中の患者では自己の判断でインスリンを中止しない
　　1）食事摂取ができなくても，インスリンを中止しない
　　2）血糖自己測定（SMBG）を行いながら，インスリン量を調整する
5．経口血糖降下薬，GLP-1受容体作動薬は種類や食事摂取量に応じて減量・中止する
6．入院治療が必要なときは，休日でも電話連絡をしてから受診する
7．医療機関では，原疾患の治療と補液による水分・栄養補給を行う

日本糖尿病療養指導士認定機構編著：糖尿病療養指導ガイドブック2024－糖尿病療養指導士の学習目標と課題，メディカルレビュー社，2024，p.238．より転載

サインの確認，自覚症状の有無などを観察する。
・低血糖に注意し，必要に応じて血糖自己測定を実施する。
・運動中は水分補給に注意する。
・足に合った靴の使用を勧める。

4）日常生活管理：シックデイ，感染予防，旅行時の注意点，セクシュアリティ，ストレスマネジメント

　糖尿病に関連する日常生活上の注意点としては，シックデイの対処，感染予防の留意点，旅行の際の注意点などがあげられる。

（1）シックデイ

　シックデイとは，発熱や下痢などが出現し，血糖マネジメントが著しく困難となった状態のことをいう。シックデイの際は主治医に相談し，対処の指示を受けるのが原則ではあるが，症状が軽い場合は，安静に努め，脱水予防のため水分を摂取する。食欲がなくてもケトアシドーシスを防ぐために炭水化物などを少量ずつ摂取しながら，自己測定した血糖値を参考にインスリンを調節・継続し，血糖値のマネジメントを図る（表7-9）。

（2）感染予防

　高血糖が持続すると好中球の機能低下などにより易感染状態となるため，感染予防の教育も重要である。教育内容としては，身体の清潔保持，インフルエンザの予防，歯周病予防のためのブラッシング，尿路感染症の予防，足の清潔や白癬の治療などである。これらに対しては，予防の必要性を伝えるだけではなく，患者個々の生活をよく知り，日常生活のなかでどのように実施するか，具体的な方法を伝えることが大切である。

（3）旅行の際の注意点

　療養中であっても，旅行などの生活上の楽しみも大切にして過ごすことが望まれる。ただし，以下の注意点を患者に説明し，安全に旅行ができるようサポートする。
・旅行の前にはメディカルチェックを受け，旅行日程や食事時間に応じた薬剤の調整について，主治医に相談しておく。
・薬物療法を受けている場合は，薬剤を旅行日数より多めに用意する。また，低血糖対処のためのブドウ糖や補食も少し多めに準備しておくことが望ましい。
・注射薬や血糖自己測定器は，手荷物として機内に持ち込む。

・足のトラブルを避けるため，履き慣れた靴を使用する。

（4）災害時の備え

　災害に備え，日頃の準備や災害時の対応について説明しておくことも大切である。一般的な準備としては，避難所や避難経路を確認し，家族や友人と非常時の連絡方法を決めておくことや，水や食料を備蓄しておくこと，電池や携帯電話の充電器などを準備しておくことなどがある。これらに加え，使用している薬剤は，日頃使用している鞄や，職場，非常持ち出し袋などに分散しておくとよい。その際，お薬手帳や使用している薬剤のメモも一緒に入れておくことが望ましい。

　また，災害で十分食事が摂取できない場合の薬剤の使用方法をあらかじめ主治医に相談しておくとよい。備蓄用の食品は，主食だけに偏らず，可能であれば主菜や副菜も準備しておく。避難生活では，可能な範囲で脱水予防や感染予防に努めること，身体を動かす機会をつくること，食事をゆっくり食べるなど，食べ方で血糖上昇を緩やかにすることなどについて伝える。

（5）セクシュアリティ

　糖尿病になるということは，性生活やセクシュアリティにも影響を及ぼす。代表的なものとして，男性の場合は自律神経障害に伴う勃起機能の低下，女性の場合は妊娠や出産に対する不安があげられる。このほか，性交中の低血糖への不安や対処，インスリンポンプなどの器具への対処なども必要となる。セクシュアリティに関する課題については，患者から医療者へ相談することは少ないかもしれない。相談しやすい場を設定するとともにカウンセリングやグループ学習なども活用し，患者がうまく対応できるよう支援する必要がある。

（6）ストレスマネジメント

　心身にストレスがかかると，血糖値を上げるホルモンが分泌され，また，インスリン抵抗性も強くなる。さらに，ストレス解消のために過食するなど，セルフマネジメント行動を妨げる原因につながり，直接的・間接的に血糖コントロールを悪化させることになる。そのため，患者がストレスの状況に対処し，自己管理できるように援助する。

5）セルフモニタリング：血糖自己測定，血糖パターンマネジメント

　ここでは，血糖自己測定とその結果をアセスメントする手法である血糖パターンマネジメントについて述べる。

（1）血糖自己測定 (self-monitoring of blood glucose：SMBG)

　具体的な技術については，「看護技術の実際」（Bp.235）を参照。血糖自己測定器は様々な種類があるため，患者に合った器種を選択する。患者が自分の血糖の変化をアセスメントできるように，自己管理ノートなどを活用し，測定した血糖値や血糖値に影響した出来事などを書き込んでもらい，受診時に持参してもらう。その際，血糖変動パターンを分析し，インスリン作用や生活との関係を患者と一緒に検討することが患者のセルフケアを促進することにつながる。

①持続グルコース・モニタリング (continuous glucose monitoring：CGM)

　腹壁皮下にセンサーを留置して，組織間液中のグルコース濃度を測定する。数日間の連

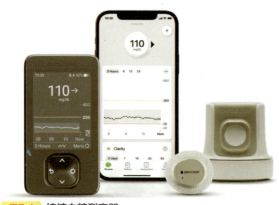

図7-4 持続血糖測定器
写真提供：デクスコムジャパン合同会社

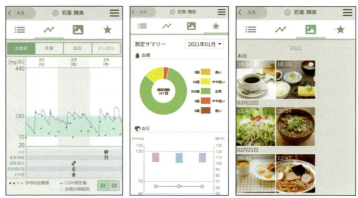

図7-5 血糖値管理システムの例（メディセーフデータシェア®）
写真提供：テルモ株式会社

続した血糖値のデータが得られるため，血糖値が不安定な患者や夜間の無自覚性低血糖の発見や治療，患者教育に役立つ（図7-4）[11]。

②血糖値管理システム

血糖自己測定器で測定した値をスマートフォンなどで，グラフや表で確認することができるものもある。システムにより異なるが，血糖値の経時的な変化や，1日血糖変動パターンの日々の変化，低血糖および高血糖のグラフ表示などが可能である。患者の病態や理解度に合わせて，患者と共に血糖値と治療や生活との関連を検討する（図7-5）[12]。

（2）血糖パターンマネジメント

血糖パターンマネジメントとは，血糖値の変動と患者の生活や病態，そのほか血糖値に影響する要因を多面的にアセスメントし，食事，運動，薬物などの調整を行うことである。患者が実施している血糖測定の値を一緒に見ながら，血糖変動の傾向を把握する。1日の血糖値の変動パターンと時間帯による特徴，曜日による変化，月経など月による変化，季節による変化など，いろいろな側面から見ることが大切である（図7-6）。

低血糖や高血糖があれば，その要因について患者と検討する。食事，運動のほか，薬物療法の効果，ストレス，血糖自己測定の手技，糖尿病以外の疾患などの影響も検討する。影響要因がわかったら，対処法を検討し，実施後に評価を行う。この一連の流れを，患者

月日	朝食前	昼食前	夕食前	眠前	備考
6/2(木)	136	131	202	180	→ 1日の血糖変動パターンを見る
6/3(金)	124	120			
6/4(土)	160	152	164	150	インスリン増量
6/5(日)	118		140	134	
6/6(月)	130	130	152	138	

- ライフスタイルを把握し，曜日や季節(月)による生活の変化がないか確認する
- 各時間帯の数日間の変動を見る
- 薬剤の使用状況，食事・運動療法の実施状況や，生活上のイベントについて確認する

図7-6 血糖自己管理ノートを見るポイント

表7-10 フットケアに関する日常生活の留意点

日常生活における留意点	具体的な教育内容
靴の選び方（図7-7）と履き方	・足の形に合ったもの（サイズや足の形：足首と靴の間に大きな隙間がない，つま先が当たらない，かかとのカーブが一致している，指が締めつけられないなど）を選ぶ ・窮屈なもの，大きすぎるもの，かかとの高いものは避ける ・足の甲が圧迫されず，余裕のある靴を選ぶ ・足がむくむこともあるので，夕方に選ぶようにする ・強度の足変形がある場合は保険適用で義肢装具士に靴型装具を作製してもらう ・胼胝，鶏眼，知覚神経障害など，足病変のリスクがある場合には，シューフィッターのいる店で靴の作成，中敷（インソール）の工夫などを行う ・靴を履く前に靴の中に異物がないことを確かめる ・靴ひもを毎回結び直す
熱傷の予防	・ホットカーペット，暖房器具，カイロ，湯たんぽなどを皮膚に直接当てることや，長時間当てることがないようにする ・入浴・足浴時の湯の温度に注意し，手で確認する
保護・外傷予防・保温・血流障害の予防	・素足を避け，靴下を履き，皮膚を保護する ・下肢の血流障害や，圧迫による皮膚損傷につながる危険があるため，靴下は，縫い目があるものや，ゴムがきつ過ぎるものは避けて，圧迫されないものを選ぶ ・汗の吸湿性のよい材質や保温に優れた材質など足の状態に合わせた靴下を選ぶ ・靴下は上に引っ張りすぎないように履く（引っ張りすぎると足趾が曲がって歩行に悪影響を及ぼすため） ・軽石などの使用は避ける
血流改善	・マッサージをする
禁煙	・喫煙は血管を収縮させ血流を阻害するため禁煙する
足の清潔保持	・足の清潔を保持する（p.250，表7-13の「足白癬・爪白癬」の項参照）
異常があれば放置しない	・早期発見・早期治療のため，毎日観察し，異常があれば医療者に相談する

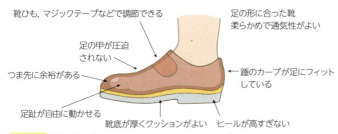

図7-7 靴の選び方

表7-11 足病変のリスクが高い糖尿病患者

1. 足病変や足趾切断の既往がある患者
2. 透析患者
3. 末梢動脈疾患(PAD)のある患者
4. ヘビースモーカー
5. 糖尿病神経障害が高度な患者
6. 足趾や爪の変形,胼胝を有する患者
7. 足病変自体を知らない患者
8. 血糖コントロールが不十分な患者
9. 視力障害が高度で,足を見たり爪を切ったりできない患者
10. 外傷を受ける機会の多い患者
11. 一人暮らしの高齢患者や足の衛生保持が不十分な患者

日本糖尿病療養指導士認定機構編著:糖尿病療養指導ガイドブック2024-糖尿病療養指導士の学習目標と課題,メディカルレビュー社,2024,p.223.より転載

が主体的に考え行動できるように支援することで,患者自身が状況を判断し,血糖マネジメントを行うことができるようになっていく。

6) フットケア

糖尿病合併症の重症化予防のための足病変の予防,早期発見や治癒促進に向けたケアを行う。さらに,患者自身が糖尿病の療養生活や足の状態を理解し,足の手入れの必要性・重要性を実感し,継続的に実施できるように,セルフケアの支援をすることが大切であり,足の観察とケアの仕方とともに,表7-10のような日常生活における教育を行う。

フットケアの対象は糖尿病患者全員が対象であるが,足病変のリスクが高い糖尿病患者には特に重要となる(表7-11)。

看護技術の実際

A 食事療法に関連した患者教育

- 目　　的:糖尿病管理における食事の課題を見いだし改善する
- 適　　応:食事療法を行っている糖尿病患者
- 使用物品:食品交換表,フードモデルなど

	方　法	留意点と根拠
1	**患者に思いを聴く** 食事療法に対する思いを聴く。肥満の原因や,患者が考えている食事の課題を聴く	●過度な食事制限や心理的負担を減らし,前向きに取り組めるよう支援する ●患者の考えを否定せずに,どのように考えているかていねいに聴き問題点を整理する
2	**適正カロリーと自宅での食事の状況を確認する** 患者の適正カロリーと栄養素の配分を確認する。その際,血糖マネジメント状況,使用している薬剤,自宅での食事内容,嗜好,調理者(協力者の有無),食べ方(食事のタイミングや食べる早さ)なども確認する(➡❶)	❶合併症や肥満の有無,これまでの食習慣などを考慮し,実行可能な目標を立てるために必要である

	方　法	留意点と根拠
3	**食事療法の基本的知識を確認する** 患者に食事療法の基本的知識を確認し，不足している部分を補う 〈食事療法の基本的知識〉 ・適正カロリーについて ・合併症に応じた食事療法 ・食品の栄養素やカロリーについて ・食品交換表の使い方やカーボカウントについて	●食事療法に関する基本的な教育は，栄養士と協力して進める。看護師も基本的知識をもって患者に接する ●集団指導の場や，栄養指導の報告書を活用し，不足している知識を補う。入院経験者の体験談なども生かすとよい ●糖尿病の教育を受けたことがある患者に対しては，受けた教育の内容，実施できたこと，できなかったこと，できなかった理由などを確認する ●カロリーや栄養素の説明には，数値と共にフードモデルなどを活用し，患者の理解を助ける工夫をする
4	**評価する** 自宅で食べている食事の評価をする	●食事調査においては，実際の食事と異なる食事を医療職に伝える患者もいる。看護師は，患者の問題点を見つけるという姿勢ではなく，より良い食事について一緒に考える姿勢を示し，患者が自分の食生活の課題を認識することを助ける。その際，食事について自由に話せる雰囲気をつくることが大切である
5	**食品構成について説明する** 適正カロリーと栄養素の配分に基づいた食品構成について食品交換表（図7-3参照）を用いて説明する	●自分で食事を作っている患者に対しては，献立の立て方も説明をする。患者自身が食事を作っていない場合は，調理者にも食事指導を実施することが望ましい
6	**患者と一緒に改善点を見つける** 日頃の食事と指示された食事の差について患者と共に考え，改善できることを見つける。また，患者の課題に応じた食事療法の工夫についても説明する（間食の摂り方，外食の摂り方，アルコールについてなど）	●理想どおりの食事を押しつけるのではなく，患者の生活状況を考慮し，できそうで効果的な方法を患者自身で見いだすことを支援する
7	**定期的に評価・修正する** 実施した食事療法の効果や目標の達成度を定期的に評価し，必要に応じて食事療法の内容を修正する	●高血糖の症状や血糖値，尿糖，体重，血圧，脂質などの改善を確認し，食事との関連について患者と共に検討する

B 血糖自己測定

● 目　　　的：血糖変動パターンを知り，治療や自己管理に活用する

● 適　　　応：糖質代謝異常のある患者

● 使用物品：血糖自己測定器，採血用穿刺器具と針，電極（センサー），アルコール綿

（以下の実施方法は，ワンタッチウルトラビュー®（ジョンソン・エンド・ジョンソン）の使用手順に沿って記載している）[13]

	方　法	留意点と根拠
1	**対象となる患者の情報収集をする** （病歴，使用薬剤，血糖マネジメント状況，セルフケア状況，支援者の有無，血糖測定の経験や不安など）	●患者の状況に応じた教育が実施できるように，事前に情報を得たうえで患者に接する
2	**手洗いをする** 1）手洗いをする理由を説明する 2）看護師だけでなく，患者にも手洗いを実施してもらう（➡❶❷）	●衛生学的手洗いをする ❶感染予防のために実施 ❷果物など糖分を含む食品による影響を避ける（指先に糖分が付着していると，偽高値を示すことがある）❶

方 法	留意点と根拠
3　患者に血糖測定について説明する 　1) 血糖測定の意義と効果について説明する 　2) 使用する物品の説明をする（血糖測定器，針，ランセット，センサー，消毒綿，針廃棄ボックス） 　3) 写真付きの手順書や動画を用いて実施手順を説明する	●手順書をもとに口頭で説明した後，患者に血糖測定器を操作してもらいながら説明をする ●手順書の記載で理解が困難な操作があった場合は，間違いやすいポイントとして，手順書に書き加えると，個々の患者に応じた説明ができる ●患者のセルフケア能力に応じ，まず看護師がデモンストレーションをしながら説明し，次に患者に実施してもらうなどの工夫も必要である ●血糖測定について説明をすることは，手順を伝えるだけではなく，以下のような効果も期待できる 　・信頼関係を築く 　・血糖測定の意義を伝えることで患者の自己管理を促進する 　・自分で血糖値の管理を行うことで自己効力感が高まる 　・実施する内容を伝えることで安心感を与える 　・患者のセルフケア能力を知ることができる
4　センサーを挿入して測定器の電源を入れる（図7-8a）	●センサーを曲げないように気をつける（機種によりセンサーの形状が異なる）
5　コード番号を確認する 　測定器の画面に表示されるコード番号と，センサーの容器ラベルに印字されているコード番号が一致していることを確認する（図7-8b）	●正確な測定値を得るため ●血糖測定器の機種により，コード番号の照合が不要なものや実施方法が異なるものがあるため，各機種を確認する

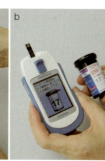

a　センサーを挿入する　　b　コード番号を確認する

図7-8　血糖自己測定器の準備

方 法	留意点と根拠
6　採血用穿刺器具を準備する 　1) ダイヤルを回し針の深さを調整する 　2) 針を穿刺器具の先端に装着する（図7-9a） 　3) 保護キャップをねじって取りはずす（図7-9b）	●ダイヤルの数値が大きいほど深く穿刺するため，患者の皮膚の状態に合わせて（柔らかく薄い皮膚は浅く，硬く厚い皮膚は深く穿刺）深さを調整する ●まっすぐに取り付け，カチッと音がするまでしっかりと押し込む（確認窓が黄色になることを確認する）

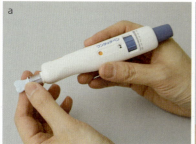
a　針を装着する

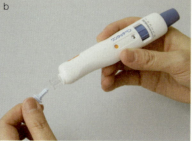
b　保護キャップをはずす

図7-9　穿刺器具の準備

方　法	留意点と根拠
7 血液が出にくい場合は，穿刺部位となる指を温め，マッサージをする 必要に応じ，心臓より下に指を下ろし，指の付け根から先に向かってマッサージする（➡ ❸）	❸血液が出やすくなるため
8 採血部位をアルコール綿で消毒する（図7-10a）	●感染を予防するために穿刺ごとに実施する ●アルコールは十分に乾かす（➡ ❹） ❹乾燥が不十分であった場合，正確な測定値が得られない可能性がある。また，血液がアルコールと共に流れてしまい，血液が球状にならないため，必要な血液量を血糖測定器に吸い上げることができなくなる
9 穿刺する（図7-10b） 1）採血部位に穿刺器具を軽く押し当てる（➡ ❺） 2）穿刺器具のボタンを押す	❺穿刺器具を皮膚に押し当てる力が強すぎると穿刺が深くなるため，軽く押し当てる
10 指先を軽く押して血液を出す（図7-10c）	●測定に必要な血液量を確保する（➡ ❻） ❻血液量が不足すると正確な測定値が得られないため ●指の付け根から指先に向かって血液を出す

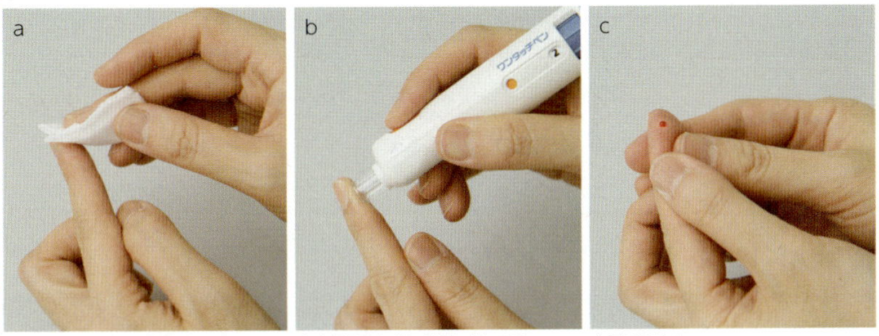

アルコール綿で消毒する　　穿刺器具を軽く押し当てる　　血液を出す

図7-10 採血のしかた

方　法	留意点と根拠
11 血糖値の表示を確認する 血糖測定器の先端に装着したセンサーに血液を吸い上げ（図7-11a），血糖値が表示されることを確認する（図7-11b）	●センサーの先端に血液を触れさせることで，必要最小量で測定が可能（機種により必要な血液量が異なる）

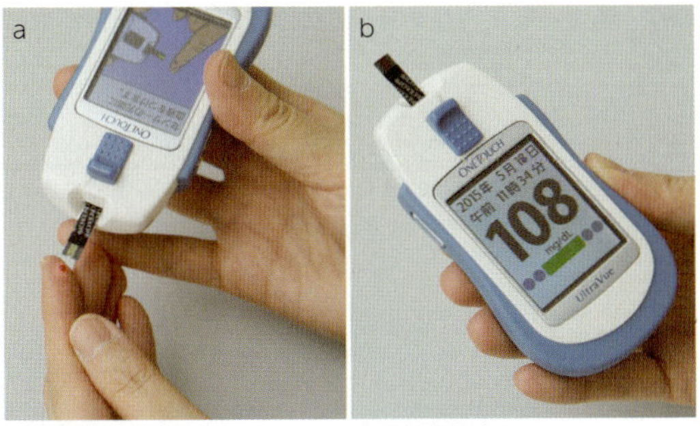

血液を吸い上げる　　表示を確認する

図7-11 血糖値の表示

方　法	留意点と根拠
12 採血部位を止血する	●採血部位を軽く押さえて止血をする。抗血液凝固療法実施中の患者は血が止まりにくい場合があるため，止血できたことを十分に確認する

第Ⅲ章 慢性的な機能障害のある人への支援技術

方　法	留意点と根拠
13 血糖値を記録する	●血糖自己管理ノートを使用している場合は，値を患者に記入してもらう（➡❼） ❼患者が自分の血糖状況を知り，自己管理に役立てることを支援する
14 使用したセンサーと針を片づける **図7-12** 針の廃棄	●使用済みの針は，廃棄用の容器に捨てる（図7-12）。容器は缶など針が突き出ないものとし，通院する病院の指示に従い廃棄する。センサーやアルコール綿は，一般ごみとして廃棄する

❶Hirose T, Mita T, Fujitani Y, et al：Glucose monitoring after fruit peeling pseudohyperglycemia when neglecting hand washing before fingertip blood sampling, *Diabetes Care*, 34(3): 596-597, 2011.

C インスリン自己注射

●目　　　的：患者が正確，安全に自己注射ができるようにする
●適　　　応：インスリン注射が必要な糖尿病患者（インスリン依存状態，糖尿病合併妊婦，重度の肝障害や腎障害がある糖尿病患者など）
●使用物品：ペン型インスリン注入器，アルコール綿，注射針，針の廃棄ボックス（図7-13）

（以下の実施方法は，フレックスペン®およびフレックスタッチ®（ノボノルディスクファーマ）の使用手順に沿って記載している）[14], [15]

方　法	留意点と根拠
1 **基本的な事項を確認する** 看護師は，インスリンの種類，使用時間（朝食前など注射時間の指示），注射単位，患者氏名を確認する	●血糖値や食事量の変化により，インスリン注射単位が変更されることがある。このような特別な指示がないかについても確認する
2 **患者の情報を収集する** 1）初回の実施時は，インスリンに対する患者の感情を確認する（➡❶） 2）病歴，血糖マネジメント状況，セルフケア状況，支援者の有無，血糖測定の実施状況などについて知る	❶インスリンに対するネガティブな感情を同定し，インスリン開始に対する感情のケアを実施することは，定期的な注射の実施を促す
3 **手洗いをする（➡❷）** 看護師だけでなく，患者にも実施してもらう	❷感染予防のため，衛生学的手洗いをする
4 **使用するインスリンについて，患者に説明する** 1）インスリンの種類と作用，効果 2）低血糖の症状と対処 3）インスリンの保存方法	●インスリンの種類により，注射時間（食直前や食事に関係なく一定時間に注射するなど）が異なるため，使用する薬剤に合わせて説明する ●2種類以上のインスリンを使用する際には，インスリン名だけではなく，デバイスの色など，間違えない確認方法についても伝える ●未使用のインスリンは冷蔵庫に保管するが，凍結を避けるために扉側のスペースに保存するなど，温度が低下しすぎないよう配慮する

方法	留意点と根拠
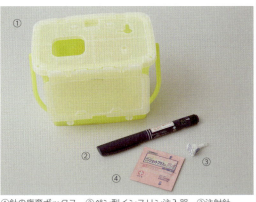 ①針の廃棄ボックス　②ペン型インスリン注入器　③注射針 ④アルコール綿 図7-13　使用する物品	●使用中のインスリンは常温保存でよい。夏季など気温が上昇する際は，炎天下や車中に放置しないように気をつけるとともに，保冷ボックスなどを活用する
5　インスリンの状態を確認する 　インスリンの凍結，血液混入，気泡混入などがないか患者と一緒に確認する（→❸❹）	❸注入器内のインスリンが凍結していたり，血液が混入したりすると，適切なインスリン作用が得られない ❹針を付けたまま保管すると気泡混入の原因になるため，使用ごとに針をはずすよう伝える
6　インスリンを均一に混ぜる 　1）混合型（2相性）インスリン製剤の初回使用時は，室温に戻した後，手のひらにはさんで往復10回以上水平に転がし，さらに上下に往復10回以上振る（図7-14a） 　2）2回目以降は，往復10回以上，上下に振る（図7-14b）	●透明な薬剤は，混和する必要がないため，使用するインスリンを確認する ●インスリンの中にガラス玉が入っているため，ガラス玉を動かすように振る（混和が不十分であると，インスリンの適切な作用時間が得られない） ●2）については，インスリンの残量が12単位未満であると，十分な混和ができない ●インスリン注射の手順については，患者のセルフケア能力を考慮し，看護師がデモンストレーションを実施するかどうか判断する
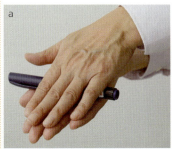 水平に10回以上転がす　　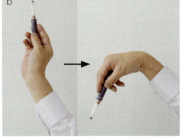 上下に10回以上振る 図7-14　インスリンの混和	
7　注入器先端のゴム栓をアルコール綿で消毒する（→❺）（図7-15a）	❺感染予防のため ●消毒の際に，ゴム栓が破損していないか，異常に隆起していないか確認する

方　法	留意点と根拠
8　注射針を取り付ける 　ゴム栓にまっすぐに針を刺し，時計回りに回す（➡❻）（図7-15b）	❻斜めに針を刺すと，針が曲がる可能性がある
9　針ケースと針キャップを取りはずす（図7-15c，d） 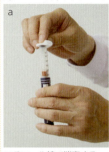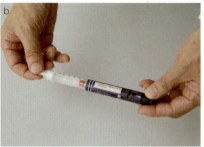 アルコール綿で消毒する　　注射針を取り付ける 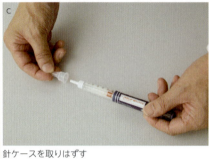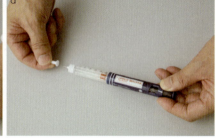 針ケースを取りはずす　　　針キャップを取りはずす 図7-15　インスリン注入器の準備	●針ケースは，注射後使用するため廃棄しない
10　空打ち（試し打ち）をする 　1）単位ダイヤルを2単位に合わせる（図7-16a） 　2）針を上向きにして，気泡を上に集める（図7-16b） 　3）注入ボタンをしっかりと押し込む（➡❼） 　4）インスリンが出ることを確認する（図7-16c） 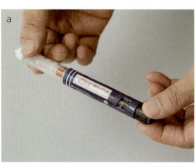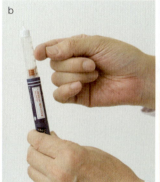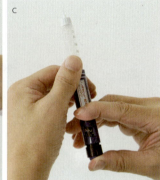 単位ダイヤルを合わせる　気泡を上に集める　　インスリンが出ることを確認する 図7-16　空打ち	●インスリンが針先よりスムーズに出ることを確認するため，注射するごとに必ず実施する ●インスリンが出ない場合は，再度繰り返す ❼空打ちの実施により，インスリン内に混入している気泡を取り除くことができる ●針や注入器にトラブルがないことを確認する
11　単位ダイヤルを指示単位量に合わせる	●回しすぎた場合は逆に回して戻す

方 法	留意点と根拠
12 **注射部位をアルコール綿で消毒する**（図7-17a） 注射部位は，注射ごとに位置をずらす（➡❽）	❽いつも同じ部位に注射すると皮膚が損傷し，インスリンの吸収が不十分になる可能性がある
13 **垂直に皮下に注射針を刺し，注入ボタンを真上から押す**（図7-17b）	●正確にインスリンを皮下に注射するため，皮下脂肪の薄い患者は，皮膚をつまんで注射する場合がある

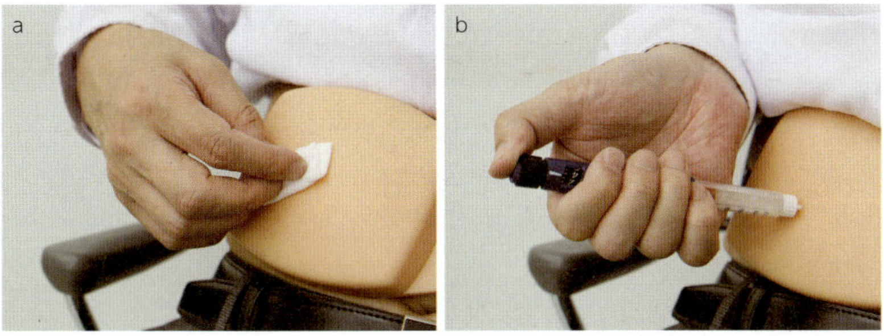

a　注射部位を消毒する　　　b　注入ボタンを真上から押す

図7-17 注射の実施

方 法	留意点と根拠
14 **ダイヤル表示が「0」になったことを確認し，10秒おいて針を抜く** 針を抜くまで注入ボタンは押し続ける（➡❾）	●インスリン製剤によっては，6秒でよいものもあるが，患者がカウントする場合は，早く数え過ぎることもあるため，「10秒」と説明することで，より確実に注射ができる ❾注入ボタンを押したまま針を抜くことで，血液の逆流を防ぐ
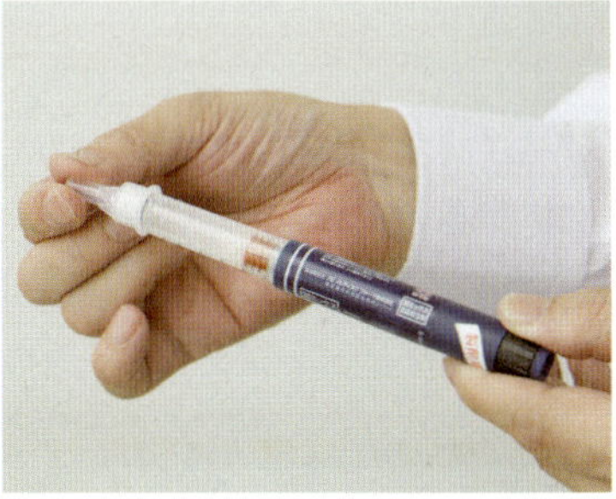 15 **使用した針に，針ケースをかぶせる**（図7-18）	●針指し事故を防ぐため垂直にかぶせる（➡❿） ❿斜めの位置からから針ケースをかぶせると，指先を損傷する可能性がある

図7-18 針ケースのかぶせ方

方 法	留意点と根拠
16 **反時計回りに針を回し，まっすぐに引っぱり針をはずす**	
17 **針を指定の容器に捨てる**	●危険防止のため，缶など針先が突き出ない容器を使用する ●使用した針は，医療用廃棄物であるため，通院している病院の指示に従って廃棄する
18 **自己血糖管理ノートなどにインスリン注射量を記入する**	●インスリン注射と血糖値の関連がわかるように生活情報などを記録しておくと，患者が自分の病気の状況を理解する手助けになる

　ペン型注入器による注射の基本的手技は，製剤により異なる。また，バイアル型の薬剤の場合は，専用の注射器を用いて薬剤を溶解し吸い上げる。各薬剤の注射方法については，添付文書や使用マニュアルをよく確認する。

第Ⅲ章 慢性的な機能障害のある人への支援技術

D フットケア

- ●目　　的：（1）足病変のリスクの評価を行い，患者自身の身体への関心や理解を促し，足病変予防のためにフットケアへの動機づけを行う
　　　　　　（2）患者の足病変のリスクを神経学的検査により評価し，患者自身の身体の理解や足病変予防のためのセルフケア教育の基盤とする
　　　　　　（3）感染リスクや爪による皮膚損傷リスクを回避し，足病変予防・重症化防止につなげる
- ●適　　応：糖尿病患者全般，特に足病変のリスクが高い糖尿病患者
- ●使用物品：（1）ビニールエプロン，ディスポーザブル手袋，ビニールシーツ
　　　　　　　ドプラーによる血流検査を実施する場合はドプラー測定器，ティッシュペーパー，超音波ゲル，マジック
　　　　　　（2）モノフィラメント，打腱器，C128音叉，ストップウォッチや時計，刷毛，筆，竹串など
　　　　　　（3）ビニールエプロン，ディスポーザブル手袋，ビニールシーツ
　　　　　　＜スキンケア＞足全体が入る大きさの洗面器またはバケツなど，水温計，湯（38～40℃），かけ湯用ピッチャー，洗うためのガーゼまたは柔らかいタオル，皮膚刺激の少ない石けん（洗浄剤），拭くための乾いた清潔なタオル，保湿剤など
　　　　　　＜ネイルケア＞ゴーグル，爪切り，ニッパー，ゾンデや鋭匙，爪やすり，消毒綿もしくは湯でぬらしたガーゼ

1）足の状態の観察と血流障害の検査

方　法	留意点と根拠
1　〈準備1〉　環境・物品 患者の状態に合わせて，安全・安楽にフットケアが行えるように環境を整え，観察や検査，ケアに必要な物品を準備する 1）プライバシーに配慮し，患者が足を見せるのに恥ずかしくないように，また，落ち着いて安心して話ができるようにする（➡❶❷） 2）外来などの場合，患者がリラックスできるように，テーブル，椅子，ベッドや足のせ台，観察・検査・ケアに必要な物品の配置を考慮する	●タイミングをとらえて，観察や検査，実際のケアができるように，使用物品はあらかじめ準備しておく ●心地よいと感じてもらうことは，セルフケアに結びつく ❶足を見せたくないという思いや，個人情報や生活状況について話すこともあるので，プライバシーへの配慮が必要である ❷患者との信頼関係構築のためにも大切である
2　〈準備2〉　情報収集 患者に関して，以下の内容について情報収集する：患者の年齢，性別，病歴，合併症の有無（神経障害，視力障害など），血糖マネジメント状態，易感染性，栄養状態などの全身状態や治療状況，検査データなど（➡❸）	❸糖尿病足病変は糖尿病神経障害，末梢循環障害（動脈硬化による血流障害），高血糖による易感染性や病気の理解度などが相乗的に影響して起こる。そのため，患者の「足の状態」だけでなく，合併症の状態や血糖マネジメント状態，治療状況などの「全身状態や治療状況」も足病変のリスクや患者のセルフケア教育の必要性をアセスメントするために必要な情報である ●視力障害は足のセルフチェック，セルフケアを困難にするため，家族などの周囲のサポートを得る必要がある。家族・周囲のサポートが得られない場合は，訪問看護師などのサポートが必要になる

方　法	留意点と根拠
3　〈準備3〉　説明 自己紹介やあいさつをし，フットケアの内容について説明し，同意を得る（➡❹） 　1）フットケアの必要性とそのために足の状態を一緒にみていきたいと伝える 　2）簡単に必要性，内容，目的，所要時間の目安などを伝える	❹患者との関係づくりのため ●フットケアの内容を一つひとつ詳しく説明する必要はない。これからどのようなことをするのか患者に伝え，安心してもらうための説明である
4　〈準備4〉　手洗い，身じたく 手を洗い，必要に応じてビニールエプロン，ゴーグル，ディスポーザブル手袋などを装着し，看護師側の準備をする（➡❺）	❺感染防止と自分自身の安全確保のため
5　視診・触診・問診 足の状態を把握するために，左右の足を比較しながら，視診・触診・問診をする 　1）以下の内容について足の視診をする（図7-19） 　（1）皮膚損傷，びらん，潰瘍や壊疽の有無と程度（深さ，広さ），感染の有無（発赤，腫脹，滲出液，膿など）（➡❻） 　（2）皮膚の色（➡❼） 　（3）白癬の有無と程度（➡❽） 　（4）胼胝・鶏眼の有無と程度（➡❾） 　（5）爪の色，変形と程度：爪白癬，陥入爪などの爪の変形，黄色混濁など爪甲の色の変化，肥厚，硬化，爪周囲がボロボロと崩れやすいなど（➡❿） 　（6）足や足趾の変形：外反母趾，槌指，シャルコー関節，足関節の変形，開帳足，足のアーチの崩れ，足趾の切断など	●両足を目で見て，手で触って，耳で患者の話を聴きながら，足の状態を把握していく ●異常の発見だけではなく，患者と共に足の状態を理解し，必要時，セルフケア教育を行うことが大切である ❻特に，第1・5趾先端，足背，踵部に潰瘍ができやすいので，注意して観察する ❼皮膚の色により，足の血流障害や感染徴候をみる。壊疽が生じると暗褐色，黒色に皮膚が変色する ❽糖尿病があると，易感染性から白癬になりやすい。白癬とまぎらわしい疾患もあるため，顕微鏡下での真菌の確認と皮膚科医師にコンサルティングが必要である ❾胼胝・鶏眼は足にかかる圧力・圧迫（靴，足の変形，歩き方，生活習慣など）が原因となって生じる。好発部位は，第1・2・5中足骨骨頭部足底など ❿爪の色により，足の血流障害の有無と程度もみる

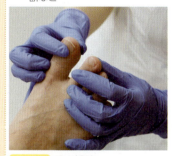

図7-19　足の視診

2）手を温め，声をかけて，以下の内容について足の触診をする（➡⓫） 　（1）皮膚温（冷感，熱感）（➡⓬） 　（2）皮膚の硬さ，柔らかさ，胼胝や鶏眼の有無，角化，角質増殖型白癬など 　（3）皮膚の乾燥や湿潤の状態，浮腫など皮膚のバリア機能の障害の有無・程度（部位：足部全体，踵，下腿，全身）（➡⓭）	⓫患者に不快感・不安を与えないため看護師の手を温めておく ⓬皮膚の温度により，足の血流障害や感染徴候をみる ⓭高血糖の状態は，皮膚のバリア機能の低下を招くため ●皮膚の乾燥の原因として，加齢，自律神経障害による発汗の減少などがある。足趾間は特に湿潤しやすいので注意する

方　法	留意点と根拠
（4）動脈の触知（➡⑭） ・足背・後脛骨動脈を触知する ・足背動脈は第1・2足趾間の延長線に沿って触れる ・後脛骨動脈は内果（くるぶし）の奥で触れる 〈簡易ドプラー測定器による血流障害の検査〉動脈触知が困難な場合など，必要に応じてドプラー測定器を使用する （1）ドプラー測定器の電源を入れる （2）足背動脈部位を確認し（必要時マジックで印をつけ），超音波ゲルをつける （3）プローブを計測血流方向に対し，60度の角度で皮膚に当てる （4）測定が終了したら，超音波ゲルをティッシュペーパーで拭き取る 3）足の自覚症状について，問診する 足趾のしびれ，疼痛，感覚低下，感覚異常，冷感，間欠性跛行，瘙痒感など	⑭足の血流障害の有無と程度をみる ●両手で左右を触知すると左右差がわかりやすい ●正常な場合は，心臓の拍動に合わせて，ムチ打つような拍動を聴くことができる。異常がある場合は，弱くて低い音が聴こえるか，まったく音が聴こえない ●ほかにも，両腕と両足首（または両足の親指）の血圧を同時に測って血管の硬さや閉塞を調べる足関節上腕血圧比（ABI）・足趾上腕血圧比（TBI）の検査などがある
6　足病変のリスクに関する情報収集 足の状態の観察と同時に，以下の情報を収集する 1）靴・靴下 種類，材質，履き方，嗜好，靴の中や靴底の減り具合，ゴムがきつくないか，歩き方，靴を履いている時間，歩く時間など 2）生活状況 足のむれ・圧迫・摩擦・ずれをきたしやすい，足の血流障害・外傷・熱傷など危険が及びやすい，足の清潔が保持しづらい生活習慣，生活状況，職業，喫煙，経済的理由など 3）足病変や足のセルフケアに影響する身体状況 体型，姿勢，歩き方，視力障害や運動機能障害の有無と程度，指先の動き，手が足に届くかどうか，ADLの自立の状態など 4）日常のセルフケア状況や能力 日頃の患者自身の足の観察と手入れ，家族構成やサポート状況など 5）病気の体験や思い，理解度，認識，過去の足病変歴，身体・足への関心や認識，フットケアに対する気持ちなど	●糖尿病足病変には「靴・靴下」「生活状況」「セルフケア状況」なども大きな要因としてかかわっているため，足病変のリスクや患者のセルフケア教育の必要性をアセスメントし，看護問題を解決していくための情報として必要である ●足をみるときは，履いている靴もチェックする。履き慣れた靴をみることで，サイズの間違いや履き方の誤り，歩き方のゆがみなどがわかる ●足に合わない靴は靴ずれなどのトラブルや足病変の原因となるので，履物の選択は特に重要である
7　足病変のリスク評価 足病変のリスクを総合的に評価する。「足の状態」を患者と共有し，糖尿病の生活調整について一緒に考え，必要に応じて教育を行う	●患者のセルフケア教育として実施する ●視力障害のある患者の場合，足の観察は，手の感触や臭いに異常がないかで行う

2）足の神経障害の検査

触圧覚検査，アキレス腱反射，振動覚検査，触覚検査，痛覚検査を必要に応じて行う

方　法	留意点と根拠
1　検査の準備を行う 「1）足の状態の観察と血流障害の検査」（p.242）の方法1～4を参照	

方法	留意点と根拠
2 **触圧覚検査を行う** 〈主として5.07モノフィラメントを使用〉 1）テストを始める前に，確実にフィラメントのタッチを感じる手の甲などで，患者に見せながらテストする（➡❶） 2）患者に目を閉じてもらう（➡❷） 3）胼胝や角質で皮膚が硬くなっている部分を避け，足の皮膚にモノフィラメントをおよそ直角になるように当て，1～2秒後に離す（➡❸）（図7-20） テスト部位：足の裏の皮膚4か所（第1・第5足趾，第1・第5中足骨骨頭）ほか（図7-21） 4）患者にモノフィラメントを感じた部位を回答してもらう	●5.07モノフィラメント（圧力換算値10g）以上の障害は神経障害が高度で足病変のリスクが高い ❶痛みがないこととタッチテストの感覚を患者に理解してもらうため ❷テストの状態が見えないように視覚を遮断する ❸胼胝や角質で皮膚が硬くなっているとタッチテスト結果に影響を及ぼすため ●患者の集中力を持続させるため，時には足の甲などの明らかに感じるポイントをテストしたり，「はい」と声をかけ，実際には押さえないという方法を取り入れたりする

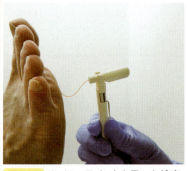

図7-20 モノフィラメントを用いた検査

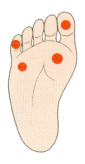

図7-21 テスト部位の例（足の裏）

3 **アキレス腱反射検査を行う** 〈打腱器を使用〉 1）患者にベッド上で壁に向かって，あるいは，背もたれ椅子上で膝立ち（膝立位）をしてもらう 2）患者の足が緊張していない状態で，看護師は患者の足底部に軽く手を当て，アキレス腱を打腱器で垂直にたたく（➡❹）（図7-22）	●深部反射をみる ●アキレス腱反射は体内で最も長い反射経路をもつため，異常が現れやすい ❹打腱器をゆるく握り，手首の力を抜いて素早く手首を返すようにして垂直にたたく

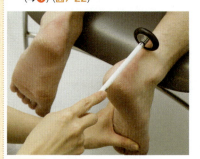

図7-22 打腱器を用いた検査

4 **振動覚検査を行う** 〈C128音叉を使用〉 1）患者に，振動が止まったら「はい」と合図するよう伝える 2）C128音叉を叩いて振動させ，内果もしくは第1趾の遠位趾節骨の背側へ当てる（図7-23） 3）患者が振動を感じている時間を数える	●深部感覚をみる ●10秒未満の場合を異常とする（高齢者は低下する）

第Ⅲ章　慢性的な機能障害のある人への支援技術

方　法	留意点と根拠

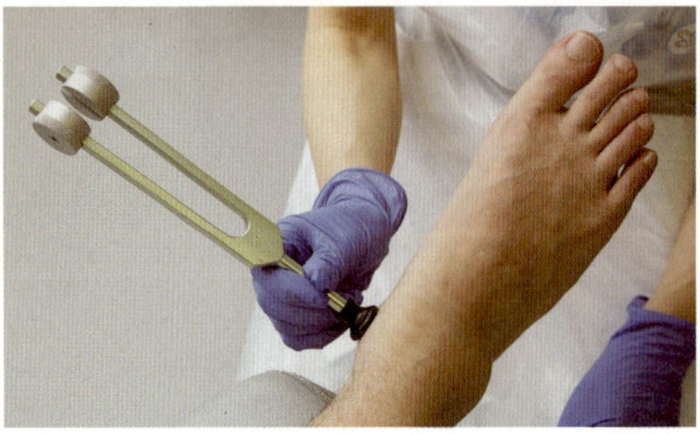

図7-23 C128音叉を用いた検査

方　法	留意点と根拠
5	**触覚検査を行う** 〈刷毛または筆を使用〉 1）刷毛で皮膚に触れるので，触れたのがわかれば教えてくれるように患者に伝える 2）筆で軽く触れ，少しなでる。体幹と平行の向きに軽く2～3回刷毛で触れる。検査部位は下腿の内側から始め，その後，足背から足趾先端に移動する	
6	**痛覚検査を行う** 〈竹串を使用〉 竹串の鋭利端と鈍端で交互につつき，どちらが鋭利端か尋ねる	●痛覚弁別を調べる ●弁別できない場合，痛覚低下
7	**足病変のリスクを総合的に評価する**	
8	**検査結果について説明する** 1）検査中・検査後には，検査結果について説明し，今後，患者がセルフケアに活用できるように，必要な情報提供や患者教育をする 2）フットケアだけでなく，糖尿病療養生活全般におけるセルフケアについても説明する	●血糖マネジメントが良好になっても，失われた感覚は元どおりには回復しないと伝えることも，時には必要である
9	**他の専門職と連携する**	●足病変がある患者やハイリスク患者については，足病変の悪化防止・再発防止のために，多職種（皮膚科医師，内科医師，整形外科医師，形成外科医師，理学療法士，看護師，薬剤師，栄養士，義肢装具士など）によるチームでかかわる
10	**後片づけを行う** 使用した物品の消毒など，後片づけをする（➡❺）	❺感染防止と次回の準備のために行う

3）足のスキンケアとネイルケア

方　法	留意点と根拠
1	**ケアの準備を行う** 「1）足の状態の観察と血流障害の検査」(p.242) の方法1～4を参照	

方　法	留意点と根拠
2　足浴を行う 　1）毎日足を洗い清潔にすることの必要性，および2）～7）の注意点について患者に説明する 　2）足底の角化がひどい場合，足浴前にレデューサ（図7-24）などを使用することもあるが，皮膚損傷のリスクを避けるため，できるだけ保湿剤などで対処する 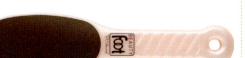 写真提供：ピーシャイン株式会社 図7-24　レデューサ 　3）足浴時，神経障害がある人の場合は，温度計で湯の温度を測る（➡❶） 　4）皮膚の損傷を防ぐため，強くこすり過ぎないようにする（➡❷） 　5）長時間の足浴は足をふやけさせ，傷をつけやすくなるので避ける（➡❷） 　6）足趾の間は皮膚が密着しており，不潔になりやすく，白癬菌の好発部位であるため，ていねいに洗う（➡❸） 　7）洗い終わった後は乾いたタオルで押すようにして拭き取り，よく乾かす（➡❹）	●足浴の目的は足の清潔と血流改善である ●足は発汗量が多く不潔になりやすい部位である。高血糖が持続している人では感染を起こしやすく悪化しやすいので，清潔に保つ必要がある ●足浴をすることで爪が柔らかくなり，爪切りがしやすくなるうえ，爪の破損を防ぐことができる ❶神経障害がある人は知覚が低下しており，熱傷の危険がある ❷皮膚の損傷は足病変に移行する原因となるため ❸糖尿病患者には白癬が多い ❹湿潤環境は感染を引き起こしやすい
3　保湿剤を塗布する 　足浴後，皮膚の乾燥がある場合は，足の角化・乾燥を防ぐために，適量の保湿剤を塗布する。患者に，多く塗り過ぎないように説明する（➡❺）	●乾燥によるひび割れ，皮膚のバリア機能の低下を防ぐ ❺保湿剤を多く塗布すると，すべりやすいので，転倒の危険がある
4　（足浴・入浴をしない場合） 　湯でぬらしたガーゼもしくは消毒綿などで，爪の溝などをていねいに拭いた後，爪を整える（➡❻）	❻爪を柔らかくし，爪切りをしやすくするため ●消毒綿を用いる場合は，皮膚トラブルを起こさないように，患者個人に合ったものを選ぶ
5　爪甲周囲の角質を除去する 　1）鋭匙（えいひ），ゾンデなどは鉛筆を握るように持つ（図7-25） 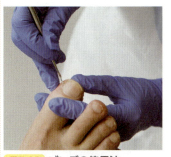 図7-25　ゾンデの使用法 　2）爪甲周囲の皮膚の間の角質を除去し，爪と皮膚を分ける（➡❼） 　3）同時に，爪を切る位置も探る 　4）在宅では，爪の周囲の汚れなどをぬれた綿棒や柔らかい歯ブラシなどでやさしく落とすように，患者に説明する	❼角質を取り除くことで，爪の形を見ることができるので，爪切りの際，深爪などの危険を回避できる

方　法	留意点と根拠
6　爪を切る 以下のことについて必要時，患者にも説明しながら，爪を切る 　1）爪切りのための器具を選択する 　・陥入爪や肥厚爪がない場合：市販の爪切りなど 　・陥入爪，肥厚爪，硬い爪などの場合：ニッパー 　・爪がニッパーでは割れるおそれがある場合や，切りにくい爪などの場合：爪やすり 　2）爪を切る 　・指の先端を目安に指と直角に切る（スクエアカット）（➡❽） 　・両端は残しておき，切らない 　・指とほぼ同じか足趾の先端に平らなものを当てたときに接触しないくらいの長さを目安とする 　・白い部分（フリーエッジ）が1mm残る程度に深爪をしない 　・数回に分けて少しずつ切る（➡❾） 　・視力障害のある患者や爪切りが困難な場合は無理に切らず，こまめに爪やすりをかける（➡❿）	● 安全で，在宅で準備できるもの，患者がセルフケアとして爪切りがしやすいという観点から器具を選択する ● 爪の切り方（図7-26） ❽ 爪の構造上，深爪したり，先端を丸く切ったり，斜めの方向に切ったりすると，そこから巻爪になりやすい ❾ 1回で切ると，爪母に悪影響を及ぼす ❿ 外傷から足病変への移行を防ぐ

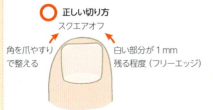 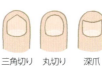

図7-26　爪の切り方

3）ニッパーの使用方法 　・ニッパーを使用する際は，利き手でニッパーを持ち，反対側の手で足趾と爪の根元を固定し，ニッパーの刃先を母指で押さえながら切る（➡⓫⓬）（図7-27a，b，c） 　・下の刃を固定して，上の刃だけを下ろして切る（➡⓭）	⓫ 安全を考慮し，足趾を固定する ⓬ 切った爪が飛び散らないようにする ⓭ 「片刃使い」にすると安定して切れる

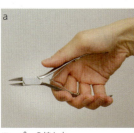 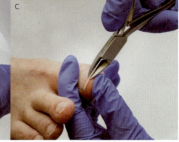

a　ニッパーの持ち方　　　利き手でない側の手で足趾と爪の根元を固定し，刃先を母指で押さえながら切る

図7-27　ニッパーの使用法

	方 法	留意点と根拠
7	**爪をやすりで整える** 以下の点に注意して，爪の断面をやすりで整える（➡⑭）。やすりがけで出た爪の粉は消毒綿もしくはぬれたガーゼで拭き取る。患者にも同様の注意点を説明する 　1）爪の左右の端から中央に向かって，また，上から下に向かって一方向でやすりをかけ，整える（➡⑮⑯）（図7-28） 　2）爪の両角を滑らかにする（➡⑰） 　3）カット部を滑らかにする 　4）引っかかりがないかどうか，カット部を指などで確認する（➡⑱） 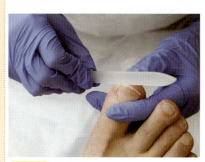 図7-28　やすりのかけ方	⑭爪を滑らかにして，爪の断面を靴下などで引っかけるなどして爪が割れるのを防ぐ ⑮二枚爪になるのを防ぐ ⑯不快感を軽減するため ⑰隣接する足趾を爪で傷つけないようにするため ⑱外来などで，看護師によるやすりがけが不十分であると，靴下に引っかかるなどの不具合が生じ，患者が帰宅後さらに爪切りをして深爪になる危険性もある
8	**他の専門職と連携する** 足病変がある場合は，早めに皮膚科・形成外科・整形外科などの専門職にコンサルトする	●足病変がある患者やハイリスク患者については，足病変の悪化防止・再発防止のために，多職種（皮膚科医師，内科医師，整形外科医師，形成外科医師，理学療法士，看護師，訪問看護師，薬剤師，栄養士，義肢装具士など）によるチームでかかわる
9	**看護師ができる範囲の処置を行う** 肥厚爪，巻爪・陥入爪，胼胝・鶏眼などが軽症の場合は，ケアを行う（表7-12参照）	●必ず専門職と相談しながら，ケア方法と看護師が処置できる範囲を確認する
10	**説明と教育を行う** ・行ったケアについて，患者に再度説明し，足のセルフケアについて教育を行う ・足病変がある場合は，特に教育を強化する（表7-13参照）	
11	**後片づけを行う** 使用した物品の消毒など，後片づけをする（➡⑲）	⑲感染防止と次回への準備のために行う

表7-12 主な足病変に対するフットケア

足病変の種類	ケアの内容
肥厚爪	・爪切りで厚みをなくし，爪やすりを用いて表面をきれいに整える ・爪の肥厚は爪白癬が原因である場合が多いが，爪白癬以外のこともあるので，皮膚科医師に相談し，診断を受ける
巻き爪・陥入爪 （炎症や痛みがない， 軽度のものに限る）	・コットンをゾンデなどで側爪郭近くの爪甲下面に挿入するコットンテクニックなどを行う ・ひどい場合は専門の皮膚科などにコンサルトし，ワイヤー，装具，外科的処置などによって対処してもらう
胼胝・鶏眼 （炎症や痛みがない， 軽度のものに限る）	・軟膏を塗布する ・出血する場合もあるので，決して無理をせず，やすり，メス，コーンカッター，グラインダーを使用して，少しずつ削る ・ひどい場合は専門の医師にコンサルトし，処置してもらう

表7-13 足病変のある患者の教育

主な足病変	教育内容
巻き爪・陥入爪	・爪の切り方〈図7-26〉や靴の選び方〈表7-10，図7-7〉 ・毎日の観察，悪化時は早期に専門医を受診する
胼胝・鶏眼	・削るだけでは再発するため，靴の選び方や歩き方，生活習慣の改善の必要性 ・インソールなどによって圧迫やずれの原因を取り除く ・自分で削らない ・毎日観察し，悪化時は早期に専門医を受診する
外傷など皮膚損傷	・ささいな傷でも放置しないで，早期にきちんと治療する ・血糖マネジメント不良の場合は創傷治癒が遅延するため，血糖マネジメントの重要性
足白癬・爪白癬	・足の清潔を保持する ・爪周囲や足趾の間までもていねいに洗い，足趾間の水分はしっかりと拭き取る ・靴下は毎日履き替える ・家族に白癬がある場合，家族間での感染を防ぐため，スリッパやマットは共有しない ・白癬に似た症状の疾患などもあるので，皮膚科医師に相談し，診断を受ける ・処方された外用薬・内服薬について（外用薬は風呂上りなどの清潔な皮膚に使用する，皮膚症状が消失しても白癬菌が生存している場合があるため，薬を終了するタイミングは医師と十分相談するなど）

文　献

1）吉岡成人・他：内分泌・代謝〈系統看護学講座 専門分野Ⅱ成人看護学⑥〉，医学書院，2023，p.243.
2）日本糖尿病学会編著：糖尿病治療ガイド2022-2023，文光堂，2022，p.14.
3）前掲書2），p.104.
4）前掲書2），p.82.
5）前掲書2），p.31.
6）前掲書2），p.49-50.
7）前掲書2），p.53-58.
8）前掲書2），p.59-69.
9）前掲書2），p.67.
10）前掲書2），p.77.
11）デクスコムジャパン合同会社：Dexcom G7　https://www.dexcom.com/ja-JP（アクセス日：2024/9/4）
12）テルモ株式会社：医療機器製品情報，糖尿病管理，メディセーフデータシェア　https://www.terumo.co.jp/medical/equipment/me434.html（アクセス日：2024/9/4）
13）ジョンソン・エンド・ジョンソン株式会社：ワンタッチウルトラビュー®自己検査用グルコース測定器サイト－適正使用情報

14) ノボノルディスクファーマ株式会社：フレックスタッチ®の使い方.
15) ノボノルディスクファーマ株式会社：ノボラピッド®30/50ミックス注フレックスペン®の使い方.
16) Knowles MS著，堀薫夫・三輪建二訳：成人教育の現代的実践－ペダゴジーからアンドラゴジーへ，鳳書房，2002，p.38-56.
17) 羽倉稜子編：ナースがおこなう糖尿病フットケア，南江堂，2006.
18) 日本糖尿病教育・看護学会：糖尿病看護フットケア技術－アセスメント/予防的ケア/セルフケア支援，日本看護協会出版会，2005.
19) 中山法子：「血糖パターンマネジメント」とは（特集／これからの患者指導が変わる！血糖パターンマネジメント），糖尿病ケア，6（1）：18-24，2009.
20) 瀬戸奈津子編：糖尿病フットケア完全マスター，メディカ出版，2011.
21) 添田百合子・鈴木智津子・馬場敦子・他：今日からできるフットケア「きく・みる・さわる」糖尿病の足のアセスメント，糖尿病ケア，5（9）：11-68，2008.
22) 川勝優子：糖尿病患者のフットケアと指導，臨牀看護，31（9）：1331-1335，2005.
23) 日本フットケア学会編，西田壽代監：はじめよう！フットケア，第3版，日本看護協会出版会，2013.
24) 日本フットケア学会編：フットケア 第2版－基礎知識から専門的技術まで，医学書院，2012.

8 感染防御機能障害のある患者への支援技術

学習目標
- HIV感染症/AIDSの関係を理解する。
- HIV感染症/AIDSの治療の特徴を理解する。
- HIV陽性者に必要なセルフマネジメントを理解する。
- HIV陽性者へのセルフマネジメント支援において用いられる技術を理解する。

1 HIV 感染症, AIDS の病態

　ヒト免疫不全ウイルス（human immunodeficiency virus：HIV）は白血球中のCD４陽性Tリンパ球に感染し，細胞内部で複製の過程を経て増殖していく（図8-1）。このとき，細胞は破壊されるので，時間（年単位）の経過とともにHIVは増加し，CD４陽性Tリンパ球数（以下，CD４数）は減少していく（図8-2）。このリンパ球は，細胞性免疫システムの司令塔としての役割を担っているため，減少すると免疫不全が進行する。免疫不全が進行すると日和見感染症を発症するリスクが高まり，「AIDS指標疾患」として指定されている23種の日和見感染症（表8-1）のいずれかを発症すると，AIDS（acquired immunodeficiency syndrome，後天性免疫不全症候群）と診断される。発症した疾患によって症状や治療法は異なるが，どのAIDS指標疾患も治療することが可能である。

　患者が自分の免疫レベルを把握したり，治療の効果を判定したりするための指標として重要なものは，CD４数とHIVの数（以下，HIV RNA量）の２種類である。

1）CD４陽性Tリンパ球の数

　CD４陽性Tリンパ球は，HIV感染のない状態では，血液１mL中に$700 \sim 1500/\mu$L存在するといわれている（正常値）。これは免疫レベルを示しており，数値が大きいほど免疫レベルが高いことを意味する。算出方法は「白血球数×リンパ球（%）×CD４陽性Tリンパ球（%）」であり（図8-3），たとえば何らかの炎症によって白血球が増加していると，計算上CD４数が増加し免疫レベルが改善したようにみえる場合がある。したがって，算出された数値には±25%の誤差があるとみなし，"CD４の実力＝免疫レベル"は２，３回の測定結果をもとに判断する。たとえば１回目$200/\mu$Lという結果は$150 \sim 250/\mu$Lとみなし，２回目，３回目の結果がその範囲であれば，「およそ$200/\mu$L」と考えることができる。

2）HIVの数

　もう１つは，HIV RNA量で，血漿１mL中のHIVの数を「コピー/mL」で表す。HIVが複

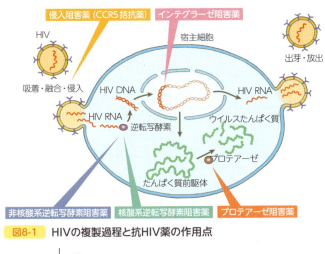

図8-1 HIVの複製過程と抗HIV薬の作用点

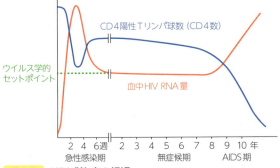

図8-2 HIV感染症の経過

抗HIV治療ガイドライン（2024年3月），https://hiv-guidelines.jp/pdf/hiv_guideline2024_v3.pdf（アクセス日：2024/10/1）より引用

表8-1	AIDS指標疾患
1.	カンジダ症（食道、気管、気管支、肺）
2.	クリプトコッカス症（肺以外）
3.	コクシジオイデス症
4.	ヒストプラズマ症
5.	ニューモシスチス肺炎
6.	トキソプラズマ脳症（生後1か月以後）
7.	クリプトスポリジウム症（1か月以上続く下痢を伴ったもの）
8.	イソスポラ症（1か月以上続く下痢を伴ったもの）
9.	化膿性細菌感染症
10.	サルモネラ菌血症
11.	活動性結核（肺結核または肺外結核）
12.	非結核性抗酸菌症
13.	サイトメガロウイルス感染症
14.	単純ヘルペスウイルス感染
15.	進行性多巣性白質脳症
16.	カポジ肉腫
17.	原発性脳リンパ腫
18.	非ホジキンリンパ腫
19.	浸潤性子宮頸がん
20.	反復性肺炎
21.	リンパ性間質性肺炎／肺リンパ過形成
22.	HIV脳症
23.	HIV消耗性症候群

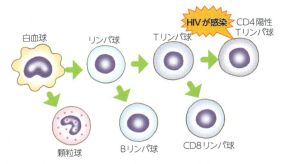

図8-3 HIVが感染するCD4陽性Tリンパ球

製して増殖するので「コピー」といわれているが、意味は「個」と同じである。HIV RNA量は病気の進行速度を示しており、数字が大きいほどAIDS発症のリスクが高い（AIDS発症までの時間が短い）と考えられる。血漿1 mL中のHIV RNA量は患者によって異なるが、HIVのサイズが小さいので通常、2000コピー/mLや54000コピー/mLなどのように0がたくさん並ぶ大きな数字となる。そのため、これらを2.0×10^3コピー/mL，5.4×10^4コピー/mLと指数で示し、指数（桁数）の変化をもってHIV RNA量の増減を判断する。

また、治療の目標は、検出可能な検出限界値（ウイルス量の最小値をいう。現在は20コピー/mL）を下回っているという意味の「検出限界未満（＜20/TND）」を維持することであ

る（TNDはtarget not detected，検出せずの略）。HIVを体内から完全に排除することは現時点では困難であるため0コピー/mLは目指せないが，検出限界未満がゼロを意味すると考える。治療の成否を最初に判断するのは抗HIV療法開始から半年後の時点であり，それまでに検出限界未満に到達することを目指す。

ウイルス量の検出限界未満が続くとCD4陽性Tリンパ球は破壊されるスピードが遅くなるので，次第に数が増加していく。しかし，この増加の程度は患者によって異なり，高齢者や抗HIV療法開始時に数値が低かった場合などは，CD4数が増加しにくい傾向にある。

2 HIV感染症の治療

HIV感染症の治療としては，HIVがCD4陽性Tリンパ球に吸着・侵入するのを防いだり，CD4陽性Tリンパ球内の複製過程を阻止したりするなど（図8-1参照），感染・複製過程の異なる作用点に働きかけるよう抗HIV薬を複数組み合わせて内服する抗HIV療法（anti-retroviral therapy：ARTともいう）を行う。現在，使用できる抗HIV薬は約30種類（表8-2）で，毎年更新される「抗HIV治療ガイドライン」*に基づいて，治療開始時期や初回治療の組み合わせなどを決定することが推奨されている（表8-3）。

＊令和5年度厚生労働行政推進調査事業費補助金エイズ対策政策研究事業：HIV感染症および血友病におけるチーム医療の構築と医療水準向上を目指した研究班による。

現在の治療開始の目安は，CD4数にかかわらずすべてのHIV感染者に治療開始を推奨するというものである（表8-4）。

したがって，無症候期（asymptomatic carrier，以下AC期）でHIV抗体陽性と診断された患者は，定期受診によってCD4数やHIV RNA量を把握し，最も適切な抗HIV療法開始時期を判断することになる。また，HIV抗体陽性が判明した時点でAIDS発症後であった患者＊＊でも，診断されたAIDS指標疾患を治療（表8-5）してから抗HIV療法によって免疫レベルの改善を目指すことになる。診断，告知の時点で，AC期なのかAIDS期なのかを医療者はきちんと理解し，正しい告知とそのフォローをしなければならない。抗HIV療法によってCD4数が増加し免疫レベルが改善すると，自身の免疫力でAIDS発症を予防することができる。この状態が維持されることが治療の目標となる。

＊＊AIDS発症までHIV感染に気づかなかったことから"いきなりエイズ"症例とよばれることがあり，抗体検査のタイミングが遅れたために至る状況と考えられている。

3 セルフマネジメント

1）内服の意思決定

HIV RNA量を抑制し，免疫レベルを維持するためには，現在のところ内服を生涯継続する必要がある。ARTが可能になった1996〜1997年頃は，抗HIV薬がまだ限られており選択肢がなかったため，患者は1日22錠を食後3回，食間2回の計5回で内服していた。さらに，そのなかの1剤に腎結石を生じるという副作用があったため，1日に1.5L以上の水分を摂取する必要もあった。このような過酷な内服スタイルを生涯続けることは困難なため，

表8-2 日本で承認されている抗HIV薬（2024年3月現在）

一般名	商品名	略　称	承認時期	
ヌクレオシド/ヌクレオチド系逆転写酵素阻害剤 (NRTI)				
ジドブジン	レトロビルカプセル	AZT (またはZDV)	1987年	11月
ラミブジン	エピビル錠	3TC	1997年	2月
ジドブジンとラミブジンの合剤	コンビビル錠	AZT/3TC (またはCBV)	1999年	6月
アバカビル	ザイアジェン錠	ABC	1999年	9月
テノホビルジソプロキシルフマル酸塩	ビリアード錠	TDF	2004年	3月
アバカビルとラミブジンの合剤	エプジコム錠	ABC/3TC (またはEPZ)	2004年	12月
エムトリシタビン		FTC	2005年	3月
エムトリシタビンとテノホビルジソプロキシルフマル酸塩の合剤	ツルバダ錠	TDF/FTC (またはTVD)	2005年	3月
エムトリシタビンとテノホビルアラフェナミドの合剤	デシコビ配合錠LT・HT	③TAF/FTC (またはDVY)	2016年	12月
非ヌクレオシド/ヌクレオチド系逆転写酵素阻害剤 (NNRTI)				
ネビラピン	ビラミューン錠	NVP	1998年	11月
リルピビリン	エジュラント錠	RPV	2012年	5月
リルピビリン	リカムビス水懸筋注	RPV注	2022年	5月
	注：ウイルス学的抑制が長期に安定して得られている抗HIV薬既治療患者に使用			
リルピビリン，エムトリシタビン，テノホビルアラフェナミドの合剤	オデフシィ配合錠	RPV/TAF/FTC (またはODF)	2018年	8月
ドラビリン	ピフェルトロ錠	DOR	2020年	1月
プロテアーゼ阻害剤 (PI)				
リトナビル	ノービア錠	rtv	2011年	2月
ロピナビル (少量リトナビル含有)	カレトラ錠/リキッド	LPV/rtv	2000年	12月
ダルナビル	プリジスタ錠 (600mg)	DRV	2014年	12月
ダルナビルとコビシスタットの合剤	プレジコビックス配合錠	DRV/cobi (またはPCX)	2016年	11月
ダルナビル，コビシスタット，エムトリシタビン，テノホビルアラフェナミドの合剤	シムツーザ配合錠	DRV/cobi/TAF/FTC (またはSMT)	2019年	6月
インテグラーゼ阻害剤 (INSTI)				
ラルテグラビル	アイセントレス400mg錠,	RAL	2008年	6月
	アイセントレス600mg錠		2018年	5月
エルビテグラビル，エムトリシタビン，テノホビルアラフェナミド，コビシスタットの合剤	ゲンボイヤ配合錠	EVG/cobi/TAF/FTC (またはGEN)	2016年	6月
ドルテグラビル	テビケイ錠	③DTG	2014年	3月
ドルテグラビル，アバカビル，ラミブジンの合剤	トリーメク配合錠	②DTG/ABC/3TC (またはTRI)	2015年	3月
ドルテグラビルとリルピビリンの合剤	ジャルカ配合錠	DTG/RPV	2018年	11月
	注：ウイルス学的抑制が長期に安定して得られている抗HIV薬既治療患者に使用			
ビクテグラビル，エムトリシタビン，テノホビルアラフェナミドの合剤	ビクタルビ配合錠	①BIC/TAF/FTC (またはBVY)	2019年	3月
ドルテグラビルとラミブジンの合剤	ドウベイト配合錠	④DTG/3TC	2020年	1月
カボテグラビル	ボカブリア錠	CAB	2022年	5月
	注：CAB + RPV 注の経口導入および代替投与			
カボテグラビル	ボカブリア水懸筋注	CAB注	2022年	5月
	注：ウイルス学的抑制が長期に安定して得られている抗HIV薬既治療患者に使用			
侵入阻害剤 (CCR5阻害剤)				
マラビロク	シーエルセントリ錠	MVC	2008年	12月
カプシド阻害剤 (CAI)				
レナカパビル	シュンレンカ錠	LEN	2023年	8月
	注：LEN 注の経口導入として多剤耐性 HIV-1 感染症患者に使用			
レナカパビル	シュンレンカ皮下注	LEN注	2023年	8月
	注：多剤耐性 HIV-1 感染症患者に使用			

表中の①②③④は，表8-3中の番号に対応している
抗HIV治療ガイドライン (2024年3月)，https://hiv-guidelines.jp/pdf/hiv_guideline2024_v3.pdf (アクセス日：2024/10/1) より引用

表8-3　初回治療において大部分のHIV感染者に推奨される組合せのイメージ

組み合わせ	服薬回数	服薬のタイミング	1日の錠剤数	1日に内服する錠剤
①BIC/TAF/FT	1	制限なし	1	
②DTG/ABC/3TC	1	制限なし	1	
③DTG＋TAF/FTC	1	制限なし	2	(HT)
④DTG/3TC	1	制限なし	1	

抗HIV治療ガイドライン（2024年3月），https://hiv-guidelines.jp/pdf/hiv_guideline2024_v3.pdf（アクセス日：2024/10/1）より引用
写真提供：ヴィーブヘルスケア株式会社，ギリアド・サイエンシズ株式会社

表8-4　抗HIV治療の開始時期の目安

CD4数に関わらず，すべてのHIV感染者に治療開始を推奨する（AI）

注1：抗HIV療法は健康保険の適応のみでは自己負担は高額であり，医療費助成制度（身体障害者手帳）を利用する場合が多い。主治医は医療費助成制度（身体障害者手帳）の適応を念頭に置き，必要であれば利用開始前にソーシャルワーカーなどに相談するなど，十分な準備を行うことが求められる。
注2：エイズ指標疾患が重篤な場合は，その治療を優先する場合がある。
注3：免疫再構築症候群が危惧される場合は，エイズ指標疾患の治療を優先させる。

抗HIV治療ガイドライン(2024年3月)，https://hiv-guidelines.jp/pdf/hiv_guideline2024_v3.pdf (アクセス日：2024/10/1)より引用

表8-5　各AIDS指標疾患の一次予防：開始基準と中止基準

疾　患	開始基準	中止基準
ニューモシスチス肺炎	CD4数＜200μLあるいは口腔カンジダ症 〈内容〉 ①ST合剤…スルファメトキサゾール・トリメトプリム錠 　（例：ダイフェン®，バクタ®，バクトラミン®）　1錠/日 ②ペンタミジン（ベナンバックス®）300mg吸入　4週ごと （ただし予防効果はST合剤に劣る） ②′ペンタミジン（ベナンバックス®） 　　　　　　　　3〜4mg/kg点滴　4週ごと（ACCの場合） ③アトバコン（サムチレール®）1500mg/日	CD4数＞200μL 3か月以上 （抗HIV療法成功の場合）
トキソプラズマ脳症	CD4数＜100μLかつ トキソプラズマ抗体（IgG）陽性 〈内容〉 ①ST合剤…スルファメトキサゾール・トリメトプリム錠 　（例：ダイフェン®，バクタ®，バクトラミン®）　2錠/日	CD4数＞200μL 3か月以上 （抗HIV療法成功の場合）
播種性非定型抗酸菌症	CD4数＜50μL 〈内容〉 ①アジスロマイシン（ジスロマック®）　　　1200mg/週 ②クラリスロマイシン（クラリス®）　　　　800mg/日 （米国ガイドラインでは1000mg/日）	CD4数＞100μL 3〜6か月以上 （抗HIV療法成功の場合）

内服錠数や1日の内服回数などが徐々に改善され，現在では1日1回1錠を内服すれば，ウイルスの増殖を抑制し免疫レベルを維持することが可能となり，さらには月に1回程度の筋肉注射も選択肢の1つとなっている。しかし，ウイルスを抑制し続けるためには有効血中濃度を常に維持していることが必要であり，そのために内服の自己管理が必要であることは依然として変わりない。

2）内服率の維持

血中濃度を下げるきっかけの一つである「内服忘れ」（忘れるだけでなく，様々な理由で内服しないことを含む）をいかに防止するか，そのためにどのような工夫ができるか，これを患者自身が考え実行できることが重要である。血中濃度を下げるタイミングが何度も生じることにより，HIVが耐性化しウイルス学的治療失敗（抗HIV療法によって一度検出限界未満に到達したウイルス量が，再び上昇すること）につながる可能性がある。内服忘れがなぜ治療失敗につながるかを患者が理解しておくことも重要である。

なお，HIV耐性化の原因には，耐性HIVへの再感染も考えられる。つまり，unsafe sex（感染予防策を実施しない性行為）や注射器の回し打ちなどにより，自分が内服している抗HIV薬に対する耐性をもつHIVに再感染すると，患者の血液中ではそのHIVをもとに複製が進んだ結果，治療失敗につながる可能性がある。HIV感染症/AIDS患者はもうHIVに感染しないということではなく，他の患者のHIVに感染する可能性は続く。そのため，自分の治療を成功させるためには，内服管理とともに二次感染予防を行うことも重要である。

3）副作用への対応

毎年のように新しい抗HIV薬が国内承認され，治験の段階で把握された副作用情報を参考にしながら，治療に用いられている。内服初期の副作用については，ある程度予測が可能だが，長期に服用した際にどのような副作用が出現するかは未知である。したがって患者は，これまでに集積された副作用情報を医療者から得て，自分の生活への影響などを考慮しながら薬剤の選択を行う。副作用情報を医療者と共有することは，自分自身の副作用に対する適切な対処につながるのはもちろんのこと，その情報がきちんと集積されて他の患者の治療に生かされるという意義があることの理解も，内服継続の動機づけの一つにつながる場合がある。

4）医療費の対策

抗HIV療法のメニュー（抗HIV薬の組み合わせ）によって金額は異なるが，治療開始となる時点から，1か月当たり数万円から20数万円（医療保険適用で自己負担3割）の薬剤費が発生する。抗HIV療法が可能となった1996〜1997年頃は，治療開始後数か月は薬剤費を支払うことができても，その後，経済的に厳しくなった患者が受診や内服を中断するという事態が生じた。そこで，医療費対策と患者の自立（障害者雇用の利用など）を目的に，「免疫機能障害」のカテゴリーが設けられ，HIV陽性者は障害者認定の対象となった。併せて自立支援医療（障害者総合支援法による）を活用すると，医療費助成を受けることができ，抗HIV療法に要する経済的負担はかなり抑えられる。

第Ⅲ章　慢性的な機能障害のある人への支援技術

　しかし，これらの手続きには，住所のある役所に自分がHIV陽性者であることを示す書類を提出して申請しなければならない。プライバシーを気にしてなかなか手続きに踏み切れず，そのために治療が開始できない場合もある。患者自身が手続きに関する行動に移せるまでには時間が必要な場合もあるので，治療開始の時期を見通しながら医療費対策を進めておく必要がある。

5）HIV陽性者のセルフマネジメントを支援し，"熟練の患者"への成長を支援する外来看護

　免疫レベルを維持・改善することによって，自分の免疫力でAIDS発症を予防することができる。そこで，HIVの増殖を抑制し免疫レベルを維持し続けるための内服管理や，性行為などによる二次感染の予防を患者自ら行い，感染症をもちつつも就労や結婚など様々なライフイベントを達成し，自分の人生を生きていくことがセルフマネジメントの目的となる。そしてセルフマネジメントできる"熟練の患者"に成長するのを支援するのが外来看護といえる。そのセルフマネジメントを支援するために外来で行う看護の一例を表8-6に示す。これは，外来受診の時期別の外来看護実践を示したものである。

　初診の【外来プライマリー看護師②】における面談では，診察が患者にとってどうであったかを尋ね，その反応を観察する。続いて，初回の患者教育として治療と生活上の注意点や他者への病名開示の考え方，医療費対策について説明し，この患者に合わせたセルフマネジメント支援の方向性をアセスメントする。続く【外来プライマリー看護師③】の面談では，血液検査の結果やおおよその治療方針がどのように説明され，それをどのように理解し受け止めたかを確認する。続いて，ART導入としての服薬オリエンテーションとアセスメントを行う（詳細は後述）。

　再診の【外来プライマリー看護師①】における面談では，初診からの変化を観察，確認し，

表8-6　セルフマネジメントを支援する外来看護実践

受診回	初　診	再　診	3回目	4回目	5回目	6回目 …
時期	0日	28日以降	医療費対策後 ART開始へ	ART開始後 2～4週	前回から4週	
外来看護師		受付・VS測定				
外来プライマリー看護師①	トリアージ・問診 オリエンテーション	面談	面談	面談・声かけ	面談・声かけ	（面談）
主治医①		診察・検査		診察・処方	診察・検査・処方	
外来プライマリー看護師②	面談	面談	面談	面談	面談	
主治医②	診察					
外来プライマリー看護師③	服薬オリエンテーション・アセスメント					
MSW	適宜					
薬剤師	（院外薬局）	服薬アセスメント （院外薬局）	服薬指導 （院外薬局）	服薬確認 （院外薬局）	（面談）	
心理士				初回アセスメント	（継続）	

国立国際医療研究センター　エイズ治療・研究開発センター　コーディネーターナース資料より一部改変

治療開始に向けた準備を行ったり，医療費対策について（再）説明したりする。続く【外来プライマリー看護師②】の面談では，２回目の患者教育として療養上の課題を確認したり，薬剤師を紹介したりする。薬剤師へは，初診の服薬オリエンテーションとアセスメントについて先に情報提供し，薬剤師による服薬アセスメントにつなげる。

３回目の受診の【外来プライマリー看護師①】における面談では，患者の理解度や治療に対する受け止め，生活状況などから，ART開始が可能か，また医療費助成の使用が可能か確認する。続く【外来プライマリー看護師②】の面談では，副作用など出現時の連絡方法を確認する。

４回目の受診の【外来プライマリー看護師②】における面談では，心理士を紹介し，長期にわたり病気と付き合っていくための心の状態をフォローできる体制を整えておく。

このように，他職種と連携・協働しながら，長期にわたる支援を実施していく。

看護技術の実際

ここでは，「初診におけるトリアージと問診，服薬オリエンテーションとアセスメントおよびセクシュアルヘルス支援」で用いられる技術について解説する。

A トリアージと問診（表8-6）

●目　　的：ARTの計画を立てるために，医療機関の確実な受診につなげるなどの支援を行い，これから始まるセルフマネジメントのより良いスタートが切れるよう支援する

問診票　　氏名　　記載日　　年　　月
日

CN担当（　　）
国籍（　　）＊外国人のみ　ビザ（種類：　　期限　　）
職業　□無　□有（　　）休日（　　）
取得済み社会資源（　　）

検査時期（　　）　検査場所（　　）
検査回数＿＿回目　自主検査□（　　）
紹介もと（　　担当医　　）前回検査　年
月
紹介目的（　　）
前医での説明（　　）

受診経緯、経過

現在の症状　□無　□有（　　）

精神科歴　□無　□有（受診先　　処方　　継続／中断／終診）
入院歴（□無　□有）
年　月　〜　月（病名　　／病院　　）
年　月　〜　月（病名　　／病院　　）

感染経路／Sexuality／性行動／予防行動

常用薬　□無　□有（　　）
薬剤アレルギー　□無　□有（　　）
嗜好品　□アルコール（量　　頻度　　）
□タバコ（　　歳〜　　本／日、禁煙　　歳より　）
その他　薬物使用歴　□無　□有

家族構成

パートナー

パートナー歴

告知状況
家族：
パートナー等：
その他：

HIV感染症受診歴　□無　□有（医療機関名　　）受診頻度（　　週･月に１回）
現在の病期　□AC　□AIDS　診断日（　　年　月　AIDS指定疾患　　）

現在の抗HIV療法　□無　□有（　　）

過去の抗HIV療法　□無　□有（　　）

日和見感染症の予防治療等
●ニューモシスチス肺炎の予防
□している［□内服（ST合剤、他　　）□吸入　□点滴］　□中止した　□したことがない
●結核予防
□している（イソニアジド）　□してない　□したことがない
●非定型抗酸菌症の予防
□している（クラリスロマイシン アジロスマイシン）　□中止した　□したことがない
●その他の日和見感染症の予防
□している（　　）　□したことがない
●眼底検査
□している（最終受診日　　）　□したことがない
●婦人科検診
□している（最終受診日　　）　□したことがない

外来通院　□可能　□困難　（夜間・土日診療希望　□あり　□なし）
次回受診予定　□ACC　□前医　平成　年　月　日
備考

国立国際医療研究センター　エイズ治療・研究開発センターより提供

図8-4　HIV問診票

第Ⅲ章 | 慢性的な機能障害のある人への支援技術

● 適　　応：HIV感染症またはAIDSと診断された患者
● 使用物品：HIV問診票（図8-4）

	方　法	留意点と根拠
1	**問診票や問診する環境を準備する** 1）プライバシーに配慮し，患者と看護師が落ち着いて話せる環境を整える 2）椅子やテーブルの配置は，対面ではなく90度または並列になるようにする（➡❶）	❶90度や並列の位置は，必要に応じて視線を合わせたりそらせたりすることが可能であり，視線のプレッシャーを感じることが少なく，パーソナルスペースを過度に侵害されることもないため，患者が安心して話すことにつながる
2	**患者に挨拶と自己紹介を行い，面談室へ案内する** 1）症状に注意し，トリアージを行う。結核などの可能性がある場合は，マスク着用や診察の順番を待つ場所の調整など，医師や外来看護師と連携して対応する 2）患者の様子（体調，表情，言動など）を観察する	●HIV感染症と診断されているということは，いずれかのレベルで免疫不全状態にあるため注意が必要である ●告知を受けたばかりであれば，少なからず驚き，落胆，悲嘆，怒り，否定などの感情があることが予測される（➡❷）。しかし，その程度は患者によって異なるため，予測をしながらも決めつけや思い込みを排して観察する ❷デーケン❶❷は，悲嘆のプロセス12段階のモデルを作成しており，告知後の患者の心理状態を予測するヒントにすることができる
3	**問診を行う** 1）問診の目的や方法について説明する 2）問診票が患者からも見えるようにしながら上から順番に事務的に質問する。または患者が話す流れに沿って問診を行い，問診票の質問項目を行ったり来たりしながら質問する（➡❸） （1）セルフマネジメントのヒントを得るため，「なぜそう考え行動したのか」などの質問を加える （2）また，closed-questionではなくopen-questionで，患者が自由に語ることができるようにする 3）一方的に質問するだけでなく，患者からの質問も受け，説明を加えながら進める	●質問する際に患者を直視せず，壁や手元を見ながら質問するなど，患者が感じるプレッシャーをなるべく減らし，事実・本心を話しやすくするよう配慮する ❸患者は，看護師が何を何のために聞こうとしているのか，特にセクシュアルヘルスに関する質問には緊張感をもっている可能性がある ●セクシュアルヘルスに関する質問項目は，聞かれる側も聞く側も緊張するものである。看護師は，これを問診する理由を十分理解し，患者が話せるようニュートラルな立場（➡❹）で話を聴く ❹性的指向について決めつけず，それは様々であり自由であるというスタンスで質問することにより，話しやすくすることができる ●患者が主導権をもって話し，それを聴くことで患者の満足度が高まり，患者自身の気づきにつながる ●問診を患者教育の糸口としつつ，本格的な患者教育の序章として患者の動機づけやレディネスを高めることを目指す ●この後に実施する患者教育において，焦点を当てるべき内容をアセスメントしながら進める

❶アルフォンス・デーケン：よく生き よく笑い よき死と出会う，新潮社，2003.
❷アルフォンス・デーケン：死とどう向き合うか，新版，NHK出版，2011.

B 服薬オリエンテーションとアセスメント（表8-6）

● 目　　的：定期受診と生活のリズム形成をしながら，患者が内服を自分の取り組みとしてイメージアップできるように支援する
● 適　　応：HIV感染症またはAIDSと診断された患者
● 使用物品：患者用教材，抗HIV薬サンプル，服薬アセスメントシート（図8-5），ホワイトボードあるいは紙と筆記用具

方　法	留意点と根拠
1 面談の準備をする 　Ａトリアージと問診の「方法1」に準じる	
2 診察後の患者に挨拶し，面談室へ誘導する	●面談室に入るまでの間は，周囲に聞こえてもよい内容を話すよう気をつける
3 服薬オリエンテーションとアセスメントを行う理由を説明する 　1）患者との位置関係を考慮して座る 　2）診察の内容を患者がどのように理解し，どのように感じたかを把握してから，次の段階へ進む	●面談室で，患者が安心して，リラックスできる雰囲気を演出し，本音で話しやすい環境を提供する

服薬アセスメントシート *2009 年改訂*　　　　　　　　　　　　　　　　年　　月　　日

氏名	（　　歳）　担当者名　／
受療行動	定期受診（□可能　□困難→理由：　　　　　　　　　　　　　　　）
生活パターン 職業□無□有（　　）	平日
生活パターン □無 □有 頻度（　回/月・年） 出張期間（　日/週/月）	休日（　　曜日）
排泄	□便秘（　回/　日）□普通　□軟便（　回/　日）□下痢（　回/　日）□（　　　）
嗜好	アルコール　　　　□飲まない　□飲む/頻度/量（　　　　　　　） タバコ　　　　　　□すわない　□吸う/頻度/量（　　　　　　　） 薬物使用　　　　　□無　□有（種類　　　　　　　　　　　　　）
その他	TDF or TDF/FTC ：水分摂取　□可能　□困難・不可能 RTV　　　　　：冷所保存　□可能　□困難・不可能
合併症 家族歴	□糖尿病　□高血圧症　□高脂血症　□心疾患　　□肝臓病　□肝炎（B/C）□結核 □喘息　□精神疾患　□てんかん（□その他　　　　　　　　　　） □（　　　　　　　　　　　　　　　　　　　　　　　　　　　）
□血友病 □A　□B　□その他 （　　　　　　　　）	使用製剤名　□クロスエイトM □コージネイト □バクト □アドベイト □肝臓病　□ 　　　　　□出血部位（　　　　　　　　　　　） 製剤使用頻度：PI開始前（　　　　　　　単位/）PI開始後（　　　　単位/　）
抗HIV薬服用歴 □無	□有（　　　　　　　　　　　　　　　　　　　　　　　　　　　） 中止理由（　　　　　　　　　　　　　　　　　　　　　　　　　）
その他の薬剤等	現在内服中の薬　□無　□有（　　　　　　　　　　　　　　　　　） サプリメント　　□無　□有（　　　　　　　　　　　　　　　　　）
人的サポート	□病気を知っている人（　　　　　　　）□キーパーソン（　　　　　　）
社会資源	健康保険：□有【国保（□本人　□家族）　社保（□本人　□家族）】□無 身障者手帳：□無　□有【免疫　級】□申請中【　級】　交付見込み　/　頃 □心身障害者医療費助成制度　□自立支援医療　□生保　□
服薬開始に対する認識	※3割負担での開始　□可　□不可
今後のケアプラン検討事項	□シミュレーション開始　　月　　日～（内服予定時間　　　　　　　）
内服開始後初回受診時のアセスメント 内服開始日 （平成　　年　月　日） 評価日 （平成　　年　月　日） 次回評価予定日 （平成　　年　月　日）	内服時間：□時間通り　□時間のずれがあり（理由：　　　　　） 　　　　　□時間を変更（理由：　　　　　　　　　　　　　） 内服忘れ：□無　□有（理由：　　　　　　　　　　　　　　） 副作用：□無　□有（症状：　　　　　）（対処方法：　　　　） 内服継続上の問題：□無　□有（　　　　　　　　　　　　　） 上記が〝有〟の際の解決策（　　　　　　　　　　　　　　　）

国立国際医療研究センター　エイズ治療・研究開発センターより提供

図8-5　服薬アセスメントシート

第Ⅲ章 | 慢性的な機能障害のある人への支援技術

方　法	留意点と根拠
4 服薬オリエンテーションを行う 1）抗HIV薬のサンプルや写真などを患者に見せる 2）内服をイメージして内服への心理的親和性を高める。また，自己管理への予期不安（➡❶）を感じることなどをとおして，内服を実感してもらう	❶予期不安とは，実際に体験していないのに不安を覚えることであり，考えるほど増大し行動するほど軽減する。そのため，対策を講じたり練習したりして行動してみることは自信につながり，治療を開始する際には最初ほど予期不安を感じなくなると考えられる
5 服薬アセスメントを行う 1）アセスメントシートに従って面談を進める 2）アセスメントシートが患者からも見えるようにしながら上から順番に事務的に質問する。または患者が話す流れに沿って質問を行い，アセスメントシートの質問項目を行ったり来たりしながら質問する（➡❷）	●治療開始を見越して，今から生活のリズムを整えていくことの必要性を踏まえて行う ❷患者は，看護師が何を何のために聞こうとしているのか，特にセクシュアルヘルスに関する質問には緊張感をもっている可能性がある ●質問する際に患者を直視せず，壁や手元を見ながら質問するなど，患者が感じるプレッシャーをなるべく減らし，事実・本心を話しやすくするよう配慮する ●セクシュアルヘルスに関する質問項目は，聞かれる側も聞く側も緊張するものである。看護師は，これを質問する理由を十分理解し，患者が話せるようニュートラルな立場（➡❸）で話を聴く ❸性的指向を決めつけず，それは様々であり自由であるというスタンスで質問することにより，話しやすくすることができる
6 面談を終了し，この後の予定を確認して部屋から見送る ＊服薬オリエンテーションとアセスメントの結果は，続いて服薬指導を行う薬剤師と共有する。そして服薬指導の結果もまた，薬剤師と共有し今後の看護に活かしていく	●今回の面談をまとめ，大事なポイントを最後に押さえておく

C セクシュアルヘルス支援

　服薬開始後のフォローアップのなかでは，内服の確認（飲み忘れ，副作用など）も行うが，治療効果に影響すると考えられる生活状況についても話題にする。ここでは特に，セクシュアルヘルス支援に関する技術について解説する。性行動は，HIV感染症/AIDSの患者にとっても大事な生活行動の一つであるが，患者自身の新たな性感染症への罹患と，新規の感染の発生予防が重要である。

●目　　的：（1）HIV感染症/AIDSの患者は，免疫機能不全のため性感染症に罹患すると重症化・難治化しやすいので，これを予防する
　　　　　　（2）抗HIV療法によってウイルスコントロールが良好な状態であっても，薬剤耐性HIVに再感染するとウイルス量が再度増加し治療失敗につながるので，これを予防する
　　　　　　（3）患者から他者へHIVを感染させないよう感染予防行動について話し合い，感染拡大を予防する
●適　　応：HIV抗体陽性で通院中の患者。通院期間は問わず，適宜話題にすることが重要である
●使用物品：セクシュアルヘルス支援関連のパンフレットなど

方　法	留意点と根拠
1 面談の準備をする Ａトリアージと問診の「方法1」に準じる	
2 診察後の患者にあいさつし，面談室へ誘導する	● 面談室に入るまでの間は，周囲に聞こえてもよい内容を話すよう気をつける
3 面談を開始する 1）患者との位置関係を考慮して座る 2）性に関する話題への導入を行う （1）導入の例①：今回の診察内容（ほかの性感染症に罹患していることがわかり，その治療を始めるなど）や最近の話題（MSM[*]にA型肝炎が多数発生しているなど）に関連づけて，性行動についてあらためて尋ねてみる （2）導入の例②：率直に「最近の性行動はどうですか？」という趣旨の質問を，相手に合わせた尋ね方で，質問する	● 面談室で，安心して，リラックスできる雰囲気を演出し，本音で話しやすい環境を提供する ● どのような導入方法であっても，興味本位の質問ではないことが患者に伝わるように質問する。看護師自身が「性の話題を共有することによって，セクシュアルヘルス支援につなげる」という目的意識を明確にもっておく必要がある
4 患者の話や様子から，治療に対する理解と感情を把握し，本題へと進めていく 1）患者の話を判断せずにまず受け止める 2）どのように理解し，どのように感じているかを理解しながら，次の展開を考える	● 患者の気持ちに沿わない話の展開は，患者にストレスを与え，面談目的の達成に影響するので注意する ● 患者と性の話題が共有できることが，セクシュアルヘルス支援としてまず重要であることを認識し，情報提供が先行したり過剰になったりしないよう注意する
5 面談を終了し，この後の予定を確認して部屋から見送る	● 今回の面談をまとめ，大事なポイントを最後に押さえておく ● 今後も患者と性の話題が共有できるような雰囲気で終わるように留意する

＊MSM：男性間性交渉者，men who have sex with men の略

文　献

1）国立国際医療研究センター　エイズ治療・研究開発センター：ACC患者ノート，2019.

2）令和5年度厚生労働行政推進調査事業費補助金エイズ対策政策研究事業：HIV感染症および血友病におけるチーム医療の構築と医療水準向上を目指した研究班：抗HIV治療ガイドライン，2024.

3）鈴木志津枝・藤田佐和編，池田清子・池田久乃・上野聡子・他：慢性期看護論，第3版，ヌーヴェルヒロカワ，2014.

4）数間恵子編，数間恵子・東めぐみ・遠藤美代子・他：外来看護パーフェクトガイド－拡大する看護の役割と診療報酬上の評価，看護の科学社，2013.

5）Vervoort SC, Grypdonck HM, Dijkstra BM, et al：Strategies to promote adherence to antiretroviral therapy applied by Dutch HIV nurse consultants: a descriptive qualitative study, *JANAC*, 21(6)：489-502，2010.

6）井上智子・佐藤千文編，秋山智・内野聖子・岡田佳詠・他：病期・病態・重症度からみた疾患別看護過程＋病態関連図，第4版，医学書院，2020.

7）ケイト・ローリッグ・他著，日本慢性疾患セルフマネジメント協会編，近藤房恵訳：病気とともに生きる－慢性疾患のセルフマネジメント，日本看護協会出版会，2008.

8）岡慎一編，岡慎一・武部豊・本田美和子：HIV Q&A，改訂版，医薬ジャーナル社，2006.

9）石原美和編著，渡辺恵・池田和子・大金美和：エイズ・クオリティケアガイド，日本看護協会出版会，2001.

索　引　index

[欧　文]

5-アミノサリチル酸製剤　104
AC　74
ACE阻害薬　80
AED　85
AIDS　252
　　──指標疾患　252
ALS　134
ALSFRS-R　135
ARB　80
ART　254
bDMARD　199
BMI　74
Ｂ型肝炎　96
CD４陽性Tリンパ球　252
CGM　231
CKD　171
　　──重症度分類　172
　　──診断基準　172
CNSループス　197
COPD　54
　　──の増悪　59
CPAP　82
CRT-D　82
　　──手帳　90
csDMARD　199
CSII　222
Ｃ型肝炎　97
　　──ウイルス排除　100
DBS　152
DPI　62
ED　102
EN　102
GFR　171
GLP-1受容体作動薬　222
GMA　105
HbA1c　219
HD　174
HEN　111, 126
HIV　252
　　──感染症　254
　　──問診票　260
　　──陽性者　257
HOT　56
ICD　83
　　──手帳　90
ICS　56

IOIBDスコア　97
IPPV　56
LABDs　55
MRA　195
MTX　194
NIV　65, 136
NPPV　56, 65
NSAIDs　201
NYHA分類　79
on-off現象　148
PD　177
PEW　177
pMDI　60
RA　192
SABDs　55
SLD　97
SLE　192
SLICC　203
SMBG　222, 231
TIV　135
TPN　102
TSF　74
VAD　83
wearing-off現象　148

[和　文]

アキレス腱反射検査　245
アクションプラン　68
悪性関節リウマチ　195
悪性症候群　148
アフェレーシス療法　205
アブレーション治療　83
アルコール関連肝疾患　101
アンジオテンシンⅡ受容体拮抗
　薬　80
アンジオテンシン変換酵素阻害
　薬　80
安静時振戦　147, 149
アンドラゴジー　23

意思決定支援　35

　　──モデル　35
意思伝達装置　140
椅子から立ち上がるときの支援
　168
椅子に座るときの支援　169
１型糖尿病　218
インスリン自己注射　238
インスリン製剤　222
インスリン療法　222

ウイルス除去　115
ウイルス量　253
植込み型除細動器　83
植込み型補助人工心臓　83
ウォーキング　155
右心不全　77
うっ血性心不全　79
運動療法　56

栄養指導　73
液化酸素　63
エダラボン　143
エネルギー摂取量　221, 226
鉛管現象　150
嚥下・発声訓練　153
炎症性腸疾患　96
エンパワーメントアプローチ
　25

横隔膜呼吸　69
音楽療法　157

加圧噴霧式定量吸入器　60
潰瘍性大腸炎　99
鉤爪趾　215
加速歩行　149, 151
仮面様顔貌　149
顆粒球吸着療法　105
カルディオバージョン　85
肝炎医療コーディネーター

116
寛解　99
緩解　99
寛解維持　112
換気補助療法　56
肝硬変　100
関節痛　205
関節のアセスメント　211
関節保護　213
関節リウマチ　192
　　──新分類基準　197
完全静脈栄養　102
感染予防　87
ガンマグロブリン大量静注療法　205

気管支拡張薬　55
気管支喘息　54
気管切開下人工換気　135
吸引　160
球形吸着炭　174
急性増悪　79
吸入ステロイド薬　56
吸入療法　60
教育的支援のプロセス　14
筋萎縮性側索硬化症　134
禁煙　55，87，180
筋強剛　147
筋固縮　147

口すぼめ呼吸　69
グリコヘモグロビン　219
クロウトゥ　215
クローン病　97
クロニックイルネス　3

経口強心薬　82
経腸栄養　102，119
　　──用ポンプ　125
経腸栄養剤の種類　104
経鼻栄養チューブ　122
経皮的カテーテル心筋焼灼術　83
経皮的冠動脈カテーテルインターベンション　82

経皮内視鏡的胃瘻造設術　138
血液透析　174
結果予期　23
血球成分除去療法　105
血糖自己測定　222，231，235
　　──器　235
血糖値　219
血糖パターンマネジメント　231

抗HIV薬　254
抗HIV療法　254
抗TNF-α抗体製剤　103
構音障害　138，149
口腔ケア　158
膠原病　192
巧緻性障害　149
後天性免疫不全症候群　252
喉頭気管分離術　144
行動変容　23
効力予期　23
抗リン脂質抗体症候群　197
誤嚥スクリーニング検査　163
コーチング　29
小刻み歩行　149
呼吸筋トレーニング　57
呼吸同調装置　63
呼吸法　68
呼吸リハビリテーション　58
コミュニケーション支援　165

催奇形性　199
在宅経腸栄養　111，126
在宅酸素療法　56，63，82
在宅人工呼吸療法　59
再燃　99
左心不全　77
サルコペニア　177
酸素濃縮装置　63

自覚症状　108
ジギタリス　82
糸球体濾過量　171
自己効力感　24
自己効力理論　23

自己注射指導　209
姿勢反射障害　149
持続グルコース・モニタリング　231
持続的陽圧呼吸　82
持続皮下インスリン注入療法　222
疾患　3，49
シックデイ　230
　　──ルール　230
疾病の受容過程　8
指定難病　96
自動体外式除細動器　85
脂肪性肝疾患　97
シャント音の確認　182
シャント管理　180
シャント肢の洗浄　181
従来型抗リウマチ薬　199
手根管症候群　195
受診行動　111，113
消化器ストーマ　130
　　──サイトマーキング　127
消化態栄養剤　102
小字症　149
上腕三頭筋部皮下脂肪厚　74
上腕周囲長　74
食塩換算方法　87
食事療法　86，178，221
食品交換表　226
触覚検査　246
心移植　83
侵襲的陽圧換気療法　56
心臓再同期療法　83
心臓デバイス治療　83
心臓リハビリテーション　89
身体障害者手帳　93
腎代替療法　174
心不全　76

垂直感染　107
水分制限　87
すくみ足　149
　　──の支援　166
スタンダードプリコーション　184
ストーマ　110，115
　　──合併症　130
ストレス管理　112
ストレスマネジメント　231

265

索引 index

スペーサー　62
スリル　182

生活史　51
成人学習理論　23
生物学的製剤　199
成分栄養剤　102, 119
セクシュアリティ　231
セクシュアルヘルス支援　262
説明モデル　49
セルフマネジメント　6
セルフモニタリング　86
全身持久力トレーニング　57
全身性エリテマトーデス　192
　　──の分類基準　203
全身性炎症性疾患　192

続発性アミロイドーシス　194

体格指数　74
代償機構　77
大腸全摘術　114
タクロリムス　199
タッピング様振戦　150
短時間作用性気管支拡張薬　55

致死性不整脈　80
中心静脈栄養　102
中枢神経ループス　197
長時間作用性気管支拡張薬　55

痛覚検査　246
槌趾　215
爪の切り方　248

低圧持続吸引器　142
低血糖　226
適応　10
電気的除細動　84

電磁環境　93
電磁干渉　93

透析液バッグ交換　186
糖尿病　218
透明文字盤　165
トキソプラズマ脳症　256
特定医療費（指定難病）受給者証　113
突進現象　149, 151
トファシチニブ　201
ドライウエイト　183
ドライパウダー吸入器　62

内服忘れ　257
ナラティヴ　48

2型糖尿病　218
日常生活管理　108
日常生活動作　70
ニッパー　248
日本版改訂機能評価尺度　135
ニューモシスチス肺炎　256
尿毒症症状　174, 179
妊娠糖尿病　219
認知行動療法　31

脳深部刺激療法　152

パーキンソンステッキ　167
パーキンソン病　145
　　──の診断基準　147
　　──の4大症状　150
％IBW　74
％理想体重　74
歯車現象　150
播種性非定型抗酸菌症　256
パニックコントロール　59, 73
バランス運動　154
半消化態栄養剤　102
反復唾液嚥下テスト　163

ハンマートゥ　215

ピークフロー　59
　　──モニタリング　67
非侵襲的人工換気　65, 136
非侵襲的陽圧換気療法　56, 65
非ステロイド性抗炎症薬　201
ヒト免疫不全ウイルス　252
ヒドロキシクロロキン硫酸塩　203
標準体重　74, 173
標準予防策　184
ピル・ローリング・トレマー　150
頻脈性不整脈　79

不均衡症候群　185
腹腔穿刺　117
副腎皮質ステロイド（薬）　57, 201, 203
腹膜透析　177
服薬アセスメントシート　260
服薬オリエンテーション　260
服薬管理　86
不随意運動　148
不整脈　79
フットケア　214, 227, 242
フレイル　177

ペースメーカー　83
　　──手帳　90
β遮断薬　81
胼胝下潰瘍　215

ホー吸入　61
ホーン・ヤールの重症度分類　147
母子感染　107
ボルグスケール　70

慢性看護　3

慢性疾患 2
慢性腎臓病 171
慢性の病い 3
慢性閉塞性肺疾患 54

無動 149

メトトレキサート 194
免疫抑制薬 204

文字盤 138

モノフィラメント 245

やすりのかけ方 249
ヤヌスキナーゼ阻害薬 200
病い 49
病みの軌跡 4

ライフヒストリー 51

リウマトイド結節 194
利尿薬 82

両心室ペーシング機能付き植込
　み型除細動器 82
リラクセーション 153
リルゾール 143

ループス腎炎 196

レディネス 183
レデューサ 247

267

看護実践のための根拠がわかる　成人看護技術－慢性看護　第3版

2008年 8月 8日　第1版第1刷発行	定価（本体2,600円＋税）
2015年11月25日　第2版第1刷発行	
2024年11月29日　第3版第1刷発行	

編　著　宮脇郁子・簱持知恵子©　　　　　　　　　　　　　　　　＜検印省略＞

発行者　亀井　淳

発行所　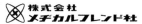

〒102-0073　東京都千代田区九段北3丁目2番4号
麹町郵便局私書箱48号　電話（03）3264-6611　振替00100-0-114708
https://www.medical-friend.jp

Printed in Japan　落丁・乱丁本はお取り替えいたします　　印刷／(株)加藤文明社　製本／(株)村上製本所
ISBN978-4-8392-1743-3　C3347　　　　　　　　　　　　　　　　　　　　　　　　　　　　107119-110

- ●本書に掲載する著作物の著作権の一切〔複製権・上映権・翻訳権・譲渡権・公衆送信権（送信可能化権を含む）など〕は、すべて株式会社メヂカルフレンド社に帰属します。
- ●本書および掲載する著作物の一部あるいは全部を無断で転載したり、インターネットなどへ掲載したりすることは、株式会社メヂカルフレンド社の上記著作権を侵害することになりますので、行わないようお願いいたします。
- ●また、本書を無断で複製する行為（コピー、スキャン、デジタルデータ化など）および公衆送信する行為（ホームページの掲載やSNSへの投稿など）も、著作権を侵害する行為となります。
- ●学校教育上においても、著作権者である弊社の許可なく著作権法第35条（学校その他の教育機関における複製等）で必要と認められる範囲を超えた複製や公衆送信は、著作権法に違反することになりますので、行わないようお願いいたします。
- ●複写される場合はそのつど事前に弊社（編集部直通 TEL 03-3264-6615）の許諾を得てください。

看護実践のための**根拠**がわかる
シリーズラインナップ

基礎看護技術
●編著：角濱春美・梶谷佳子

成人看護技術―急性・クリティカルケア看護
●編著：山勢博彰・山勢善江

成人看護技術―慢性看護
●編著：宮脇郁子・籏持知恵子

成人看護技術―リハビリテーション看護
●編著：粟生田友子・石川ふみよ

成人看護技術―がん・ターミナルケア
●編著：神田清子・二渡玉江

老年看護技術
●編著：泉キヨ子・小山幸代

母性看護技術
●編著：北川眞理子・谷口千絵・藏本直子・田中泉香

小児看護技術
●編著：添田啓子・鈴木千衣・三宅玉恵・田村佳士枝

精神看護技術
●編著：山本勝則・守村洋

在宅看護技術
●編著：正野逸子・本田彰子